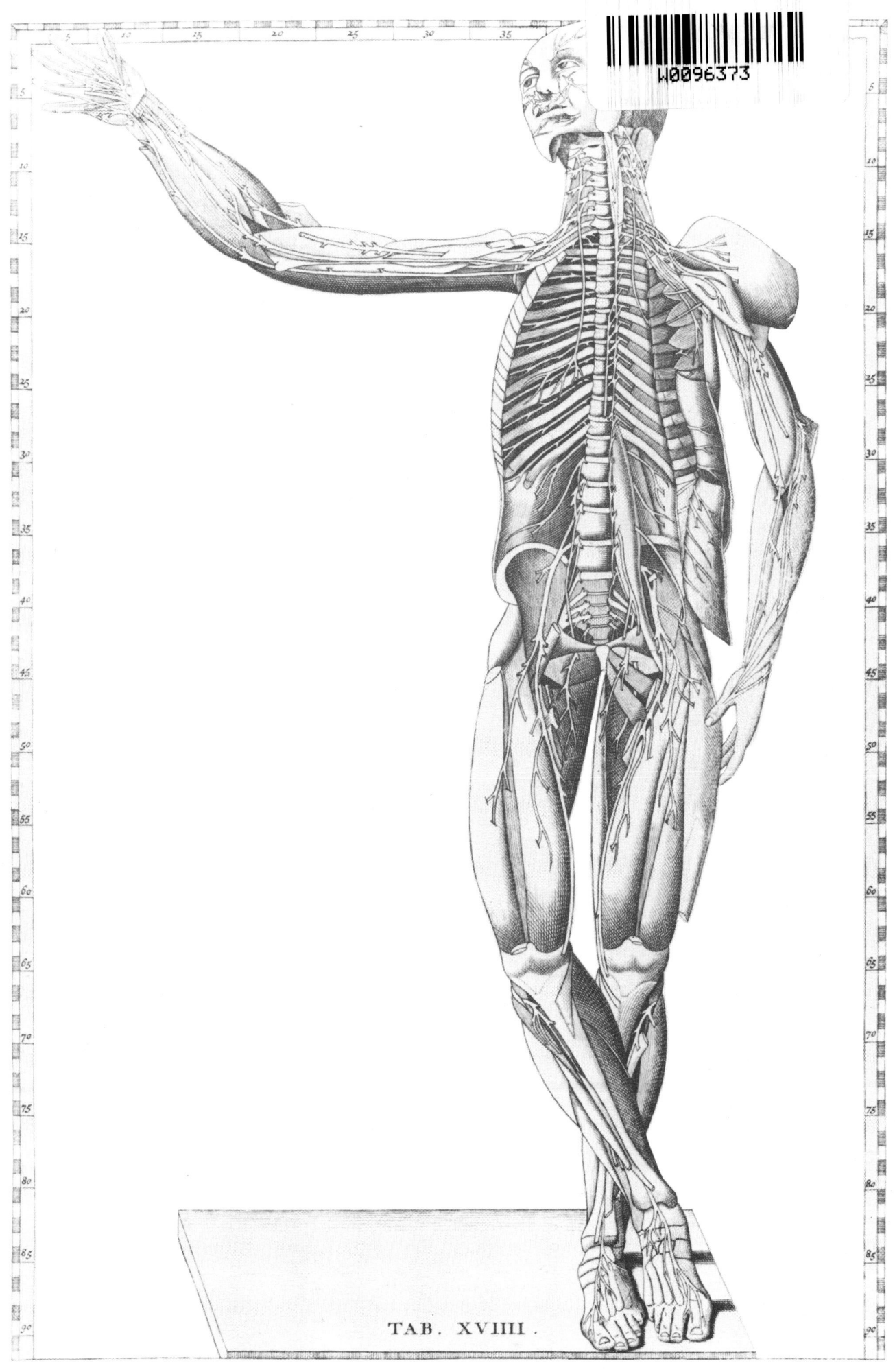

TAB. XVIIII.

Atlas orthopädisch-chirurgischer Operationsschnitte und Zugangswege

Detlef von Torklus · Toufick Nicola

Atlas orthopädisch-chirurgischer Operationsschnitte und Zugangswege

3., neubearbeitete Auflage
482 meist farbige Abbildungen

Urban & Schwarzenberg
München–Wien–Baltimore 1985

Detlef von Torklus, Prof. Dr. med., Orthopädische Klinik und Poliklinik, Universitäts-Krankenhaus Eppendorf, Universität Hamburg
Martinistraße 52, D-2000 Hamburg 20
Toufick Nicola, M.D., F.A.C.S., em. Prof. für Orthopädie, ehemals New York City

Atlasreihe der operativen Zugangswege
Herausgeber: Detlef von Torklus
Band 1: Atlas orthopädisch-chirurgischer Operationsschnitte und Zugangswege

Titel der amerikanischen Originalausgabe
Atlas of Orthopaedic Exposures, Toufick Nicola;
The Williams and Wilkins Company, Baltimore 1966

Übersetzt und bearbeitet von D. von Torklus und G. Türk
Fortgeführt von D. von Torklus

Ausführung der Abbildungen
Teil I: Ingrid von Marchtaler, Hamburg
Teil II: Ingrid von Marchtaler, Hamburg
       Andrea Mesdag, Hannover
Teil III: Ingrid von Marchtaler, Hamburg

CIP-Kurztitelaufnahme der Deutschen Bibliothek

> **Torklus, Detlef von:**
> Atlas orthopädisch-chirurgischer Operationsschnitte und Zugangswege /
> Detlef von Torklus ; Toufick Nicola. [Übers. u. bearb. von D. von Torklus
> u. G. Türk, fortgeführt von D. von Torklus]. – 3., neubearb. Aufl. –
> München ; Wien ; Baltimore : Urban und Schwarzenberg, 1985.
>   2. Aufl. u.d.T.: Nicola, Toufick: Atlas orthopädisch-chirurgischer
> Operationsschnitte und Zugangswege
>
> ISBN 3-541-05423-9
>
> NE: Nicola, Toufick: Atlas orthopädisch-chirurgischer Operationsschnitte
> und Zugangswege

Alle Rechte, auch die des Nachdrucks, der Wiedergabe in jeder Form und der Übersetzung in andere Sprachen, behalten sich Urheber und Verleger vor. Es ist ohne schriftliche Genehmigung des Verlages nicht erlaubt, das Buch oder Teile daraus auf fotomechanischem Wege (Fotokopie, Mikrokopie) zu vervielfältigen oder unter Verwendung elektronischer bzw. mechanischer Systeme zu speichern, systematisch auszuwerten oder zu verbreiten (mit Ausnahme der in den §§ 53, 54 URG ausdrücklich genannten Sonderfälle).
Satz und Druck: Kastner & Callwey, München. Printed in Germany.
© Urban & Schwarzenberg, 1985.

ISBN 3-541-05423-9

*Wenn das Wissen auch nicht alles Gute schafft,
so gebiert doch Unwissenheit alle Übel*

Anatole France (1844–1924)

Vorwort

Die große Nachfrage machte seit 1971 zwei deutsche Auflagen des Atlas und mehrere Nachdrucke erforderlich, was für die Beliebtheit spricht. Das führte schließlich dazu, für die dritte Auflage unter Berücksichtigung der seitherigen Entwicklung auf operativem Gebiet die Sisyphusaufgabe einer Neubearbeitung mit beträchtlicher Erweiterung und nun farbigen Abbildungen zu übernehmen. Die Zahl der Abbildungen hat sich nahezu verdoppelt, was sich auch im Text widerspiegelt.

Nicht unerwähnt bleiben sollen die verschiedenen Stationen dieses Atlas mit Beginn 1945 durch Herausgabe des ersten „Atlas of Surgical Approaches to Bones and Joints" von *Nicola*. 1966 folgte der neue „Atlas of Orthopaedic Exposures". Die erste deutsche Auflage 1971 und die zweite erweiterte Auflage 1977 wurden noch gemeinsam mit dem Fachkollegen Dr. *G. Türk,* Hamburg, bearbeitet.

Das Konzept strenger Systematik, knapper und einfacher Sprache sowie die großzügige Einteilung hinsichtlich Text und Bildgestaltung sind auch bei dieser Auflage Leitlinie.

Im einzelnen wird immer wieder versucht, den engen Pfad zwischen schematisierender Simplizität und detailreicher Kompliziertheit durch sinnvollen und zweckorientierten Informationsgehalt zu finden.

Eine Operationslehre ist mit diesem Atlas nicht beabsichtigt. Vielmehr gilt es, eine rasche Orientierung über die möglichen Zugangswege auf orthopädisch-chirurgischem Sektor zu geben, um im Idealfall, gewissermaßen, ein Vorgehen à la carte zu ermöglichen.

Die Zugangswege sind in der Regel in ihrer anatomischen Folge dargestellt. Die Methode des schrittweisen Vorgehens wurde gewählt, um dem vielbeschäftigten Operateur als Arbeitsgrundlage zu dienen und einen schnellen Überblick zu ermöglichen. Falls man bei der Operationsvorbereitung am Abend zuvor schon zu müde sein sollte, um zu lesen, so kann sich der Erfahrene auch allein an den Abbildungen orientieren, die allerdings mit dem Text eine verzahnte Einheit bilden. Auch Lagerungshinweise werden vereinzelt gegeben, soweit dies unerläßlich erscheint.

Es wird als Vorteil angesehen, daß vielfach alternative Operationsschnitte und Zugangswege dargestellt werden. Die Zugangswege sind durch langjährige operative Tätigkeit überprüft und immer wieder durch Details ergänzt und verbessert. Denn Zugangswege sind, wie vieles in der Medizin, angewandte Wissenschaft und unterliegen insofern der ständigen Weiterentwicklung. So ist der Benutzer auch gehalten, im Einzelfall die Angaben der Entwicklung und der Situation anzupassen und trotz aller Sorgfalt der Bearbeitung die Anwendbarkeit, im Hinblick auf Abweichungen und Fehlermöglichkeiten, zu prüfen. Daher sind Anregungen und Korrekturen nützlich und willkommen.

Bei der operativ praktischen Alltagstätigkeit geht der medizinhistorische Boden, der hier einen eminent anatomischen Aspekt hat, leicht verloren. Um diesen Bezug in Erinnerung zu rufen und bildlich werden zu lassen, wird der Atlas von zwei alten Abbildungen eingerahmt, deren Ursprung im 16. Jahrhundert liegt.

Dem Verlag Urban & Schwarzenberg, insbesondere Herrn Urban, Herrn Dr. Müller und Frau Priv.-Doz. Dr. Dabelstein, danke ich für die Hilfestellung bei der Bearbeitung der dritten Auflage, die notwendige Geduld und für die freundliche Bereitwilligkeit, die Wünsche bei der Erweiterung zu berücksichtigen.

Frau Ingrid von Marchtaler, Hamburg, hat bei der Bildgestaltung großes Verständnis gezeigt für die besonderen Intentionen des Atlas. Ihr wird für die harmonische Zusammenarbeit mit den über Jahre laufenden Besprechungen der Entwürfe und die sorgfältige Ausarbeitung dieser großen Zahl von Abbildungen, die nachher so mühelos aussehen, ganz herzlich gedankt. Ebenso bedanke ich mich bei Frau Andrea Mesdag, Hannover, für die graphisch gelungene Komplettierung der Abbildungen im Teil II des Atlas. Frau Czaplik und Frau Strey, den Sekretärinnen, danke ich für die gewissenhafte Mitarbeit bei der formalen Gestaltung der vorliegenden Auflage.

Hamburg, im Sommer 1984   DETLEF VON TORKLUS

Inhalt

Teil I: Obere Extremität

    Inhaltsverzeichnis 2
    Vorbemerkung 4
    A. Schultergürtel 5
    B. Schulter 16
    C. Oberarm 40
    D. Ellenbogen 46
    E. Unterarm 61
    F. Handgelenkregion 73
    G. Hand 83
    H. Finger 99

Teil II: Hals und Rumpf

    Inhaltsverzeichnis 111
    A. Allgemeines 112
    B. Hals-Nackenregion 114
    C. Brustwirbelsäule 126
    D. Lendenwirbelregion 130
    E. Becken 141

Teil III: Untere Extremität

    Inhaltsverzeichnis 150
    A. Hüftregion 152
    B. Oberschenkel 170
    C. Knieregion 179
    D. Unterschenkel 199
    E. Knöchelregion 210
    F. Fuß 224
    G. Zehen 233

Teil I
Obere Extremität

Inhaltsverzeichnis Teil I

Obere Extremität

Vorbemerkung 4

A. Schultergürtel 5
Klavikula 5
Akromioklavikulargelenk 7
   Supraklavikulärer Zugang 7
   Infraklavikulärer Zugang 8
Skapula – Margo medialis 9
   Medialer Zugang 9
Skapularückfläche 10
Incisura scapulae 14
Sternoklavikulargelenk 15

B. Schulter 16
Praktische Anatomie 16
Lagerungshinweise 20
Schultergelenk 21
   Kurzer anteriorer Zugang 21
   Anterosuperiore Zugangserweiterung . . . 22
   Langer anteriorer Zugang 24
   Anteromedialer Zugang 26
   Lateraler Zugang 28
   Transakromialer Zugang nach *Kessel* . . . 29
   Querer lateraler Zugang 30
   Anteroinferiorer Zugang 31
   Vorderer axillärer Zugang 32
   Anterolateraler Zugang 33
   Anteroposteriorer Zugang 34
   Praktische Anatomie 37
   Posteriorer Zugang 38
   Posteriorer Zugang nach *Kocher* 39

C. Oberarm 40
Oberarmschaft 40
   Anterolateraler Zugang 40
   Anteromedialer Zugang 42

Nervus musculocutaneus 43
   Praktische Anatomie 43
   Posteriorer Zugang 44

D. Ellenbogen 46
Ellenbogengelenk (1) 46
   Anteriorer Zugang 46
   Lateraler Zugang 48
Radialisnerv 50
   Praktische Anatomie 50
Radiusköpfchen 51
   Posterolateraler Zugang 51
Ellenbogengelenk (2) 52
   Medialer Zugang 52
   Posterolateraler Zugang 54
   Posteromedialer Zugang 56
   Posteriorer Zugang 58
   Posteriorer Bogenschnitt 60

E. Unterarm 61
Radius und Ulna proximal, Ellenbogengelenk posterior 61
   Posteriorer Zugang 61
Radialisnerv – Supinatorschlitz 63
   Lateraler Zugang 63
Ulnaschaft 65
   Posteriorer Zugang 65
Radiusschaft 67
   Posteriorer Zugang 67
Radius- und Ulnaschaft 68
   Posteriorer Zugang 68
Medianusnerv 69
   Volarer Zugang 69
Distaler Radius 70
   Dorsaler Zugang 70
   Volarer Zugang 71
Palmarissehne 72
   Volarer Zugang 72

Obere Extremität Inhaltsverzeichnis Teil I

F. Handgelenkregion 73

    Handgelenk 73
        Praktische Anatomie 73
        Dorsaler Zugang 74
    Handgelenk – Hohlhand 76
        Praktische Anatomie 76
    Karpaltunnel – Handgelenk 77
        Volarer Zugang 77
    Retinaculum flexorum 79
    Ramus palmaris des Medianusnervs 79
    Distaler Ulnarisnerv – Loge de Guyon 80
        Volarer Zugang 80
    Radialer Handgelenkbereich – Tabatière,
    Fovea radialis 81
        Praktische Anatomie 81
    Tabatière – Daumenstrecksehnen 82

G. Hand 83

    Handwurzel 83
        Praktische Anatomie 83
    Kahnbein – Os scaphoideum 84
        Medialer Zugang 84
        Volarer Zugang 85
        Querer Zugang 85
    Mondbein – Os lunatum 86
        Dorsaler Zugang 86
        Volarer Zugang 86
    Os trapezium – Daumensattelgelenk 87
        Dorsaler Zugang 87
    Metakarpale I – Daumensattelgelenk 88
        Volarer Zugang 88
    Lange Daumenbeugersehne 89
        Volarer Zugang 89

    Spannungslinien der Hohlhand 89
    Palmaraponeurose 90
        Praktische Anatomie 90
    Hohlhand – Palmaraponeurose 91
        Digitopalmarer Zickzack-Schnitt
        nach *Bruner* 91
        Y-Schnitt nach *Millesi* 92
        Weitere volare Zugangswege 93
    Hohlhand 94
        Breiter volarer Zugang nach *Kanavel* . . . 94
    Distale Hohlhand 95
        Querer Zugang 95
    Handrücken – Spannungslinien 96
    Mittelhand – Metakarpalia II–V 97
        Dorsaler Zugang 97
    Handrücken 98
        Dorsale Zugangswege 98

H. Finger 99

    Volarer Zugang 99
    Digitopalmare Z-Schnittplastik
    nach *Iselin* 99
    Volardigitale Zugangswege 100
    Dorsale Zugangswege 102
    Dorsolateraler Zugang 103
    Zugangswege an Fingerendglied
    und Nagelbett 104
    Zugangswege an der Fingerkuppe 104
    Medioaxialer Zugang 105
    Medioaxialer Türflügelschnitt 107
    Zickzack-Schnitt bei Syndaktylie
    nach *Blauth* 108
    Z-Schnittplastik nach *Iselin*
    bei Schnürfurchenbildung 108

Vorbemerkung

1. An Ellenbogen, Unterarm und Hand werden die Operationen im Regelfall in Blutleere oder Blutsperre ausgeführt, um eine bessere Detailübersicht zu gewinnen.
2. Die Blutsperre hat gegenüber der kompletten Blutleere den Vorteil der besseren Gefäßdarstellung.
3. Erreicht wird die Blutsperre durch drei- bis sechsminütiges Hochhalten mit Ausstreichen des Armes.
4. Der Druck der pneumatischen Oberarmmanschette liegt zweckmäßigerweise 60–100 mm Hg über dem systolischen Blutdruck.
5. Die aufgepumpte Blutdruckmanschette sollte am Oberarm den Wert von 250(–300) mm Hg nicht überschreiten.
6. Für die Kauterisation von Gefäßen wird die bipolare Pinzette (Bipolator) bevorzugt.

A. Schultergürtel

Klavikula

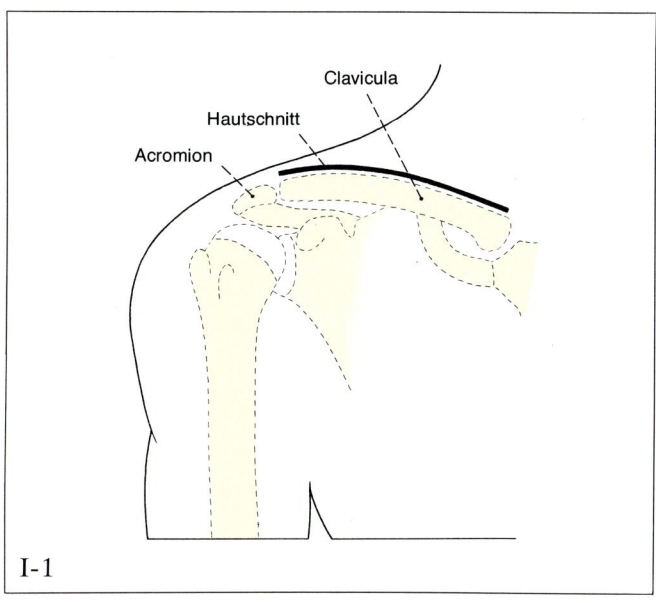

Indikationen

1. Irreponible Frakturen
2. Nicht verheilte Frakturen (Pseudarthrosen)
3. In Fehlstellung verheilte Frakturen mit Druckwirkung auf den Plexus brachialis und Gefäße
4. Knochentumoren
5. Entzündliche Prozesse

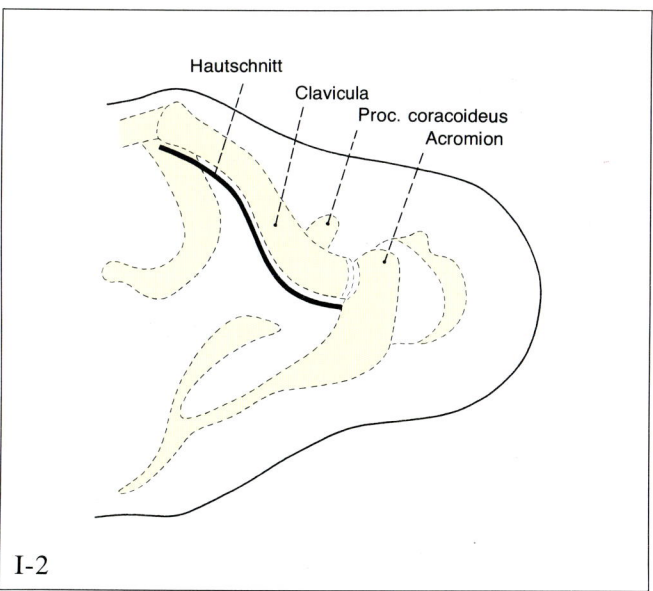

Operatives Vorgehen

1. Zur Klavikula parallel verlaufender Hautschnitt in der Fossa supraclavicularis über dem Klavikulaanteil, der freigelegt werden soll (Abb. I-1 und I-2).
2. Darstellung des Platysmas und Durchtrennung desselben mit dem darunterliegenden Periost entlang dem vorderen Klavikularand.
3. Abschieben des Periosts mit dem daran ansetzenden M. trapezius sowie dem klavikularen Anteil des M. sternocleidomastoideus.
4. Abschieben des Periosts mit den daran ansetzenden Mm. deltoideus und pectoralis major.
5. Darstellung der Klavikula durch Weghalten der abgetrennten Muskulatur (Abb. I-3). Gegebenenfalls Unterfahren der Klavikula mit Hohmann-Hebeln.

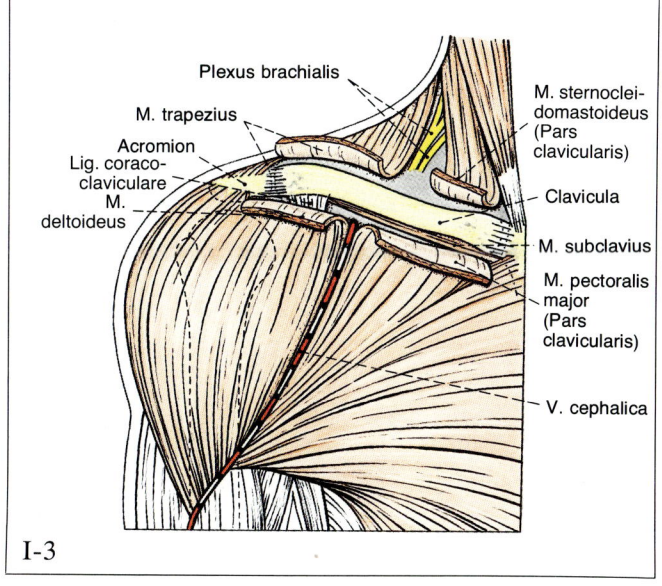

Klavikula

Zugangswege

Anmerkung

Die Lokalisation des Hautschnittes in der Fossa supraclavicularis macht diesen später weniger auffällig. Außerdem kommt es weniger leicht zu Narbenverbreiterung, Keloidbildung und Adhäsion der Narbe an der Klavikula.

Alternativ

Bei genereller Bevorzugung der kosmetischen Schnittführung in der Fossa supraclavicularis kann ausnahmsweise die Darstellung der Klavikula durch einen 1 bis 2 Querfinger unterhalb der Klavikula liegenden bogenförmigen Schnitt in Frage kommen (Abb. I-4).

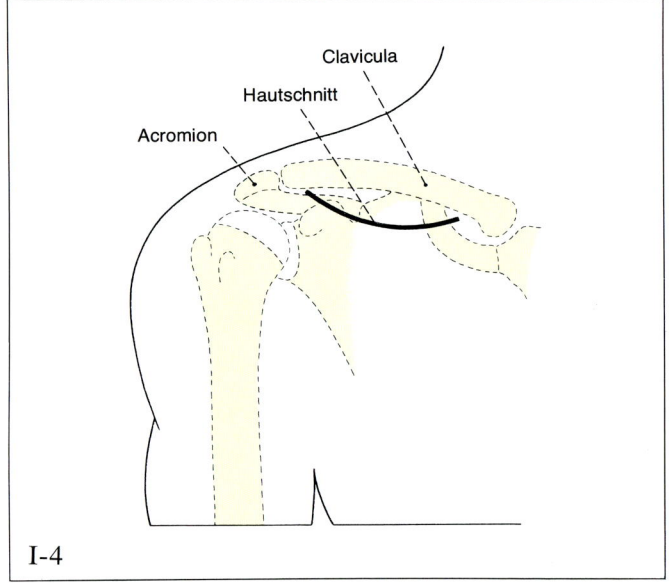

I-4

Akromioklavikulargelenk

Supraklavikulärer Zugang

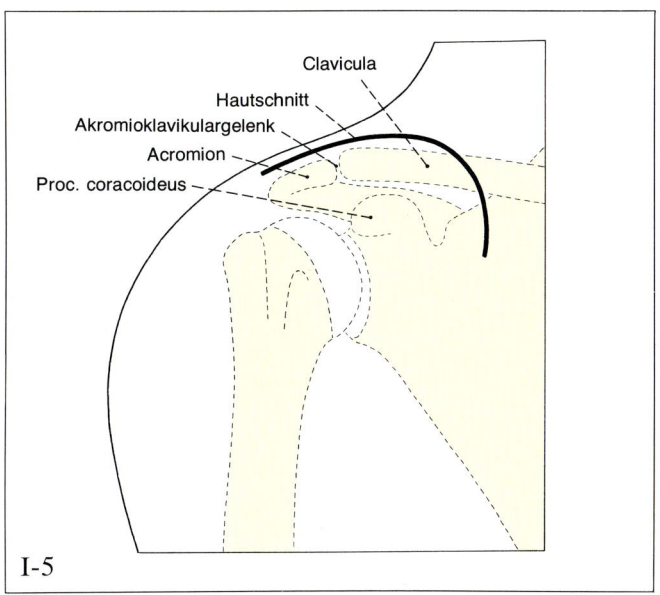

I-5

Indikationen

1. Frische irreponible Luxation
2. Veraltete Luxation
3. Resektion des distalen Klavikulaanteils (Resektionsarthroplastik)
4. Wiederherstellung des korakoklavikulären Bandapparates
5. Exzision von Tumoren
6. Entzündliche Prozesse

Operatives Vorgehen

1. Supraklavikulärer Hautschnitt entlang dem Akromion und der distalen Klavikula. Kreuzen der Klavikula in Höhe des Sulcus deltoideopectoralis und bogenförmige Weiterführung des Schnittes nach kaudal (Abb. I-5).
2. Vielfach genügt ein supraklavikulärer Hautschnitt ohne die bogenförmige Erweiterung (Abb. I-6).
3. Schonung der V. cephalica.
4. Subperiostales Ablösen des M. deltoideus vom Vorderrand der Klavikula und des Akromions.
5. Subperiostales Ablösen des M. trapezius vom oberen Anteil der Klavikula und des Akromions.
6. Darstellung des Akromioklavikulargelenkes sowie des Proc. coracoideus mit den Ligg. conoideum und trapezoideum durch Weghalten der Muskulatur (Abb. I-7).
7. Mittelständige, längsverlaufende Kapselinzision (Abb. I-7). Ablösen der Kapselinsertionen am Akromion und der Klavikula. Danach kann das Gelenk durch türflügelartiges Zurückklappen der Kapsel nach ventral und dorsal eröffnet werden.

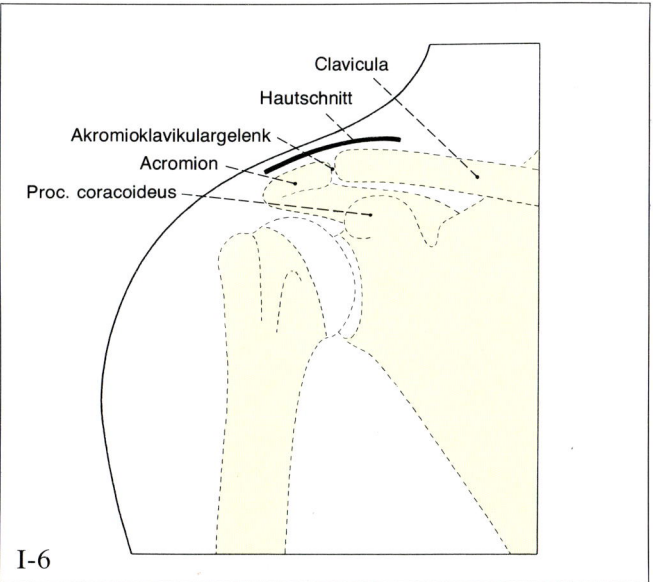

I-6

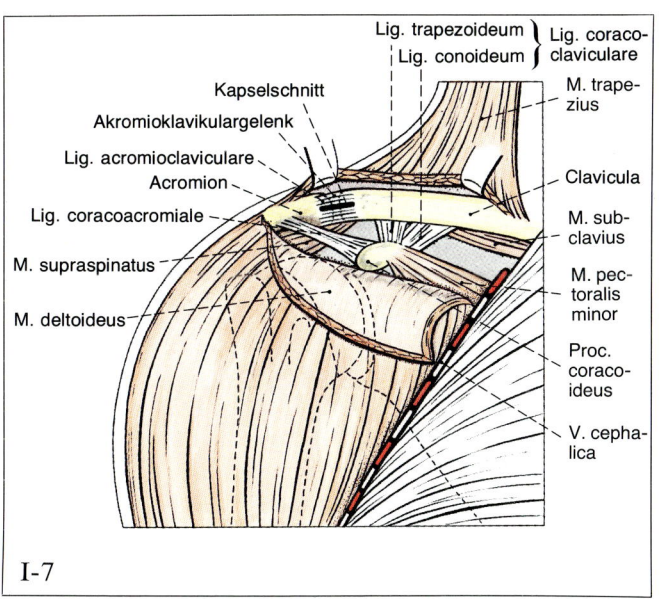

I-7

Alternativ
Infraklavikulärer Zugang

Operatives Vorgehen

Beginn des infraklavikularen Schnittes am lateralen Akromionrand, Fortsetzung unterhalb von Akromion und Klavikula und bogenförmig in Höhe des Sulcus deltoideopectoralis nach kaudal verlaufend (Abb. I-8).

Anmerkung

1. Die Gelenkfläche des Akromioklavikulargelenkes verläuft schräg nach innen unten; dadurch wird die Luxation der Klavikula nach oben begünstigt.
2. Das obere und untere Lig. acromioclaviculare sind praktisch verstärkte Kapselzüge, die die knöchernen Gelenkanteile verbinden. Das für die Fixation der Klavikula entscheidende Band ist das Lig. coracoclaviculare mit den beiden Anteilen Lig. trapezoideum und Lig. conoideum, welche vom Unterrand der Klavikula zur Basis des Proc. coracoideus ziehen und geschont werden müssen.

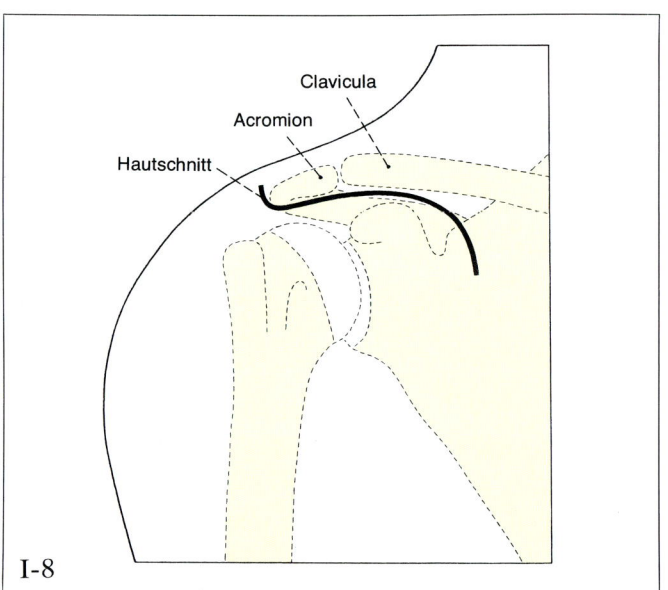

Skapula — Margo medialis

Medialer Zugang

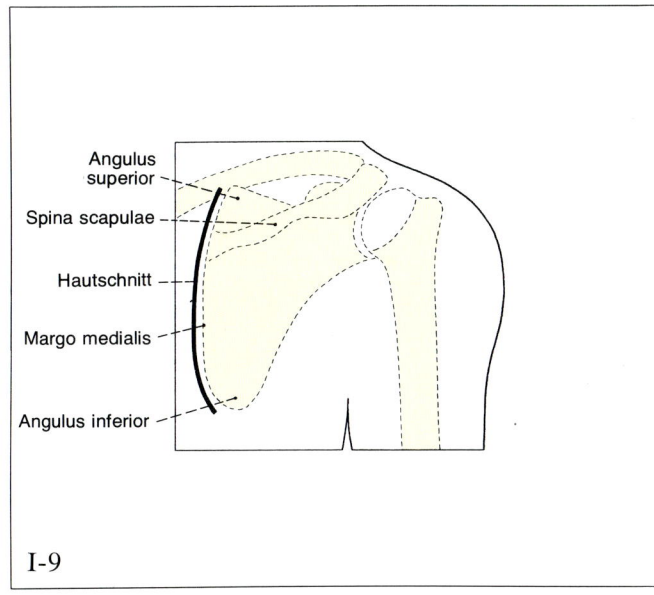

I-9

Indikationen

1. Entzündliche Prozesse
2. Tumoren
3. Irreponible komplizierte Frakturen

Operatives Vorgehen

Darstellung des medialen Randes der Skapula:
1. Leicht geschwungener Hautschnitt vom Angulus superior scapulae entlang dem inneren Skapularand bis zum Angulus inferior (Abb. I-9).
2. Freilegung der am medialen Rand der Skapula ansetzenden Muskulatur.
3. Abtrennung bzw. Ablösung des M. trapezius entsprechend einer in Abbildung I-10 dargestellten Linie.
4. Weghalten dieses Teils des M. trapezius nach medial, so daß die darunterliegenden Muskelansätze dargestellt werden.
5. Abtrennung dieser Muskeln – Mm. levator scapulae, rhomboideus major, rhomboideus minor, supraspinatus, infraspinatus, teres minor, teres major – dicht am medialen Skapularand, entsprechend der Linie B und subperiostales Abschieben, so daß der knöcherne Skapularand sichtbar wird (Abb. I-11).
6. Blutungen werden durch die subperiostale Ablösung der Muskulatur auf ein Minimum reduziert.

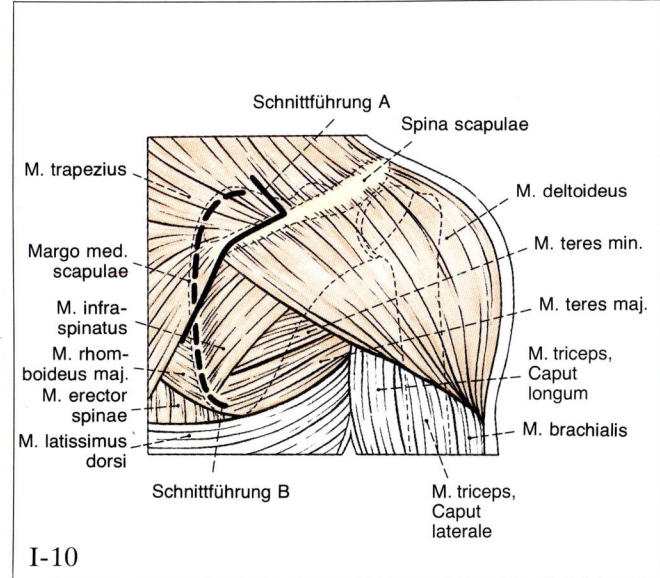

I-10

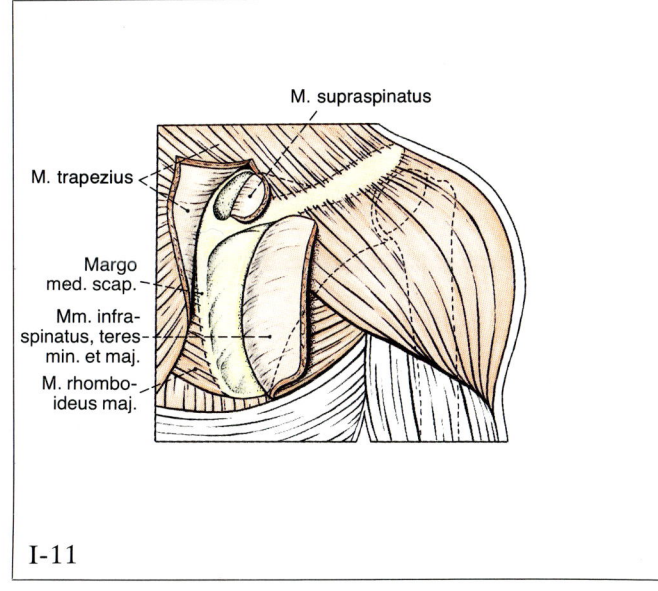

I-11

Skapularückfläche

Facies dorsalis scapulae

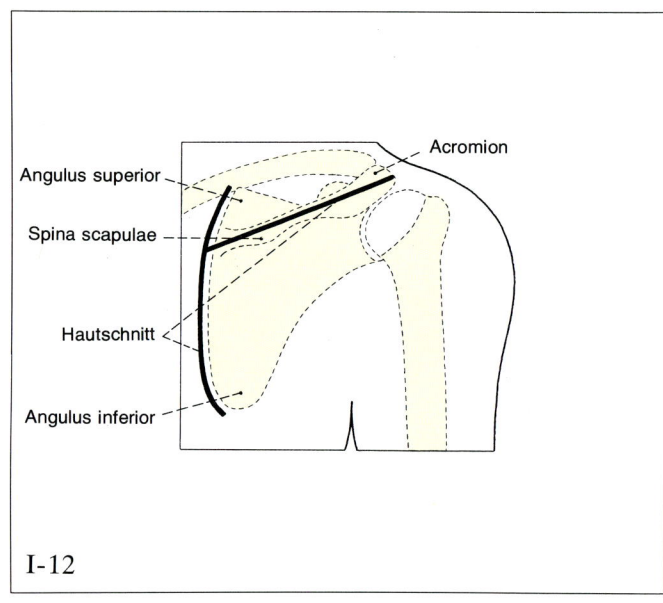

I-12

Operatives Vorgehen

1. Hautschnitt in T-Form. Beginn der ersten Schnittlinie am Angulus superior scapulae entlang dem inneren Skapularand zum Angulus inferior.
2. Die zweite Schnittlinie setzt auf der Spina scapulae in Höhe des ersten Schnittes am Skapulainnenrand an und wird bis zur Akromionspitze verlängert (Abb. I-12).
3. Der Muskelschnitt verläuft entsprechend dem Hautschnitt. Zuerst erfolgt die Inzision über der Spina scapulae entsprechend der Linie A auf Abbildung I-13. Das Periost auf der Spina wird tief eingeschnitten und dieser Schnitt dann nach medial, für etwa 2 cm durch den M. trapezius, verlängert.
4. Dann wird der M. trapezius subperiostal von der Spina abgelöst und nach oben geschlagen.
5. Der M. deltoideus wird in gleicher Weise subperiostal von der Spina abgelöst und nach unten außen weggehalten.
6. Scharfe Trennung der am inneren Skapularand ansetzenden Muskulatur (Abb. I-13, Schnittführung B) und Abschieben derselben von der Rückfläche der Skapula mit dem Raspatorium nach lateral. Weghalten der Muskulatur nach außen (Abb. I-14).
7. Blutungen werden auf ein Minimum reduziert, wenn man sich dicht am Knochen hält.

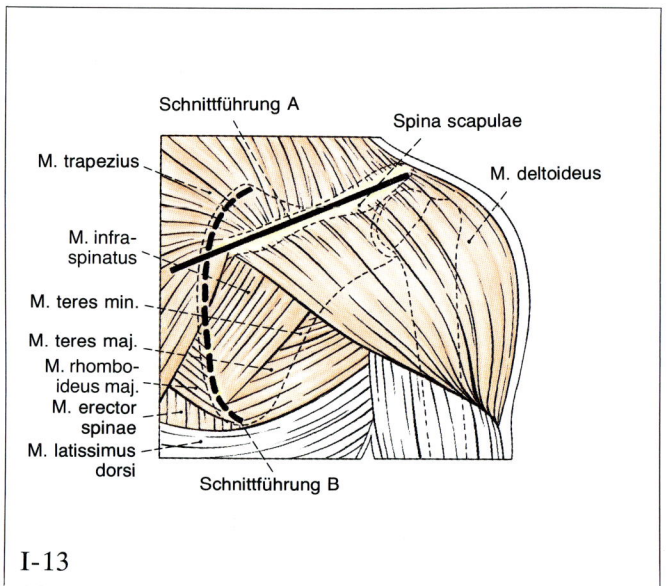

I-13

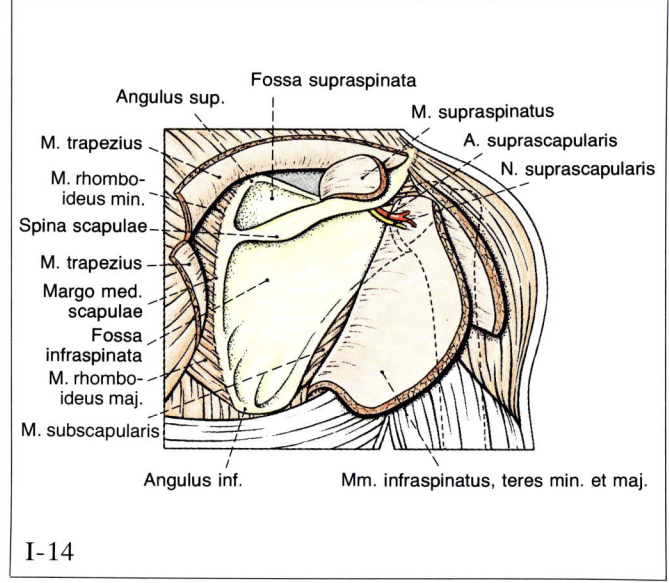

I-14

8. Beim Abschieben des M. supraspinatus ist der aus der Incisura scapulae austretende N. suprascapularis, der die Mm. supraspinatus und infraspinatus versorgt, zu schonen (Abb. I-15).
9. Beim Abschieben der Muskelgruppe unterhalb der Spina scapulae ist im oberen äußeren Wundwinkel die unter der Spina durchziehende Nerven- und Gefäßversorgung des M. infraspinatus zu beachten und zu schonen (Abb. I-15).

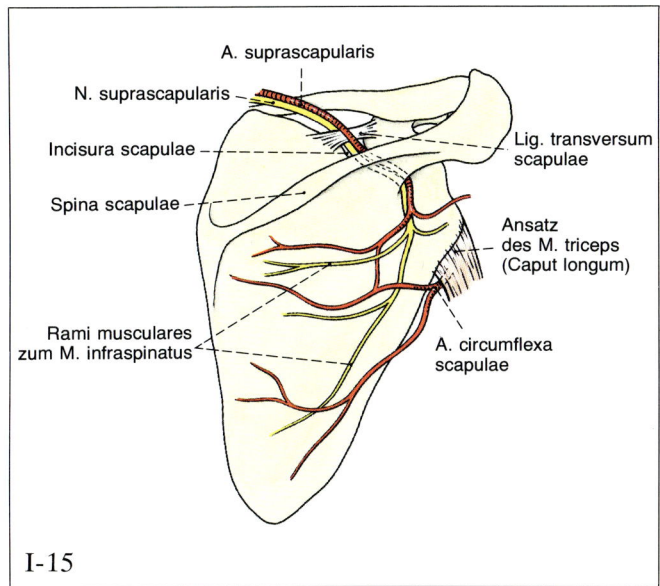

I-15

Skapularückfläche

Alternative A

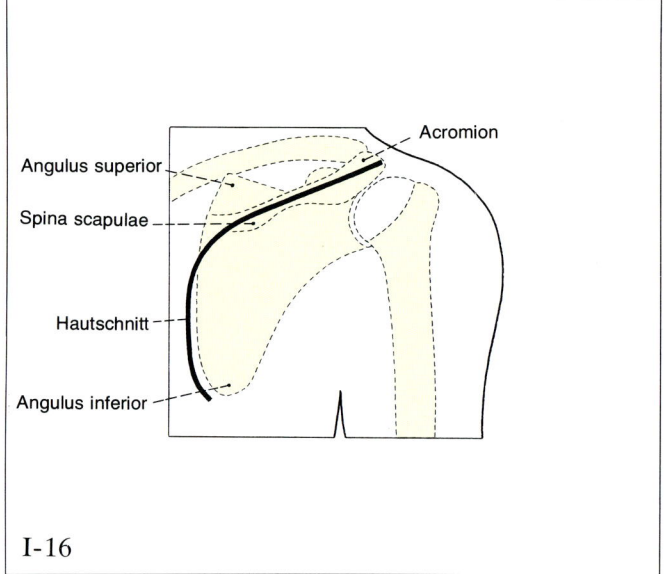

I-16

1. Bei begrenzter Darstellungsnotwendigkeit, die die Fossa supraspinata ausspart, genügt eine verkürzte Schnittführung.
2. In diesem Fall erfolgt ein winkelförmiger Haut- und Muskelschnitt entsprechend dem Verlauf der Spina scapulae und des subspinalen medialen Skapularandes (Abb. I-16, Abb. I-17).
3. Der Deltamuskel wird subperiostal von der Spina abgelöst und nach lateral weggehalten. Der M. trapezius wird nicht abgelöst.
4. Die Mm. infraspinatus und teres minor werden am inneren Skapularand scharf gelöst und subperiostal mit dem Raspatorium nach lateral geschoben (Abb. I-18).
5. Die vom N. suprascapularis kommende Nervenversorgung mit Begleitgefäßen wird im oberen äußeren Wundwinkel sichtbar und ist zu schonen (Abb. I-18). Vergleiche hierzu Abb. I-15.

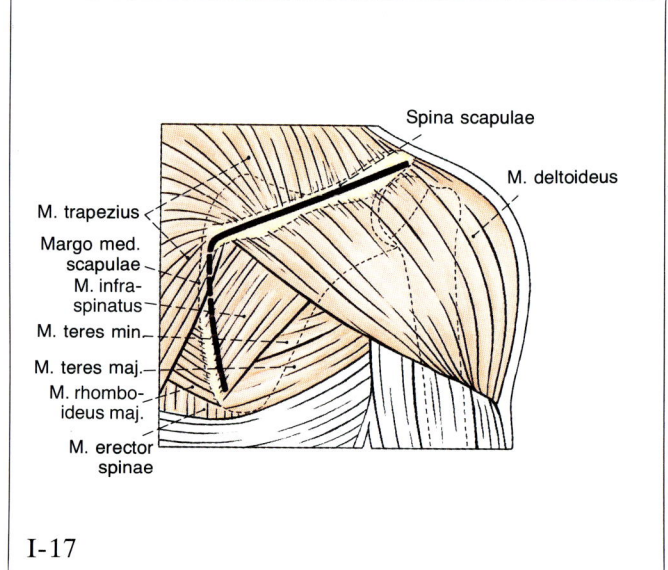

I-17

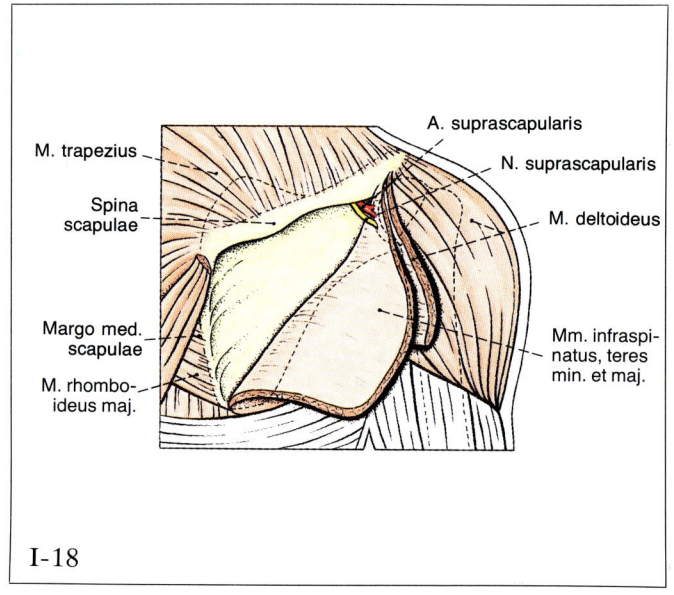

I-18

Skapularückfläche

Alternative B

1. Bei engumschriebenen Veränderungen kann, z. B. für eine Probeexzision, eine schonende Schnittführung in Frage kommen.
2. Schräger, leicht bogenförmiger Hautschnitt unterhalb der Spina scapulae (Abb. I-19).
3. Subperiostales Ablösen des Deltamuskels an der Spina scapulae.
4. Stumpfes Eingehen zwischen M. infraspinatus und M. teres minor. Danach Weghalten der Muskulatur (Abb. I-20).

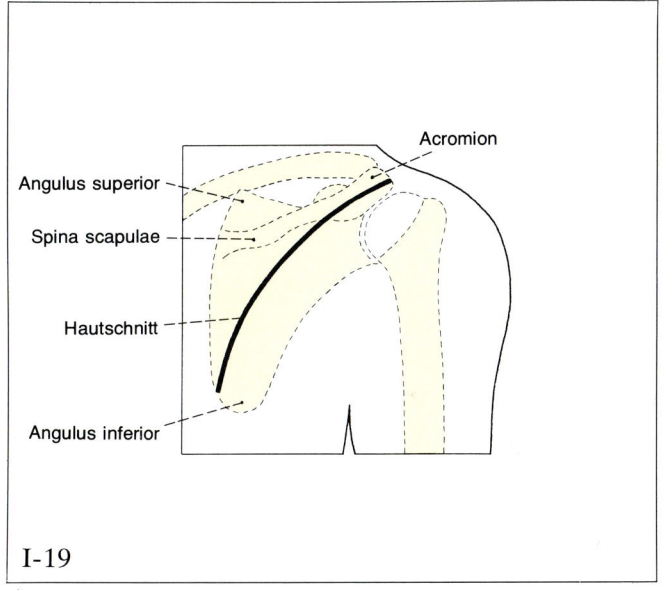

I-19

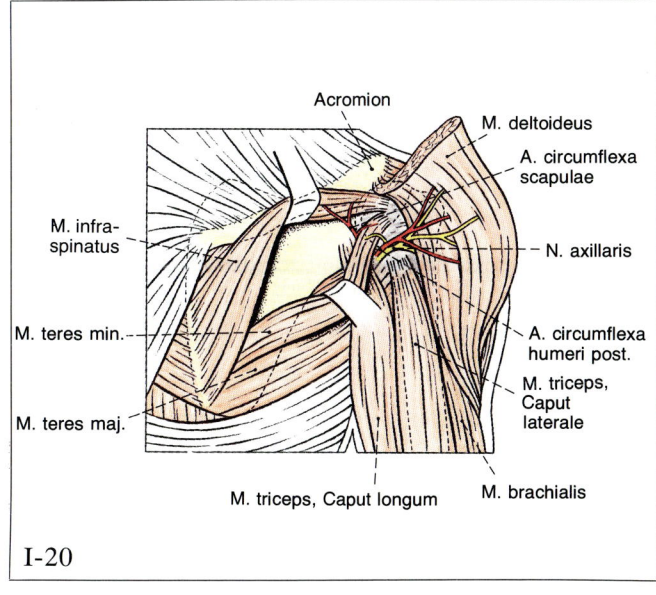

I-20

Incisura scapulae

Indikation

Engpaßsyndrom des N. suprascapularis

Operatives Vorgehen

1. Hautschnitt über der Mitte der Spina scapulae, der dann nach medial winkelförmig in Verlaufsrichtung des M. trapezius umbiegt (Abb. I-21).
2. Subperiostales Ablösen des Trapeziusansatzes an der Spina. Am medialen Anteil der Schnittführung stumpfes Beiseiteschieben der Trapeziusmuskelfasern in Verlaufsrichtung, so daß der M. trapezius begrenzt weggehalten werden kann.
3. Die örtliche Situation gibt die Abbildung I-22 schematisch wieder. Während der N. suprascapularis unter dem Lig. transversum scapulae in der Incisura scapulae verläuft, zieht die A. suprascapularis über dem Band zur Fossa supraspinata.

Anmerkung

1. Die Ausbildung der Incisura scapulae ist sehr variabel.
2. Das Lig. transversum scapulae (superius) kann verknöchert sein.
3. Inkonstant ist das Lig. transversum scapulae inferius, das den Gefäßnervenstrang überbrückt und zum hinteren Gelenkpfannenrand zieht (Abb. I-22).

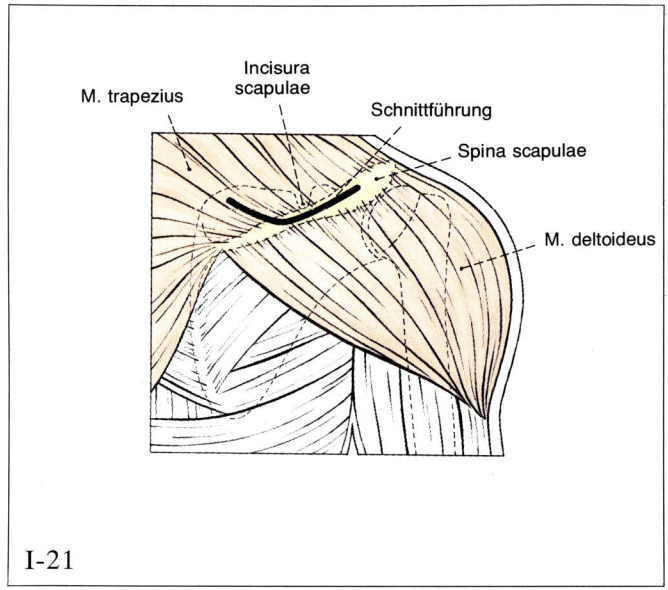

I-21

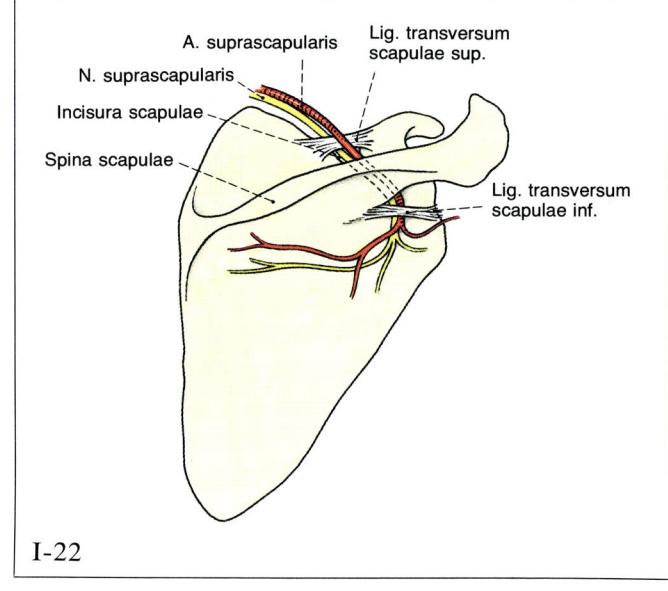

I-22

Sternoklavikulargelenk

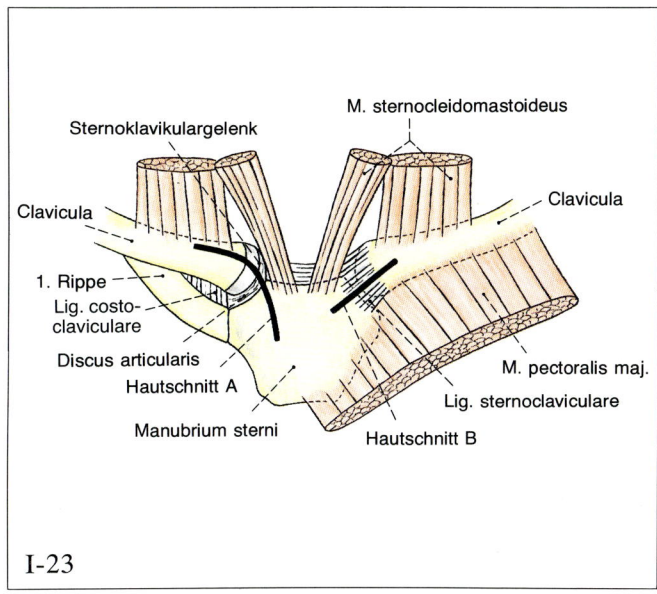

I-23

Sternoklavikulargelenk

Indikationen

1. Frische irreponible Luxation
2. Veraltete Luxation
3. Tumoren im medialen Klavikulabereich
4. Entzündliche und osteonekrotische Prozesse

Operatives Vorgehen

1. Geschwungener Hautschnitt oberhalb des Sternoklavikulargelenkes, der etwa 2 cm vom medialen Klavikulaende in der Fossa supraclavicularis beginnt, nach medial bis zum äußeren Rand des sternalen Muskelkopfes des M. sternocleidomastoideus verläuft und dann nach kaudal für etwa weitere 2 cm über dem Manubrium sterni verlängert wird (Abb. I-23, Hautschnitt A).
2. Alternativ: Für eine begrenzte Darstellung (zum Beispiel Probeexzision) genügt eine über dem Sternoklavikulargelenk gerade verlaufende Schnittführung (Abb. I-23, Hautschnitt B). Anschließend wird direkt in das Gelenk eingegangen.
3. Darstellung des klavikularen und sternalen Ansatzes des M. sternocleidomastoideus.
4. Nach Durchtrennung des Platysmas, Einkerben des Periosts an der Klavikulavorderfläche.
5. Ablösen des M. sternocleidomastoideus und des M. pectoralis major, so daß die Gelenkkapsel freiliegt.
6. Die Kapsel wird quer inzidiert und zur Darstellung des Sternoklavikulargelenkes nach oben und unten abgeschoben.
7. Innerhalb des Gelenkes wird ein dünner Discus articularis sichtbar, der kranial und kaudal an der Kapsel fixiert ist (Abb. I-24).

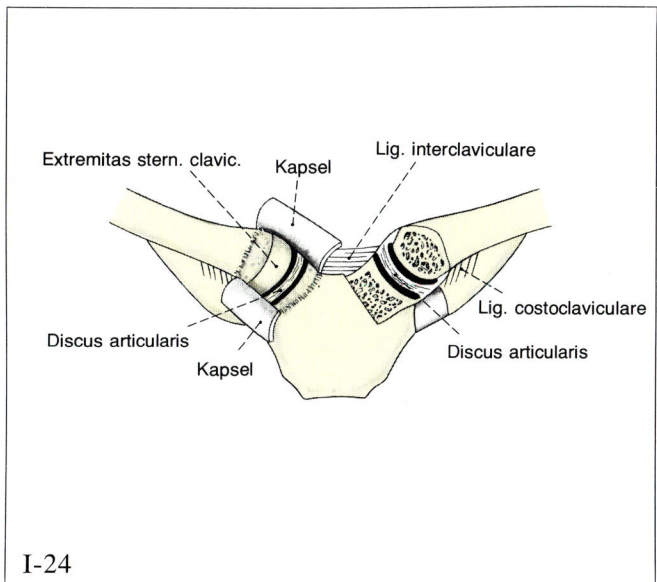

I-24

Anmerkung

1. Die Fixierung der Klavikula erfolgt durch das Ligg. interclaviculare, sternoclaviculare anterius und posterius sowie costoclaviculare (Abb. I-24).
2. Wenn erforderlich, können Anteile des sternalen Klavikulaendes bei Schonung der Bänder und der posterioren Kapsel reseziert werden, ohne daß eine Luxation befürchtet werden muß.

B. Schulter

Praktische Anatomie

Topographie des Fornix humeri

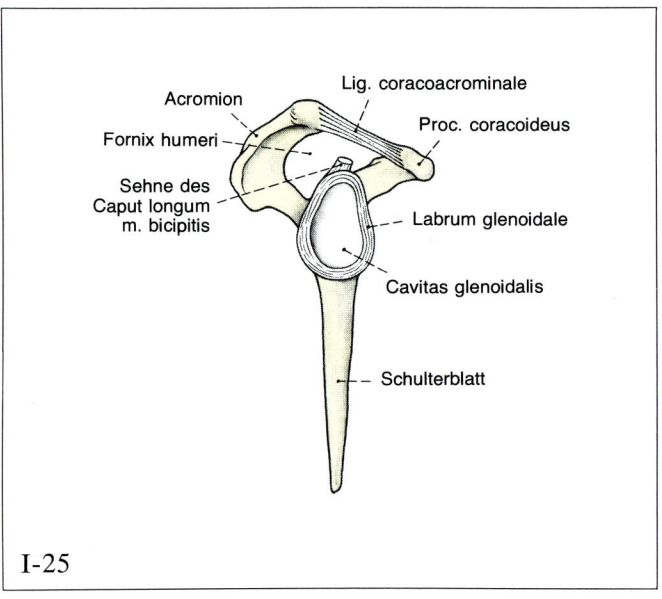

I-25

Das Dach des Schultergelenkes wird, von lateral her betrachtet (Abb. I-25), vom Akromion, vom Lig. coracoacromiale und vom Proc. coracoideus gebildet.

Topographie der Rotatorenmanschette

1. Von lateral her betrachtet, wird die hufeisenartige Anordnung der hochgeklappten Muskulatur der Rotatorenmanschette mit den Sehnenausstrahlungen deutlich (Abb. I-26).
2. Lateraler Situs (Abb. I-27, Abb. I-28).
3. Situs von vorn (Abb. I-29).

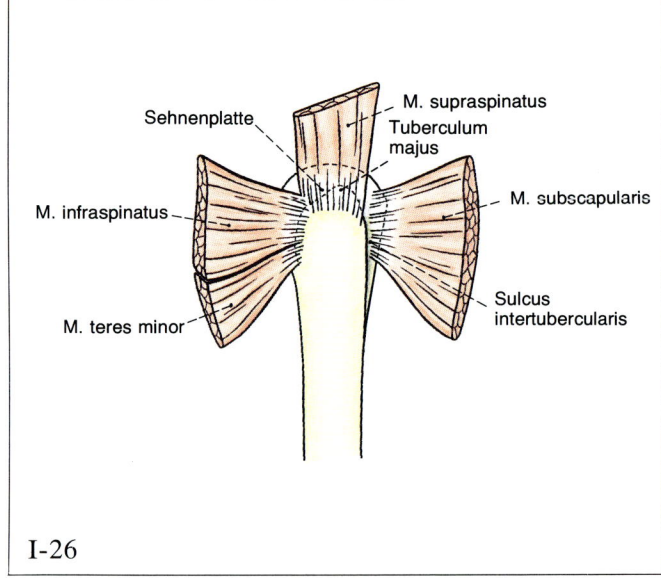

I-26

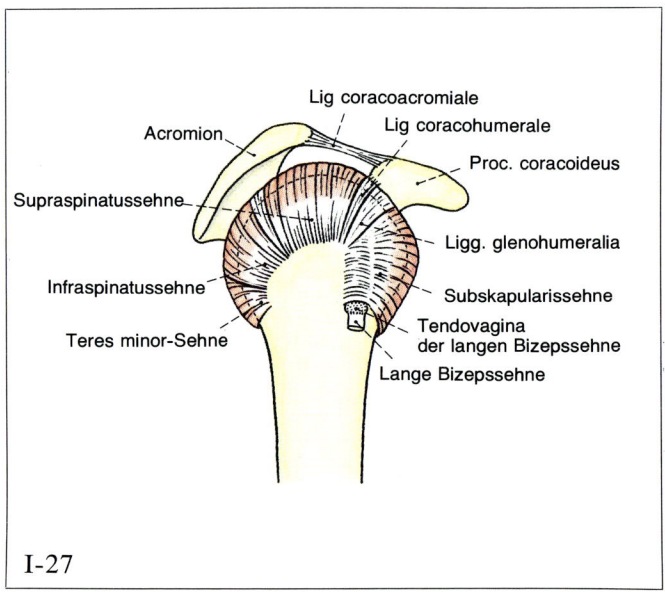

I-27

Schulter

Praktische Anatomie

Topographie des Schultergelenkes

1. Der schematische Frontalschnitt (Abb. I-30) gibt die engen anatomischen Beziehungen des Schultergelenkes zur Rotatorenmanschette wieder. An der Bildung des Schulterdaches beteiligen sich das Akromion, randständige Anteile des Schultereckgelenkes, das Lig. coracoacromiale und vorne der Proc. coracoideus.

2. Unter dem Akromion liegt die Bursa subacromialis, die sich nach distal weiter unter der Fascia subdeltoidea erstreckt. Hier kann auch eine selbständige Bursa subdeltoidea gebildet werden. Die sehnigen Ausläufer des M. supraspinatus liegen direkt unterhalb der Bursa subacromialis.

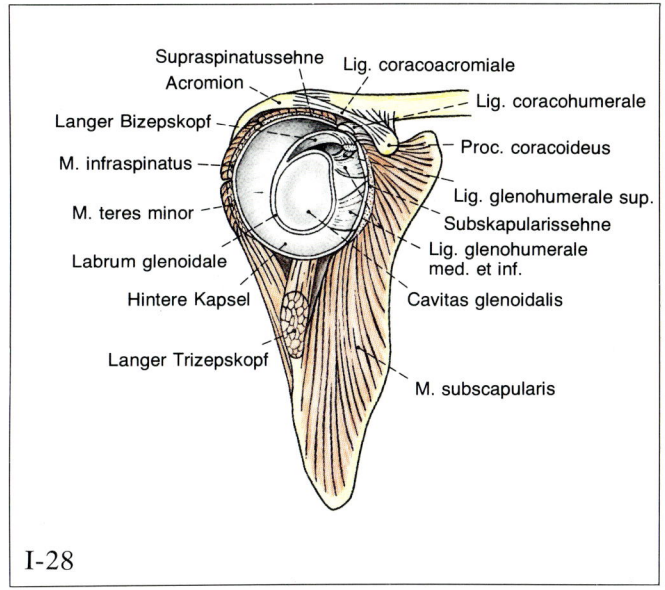

I-28

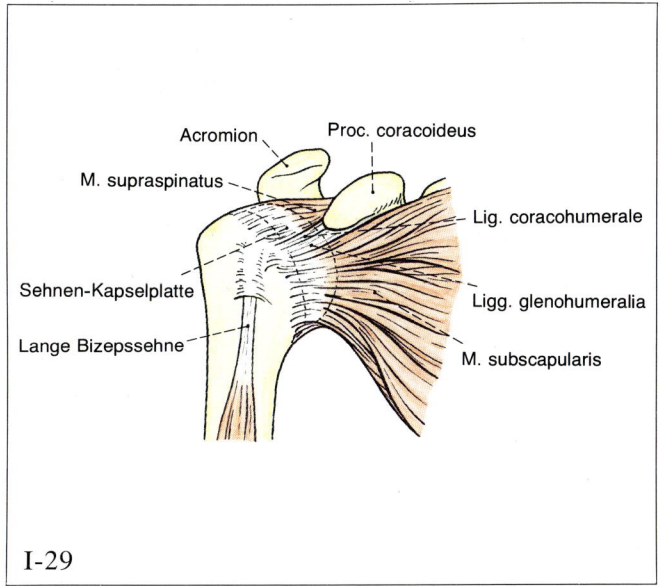

I-29

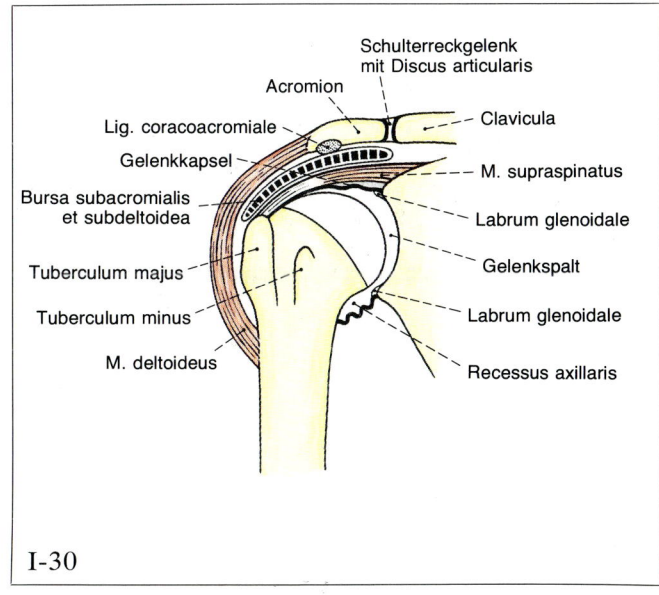

I-30

Schulter — Praktische Anatomie

3. Subkapsulärer, intraartikulärer Verlauf der langen Bizepssehne (Abb. I-31).
4. Darstellung der Pars synovialis des Schultergelenkes von vorn (Abb. I-32).
5. Praktisch wichtige Punkte sind die engen Beziehungen des Gelenkes zum Lig. coracoacromiale sowie die weite Ausdehnung bis zum Schultereckgelenk und die, die lange Bizepssehne begleitende, synoviale Ausstülpung.

Anmerkung

1. Die präoperative Kontrolle der Lagerung des Patienten ist bei Schulteroperationen zwingend.
2. Die bewegliche Lagerung mit der Möglichkeit, den Arm im Schultergelenk allseitig bewegen zu können, ermöglicht erst die notwendige räumliche Ausdehnung der Operationen am Schultergelenk.
3. Durch Vernachlässigung der präoperativen Lagerung scheitern manche Schulteroperationen an der korrekten Ausführung, weil es an situativem Überblick mangelt.
4. Bei partieller Schultersteife ist eine Gelenkmobilisation unblutig, also vor dem operativen Eingriff durchzuführen.

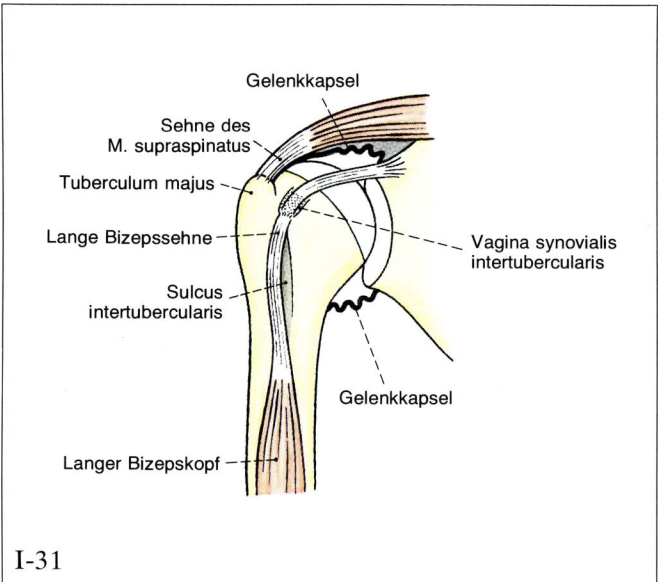

I-31

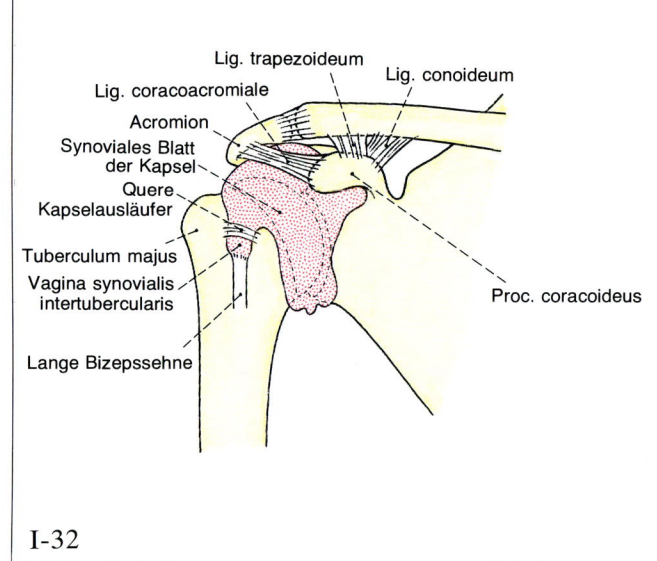

I-32

Kollateralkreislauf im Bereich des Schultergelenkes

Im Verlauf von Operationen im Bereich des Schultergelenkes können die folgenden Arterien verletzt werden (Abb. I-33).
1. A. subclavia
2. A. thoracoacromialis mit ihren beiden Ästen:
3. Ramus acromialis
4. Ramus deltoideus
5. A. circumflexa humeri posterior
6. A. circumflexa humeri anterior
7. A. axillaris
8. A. profunda brachii
9. A. subscapularis
10. A. brachialis
11. A. collateralis ulnaris superior
12. A. suprascapularis

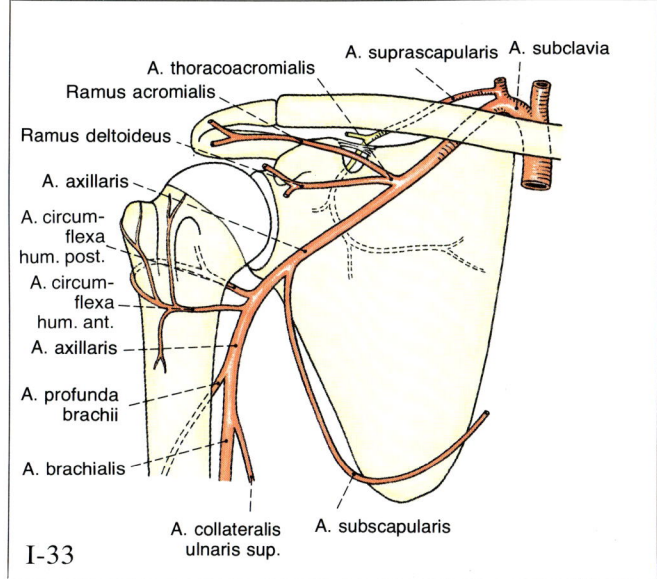

I-33

Schulter — Lagerungshinweise

Lagerungshinweise

1. Für viele Schulteroperationen genügt eine einfache Rückenlage des Patienten. Der Arm sollte jedoch generell beweglich abgedeckt werden.
2. Ausgedehnte Operationen an der Schulter verlangen aber ein großzügiges Operationsfeld mit voller Bewegungsfreiheit des entsprechenden Armes, was bei der Lagerung und Abdeckung zu berücksichtigen ist.
3. Eine große Bewegungsfreiheit des Armes wird erreicht, wenn am Operationstisch die Kopfstütze etwas herausgezogen wird, so daß die Schultern nach kranial überstehen (Abb. I-34).
4. Weiterhin werden die Kopfstütze und der Patient nach der Operationsseite leicht verschoben, so daß die Schulter auch am seitlichen Rand des Tisches etwas übersteht.
5. Schließlich werden Kopf und Oberkörper in eine leichte Schräglage nach oben durch Anheben der oberen Tischhälfte gebracht (Abb. I-35). Diese Schräglage ermöglicht auch das dorsale Umgreifen der Schulter, was bei der Wiederherstellung einer rupturierten Rotatorenmanschette erforderlich sein kann.
6. Damit der Patient nicht wieder herunterrutscht, wird der Operationstisch auch in seiner unteren Tischhälfte gewinkelt, d.h. die Beine werden entsprechend schräg angehoben, wobei zweckmäßigerweise eine Rolle unter die Kniegelenke und ein Ringpolster unter die Fersen plaziert wird.
7. Der Anästhesist benutzt lange Beatmungsschläuche und sitzt auf der anderen Seite des Patienten, so daß kopfwärts volle Bewegungsfreiheit gegeben ist. Der Kopf kann zusätzlich nach der kontralateralen Seite etwas geneigt werden. Ein Narkosebügel über dem Kopf würde stören und wird daher nicht oder nur auf der kontralateralen Seite benutzt.
8. Die Lagerung ermöglicht auch den vollen Überblick über das Dach der Rotatorenmanschette (M. supraspinatus und begrenzt auch M. infraspinatus) durch Rückführung des adduziert gehaltenen Armes (Abb. I-36), der entsprechend rotiert werden kann.
9. Die Abdeckung erfolgt so, daß die Schulter allseitig zugänglich ist und frei beweglich bleibt.

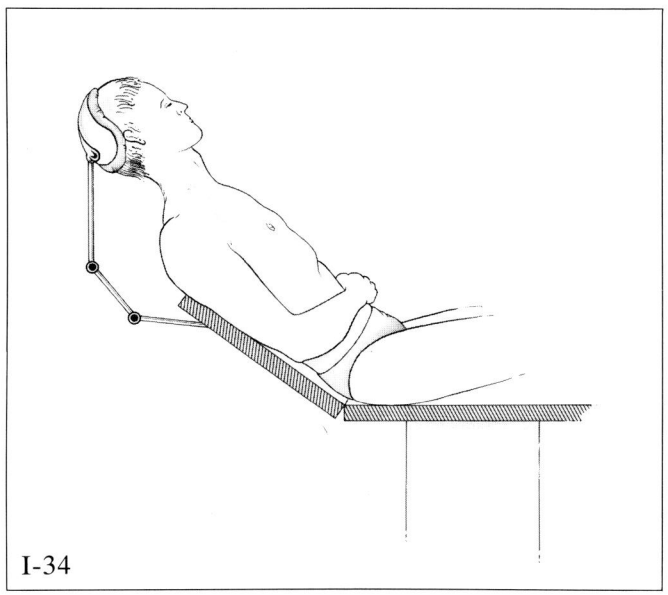

I-34

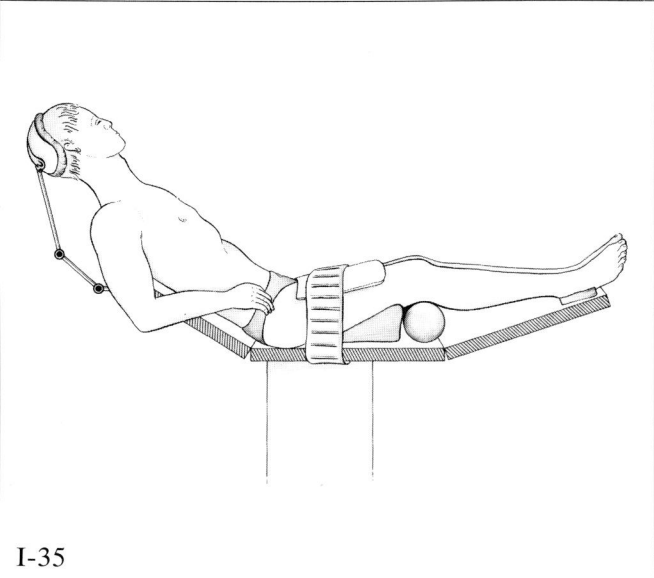

I-35

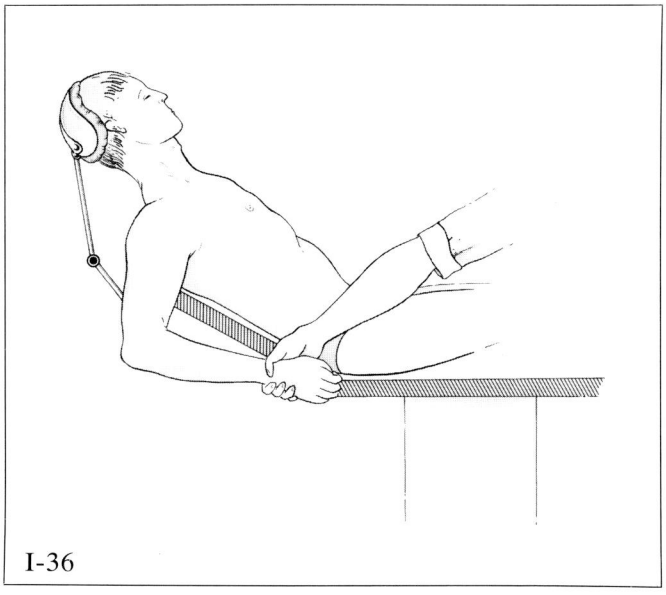

I-36

Schultergelenk

Kurzer anteriorer Zugang

Kurzer ventraler Zugang

Kurzer vorderer Zugang

Standardzugang A

Indikationen

1. Revision des Schultergelenkes
2. Revision der Rotatorenmanschette
3. Rupturen der Rotatorenmanschette
4. Ruptur der langen Bizepssehne
5. Tendinosis calcarea
6. Exzision des Ligamentum coracoacromiale bei Impingement-Syndrom

Operatives Vorgehen

1. Kurzer Längsschnitt, beginnend am Akromioklavikulargelenk und in Richtung des Faserverlaufes des M. deltoideus weiterverlaufend, in einer Länge von 4–5 cm (Abb. I-37).
2. Stumpfes Hindurchgehen durch den M. deltoideus (Abb. I-38). Die Ränder werden seitlich nach medial und lateral weggehalten, bis die Bursa subacromialis sichtbar wird. Die Bursa kann medial beiseitegehalten oder durchtrennt werden. Das Ligamentum coracoacromiale kann ebenfalls durchtrennt oder reseziert werden.
3. Durch jeweilige Rotation des Armes werden dann der vordere oder der laterale Gelenkkapselanteil sichtbar. Als Orientierungsmarke dient der gut palpable Sulcus intertubercularis.

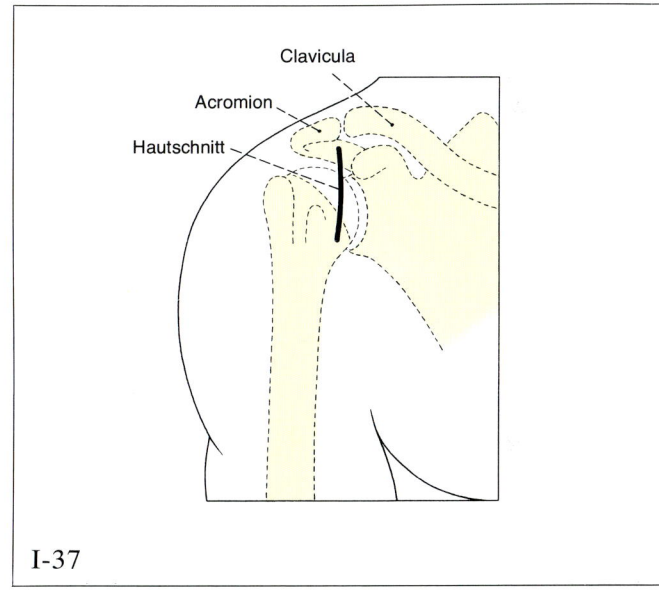

I-37

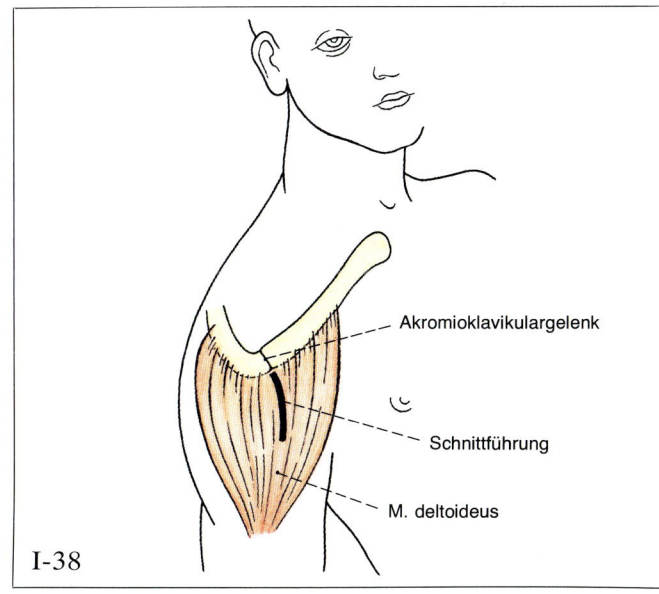

I-38

Schultergelenk — Anterosuperiore Zugangserweiterung

Alternativ
Anterosuperiore Zugangserweiterung
„Sabre cut"

Operatives Vorgehen

1. Bei ausgedehnter Darstellung kann der Schnitt über das Akromioklavikulargelenk hinweg um ca. 3—4 cm verlängert werden (Abb. I-39).
2. Anschließend kann bei Bedarf ein anteromedial gelegenes Segment des Akromions bis zum Akromioklavikulargelenk reseziert werden (Abb. I-40). Gegebe-

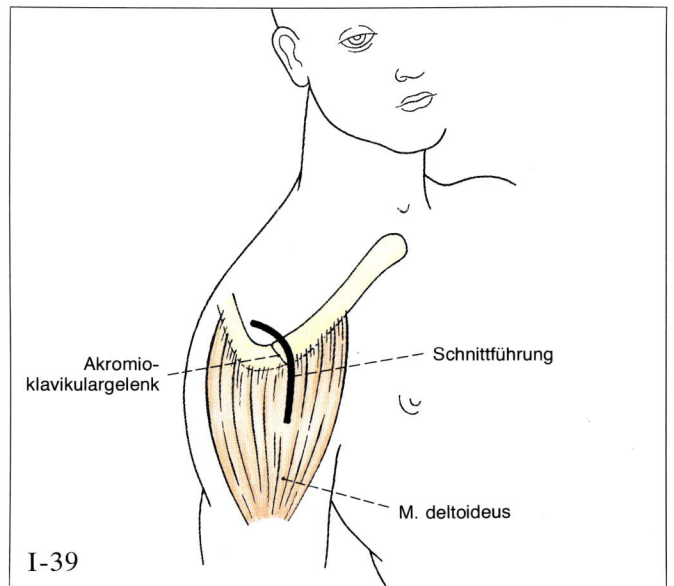

I-39

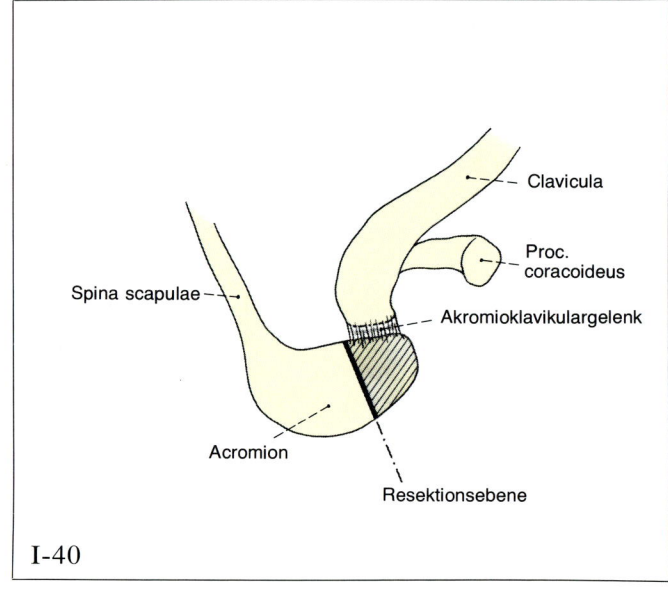

I-40

nenfalls kann außerdem der Diskus entfernt und das laterale Klavikulaende um 0,5–1 cm Länge reseziert werden (Abb. I-41). Dabei sind die korakoklavikularen Bandverbindungen peinlichst zu schonen.

3. Eine weitergehende totale oder subtotale Akromionektomie ist in der Regel nicht wünschenswert. Es ist insbesondere der laterale Akromionanteil als Ansatz für den Deltamuskel zu schonen. Gegebenenfalls kann aber eine weitergehende mediale partielle Akromionektomie durchgeführt werden (Abb. I-42).
4. Ebenso möglich ist eine vordere Teilresektion der Unterfläche des Akromions und/oder etwaiger Randwülste des Schultereckgelenkes.

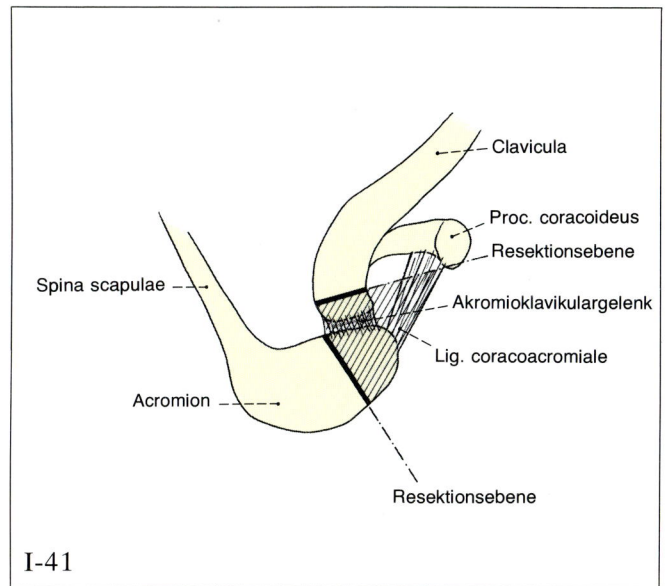

I-41

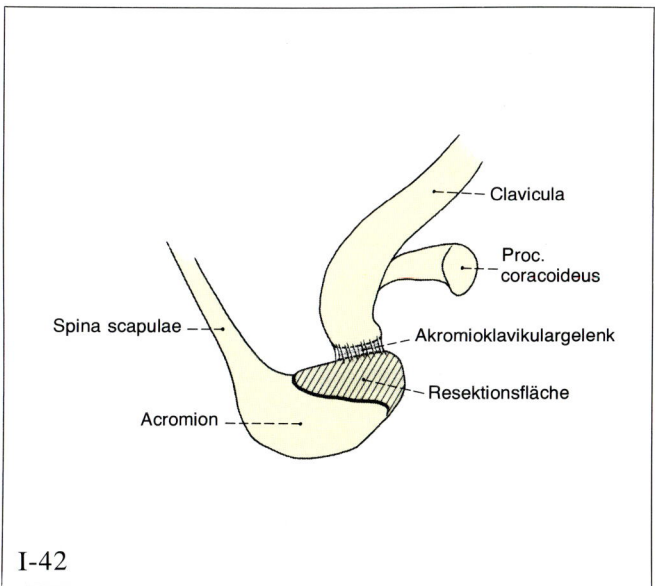

I-42

Schultergelenk — Langer anteriorer Zugang

Langer anteriorer Zugang
Langer ventraler Zugang
Langer vorderer Zugang
Standardzugang B

Indikationen

1. Luxationsfraktur des Humeruskopfes
2. Vordere (habituelle) Schultergelenkluxation
3. Ruptur der langen Bizepssehne
4. Veraltete vordere Schulterluxation
5. Tendinosis calcarea (dabei Innenrotation des Armes)
6. Ruptur der Rotatorenmanschette

Operatives Vorgehen

1. Leicht geschwungener Hautschnitt, beginnend unterhalb der Klavikula in Höhe des Processus coracoideus und nach kaudal dem Sulcus deltoideo-pectoralis folgend (Abb. I-43).
2. Stumpfes Hindurchgehen durch den M. deltoideus etwa 1 cm vom Sulkus, um eine Verletzung der V. cephalica sowie des Ramus deltoideus der A. thoracoacromialis, der am oberen Teil des Schnittes zwischen M. deltoideus und M. pectoralis major sichtbar wird, zu vermeiden (Abb. I-44).
3. Die Ränder des M. deltoideus werden nach medial bzw. nach lateral gehalten, so daß der vordere Schultergelenkanteil sichtbar wird; dabei stößt man auf den Processus coracoideus mit dem kurzen Bizepskopf, den M. coracobrachialis, den M. pectoralis minor, den langen Bizepskopf, die Sehnen der Mm. subscapularis und pectoralis major sowie die A. circumflexa humeri anterior (Abb. I-45).

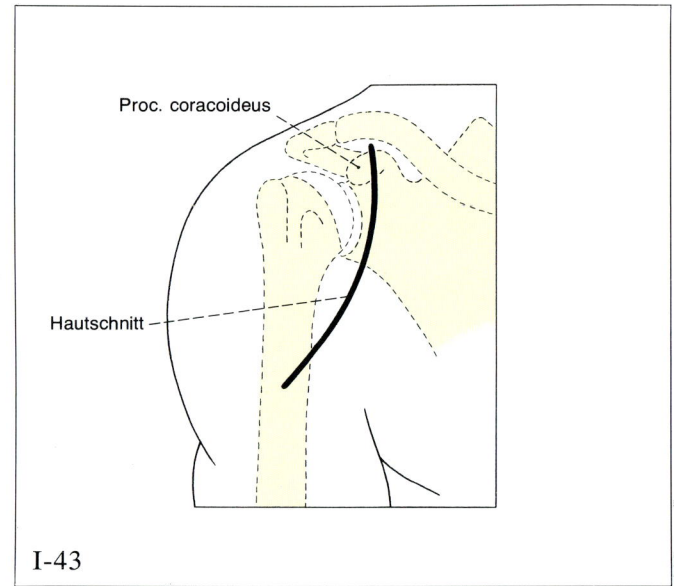

I-43

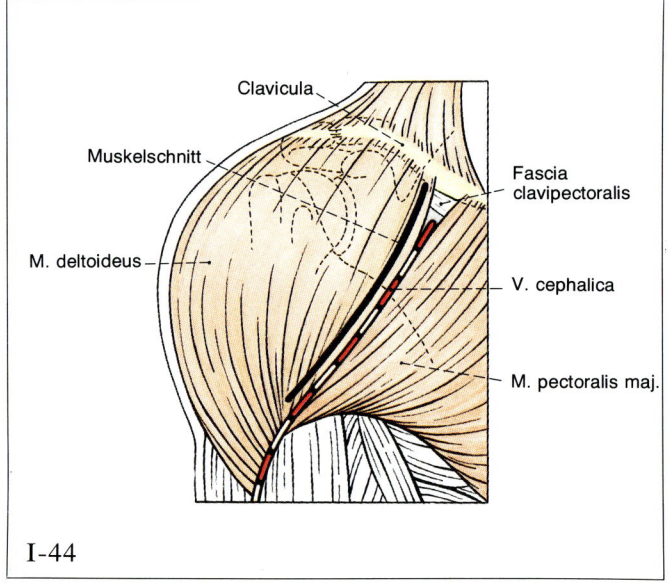

I-44

Schultergelenk — Langer anteriorer Zugang

4. Als Orientierungsmarke dient der gut palpable Sulcus intertubercularis der langen Bizepssehne.
5. Bei Außenrotation kommt der M. subscapularis mit seinen sehnigen Kapselausstrahlungen zur Darstellung. Bei Innenrotation tritt das Tuberculum majus hervor.
6. Der M. deltoideus kann weit nach lateral weggehalten werden, so daß gegebenenfalls der proximale Humerusschaft mit Hohmann-Hebeln unterfahren werden kann.
7. Durch Rückführung des Armes (siehe Lagerungshinweise) wird der M. supraspinatus dargestellt.
8. Bei narbigen Verhältnissen (veraltete Rotatorenmanschettenruptur) kann die verdickte Bursa subacromialis den Blick verstellen und eine intakte Kapsel-Sehnen-Manschette vortäuschen. In diesen Fällen ist die Bursa ganz oder teilweise zu exstirpieren.
9. Durch das unter 2. beschriebene Vorgehen läßt sich der M. deltoideus später ohne Verletzung der V. cephalica wieder vernähen.

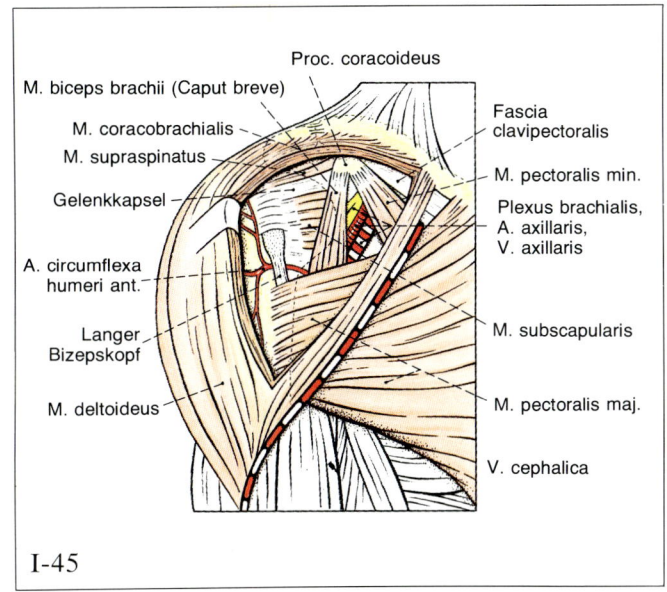

I-45

Anmerkung

1. Es handelt sich um einen besonders nützlichen Standardzugang.
2. Eine Schnitterweiterung ist möglich durch den bereits beschriebenen anterosuperioren Zugang („Sabre cut") mit anteromedialer partieller Akromionektomie.
3. Wichtig sind die zum Schultergelenk eingangs gegebenen Lagerungshinweise.
4. Falls die V. cephalica verletzt wird, sollte sie ober- und unterhalb unterbunden und exzidiert werden.
5. Bei dieser Schnittführung werden Narbenverbreiterungen beobachtet.

Schultergelenk   Anteromedialer Zugang

Anteromedialer Zugang

Vorderer Zugang von medial

Standardzugang C

Indikationen

1. Arthrotomie
2. Luxationsfraktur des Humeruskopfes
3. Offene Reposition der vorderen Schulterluxation
4. Ruptur der langen Bizepssehne
5. Offene Reposition einer veralteten Schulterluxation
6. Einsetzen einer Oberarmkopfprothese
7. Ruptur der Rotatorenmanschette
8. Synovektomie

Operatives Vorgehen

1. Der Hautschnitt beginnt über dem vorderen Rand des Akromioklavikulargelenkes, verläuft nach medial entlang der Vorderfläche des lateralen Drittels der Klavikula, dann weiter hakenförmig nach kaudal entlang dem vorderen Rand des M. deltoideus bis zu einem Punkt, dem etwa zwei Drittel des Abstandes zwischen Ursprung und Ansatz des Deltamuskels entsprechen (Abb. I-46).
2. Lokalisation des Sulcus deltoideopectoralis, in dem die V. cephalica sichtbar wird. Daselbst stumpfes Lösen des medialen Randes des M. deltoideus und Weghalten desselben nach lateral. Um die V. cephalica zu schonen, kann der Zugang etwa 1 cm lateral des medialen Randes des M. deltoideus gewählt werden (Abb. I-47).
3. Ablösen des Deltamuskels von der Klavikula bis auf etwa 1 cm, um die Wiederanheftung zu erleichtern. Während dieses Vorgehens muß man darauf vorbereitet sein, bei einer Blutung aus einem größeren Ast der A. thoracoacromialis, diesen zu unterbinden (Abb. I-47).

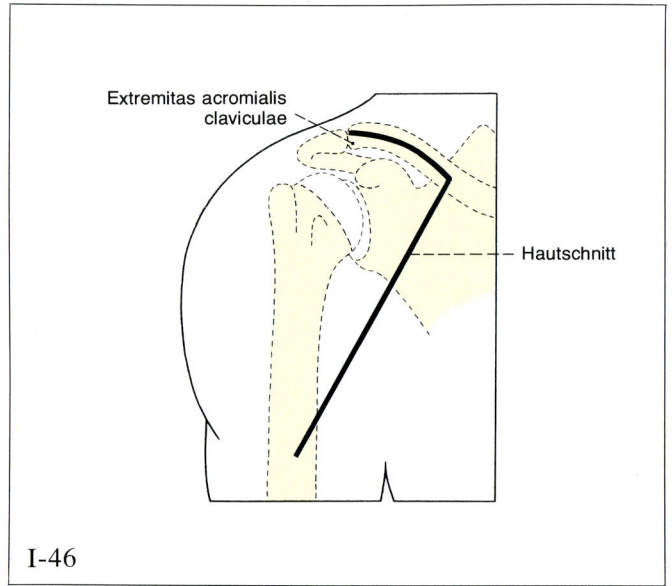

I-46

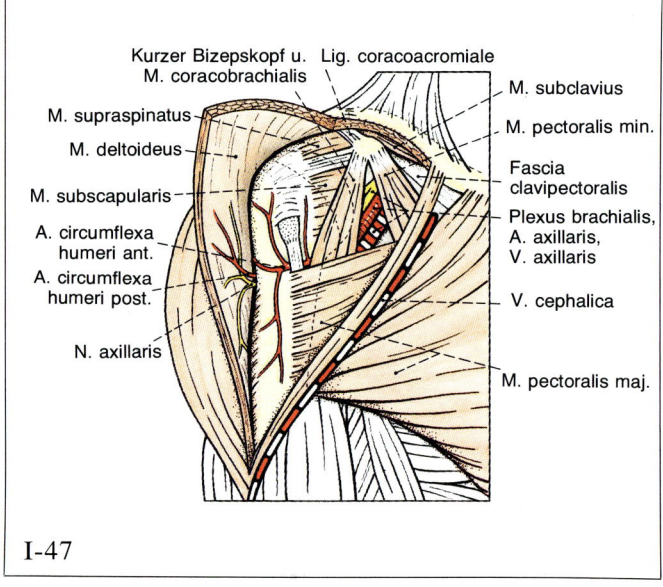

I-47

Schultergelenk — Anteromedialer Zugang

4. Weghalten des vorderen, abgetrennten Deltamuskelanteils nach lateral, um die Gebilde in Höhe des Processus coracoideus und den vorderen Anteil der Schultergelenkkapsel zur Darstellung zu bringen.
5. Falls eine weitere Darstellung der Kapsel erforderlich ist, kann die Spitze des Processus coracoideus mit der dort ansetzenden Muskulatur abgeschlagen werden. (Beachte Anmerkung).
6. Außenrotation des Armes zur Darstellung des M. subscapularis. Stumpfes Unterfahren dieses Muskels mit den Branchen der Präparierschere und, nach Anbringen einer Haltenaht, Ablösung desselben so dicht an seinem Ansatz wie möglich. Die Haltenaht (oder das entsprechende Anlegen einer Klemme) ist unerläßlich, da sich der Muskel andernfalls sofort nach medial retrahieren würde.
7. Durch Weghalten des Processus coracoideus mit seinen Muskelansätzen nach unten und des M. subscapularis nach medial wird eine ausgedehnte Übersicht über den vorderen und unteren Kapselanteil erreicht, so daß das Gelenk durch Längsinzision eröffnet werden kann (Abb. I-48).
8. Während des Wundverschlusses wird der abgetrennte Anteil des Deltamuskels wieder mit dem an der Klavikula verbliebenen Muskelstumpf vernäht. Außerdem kann der Deltamuskel mit wenigen Situationsnähten am M. pectoralis major wieder angeheftet werden.

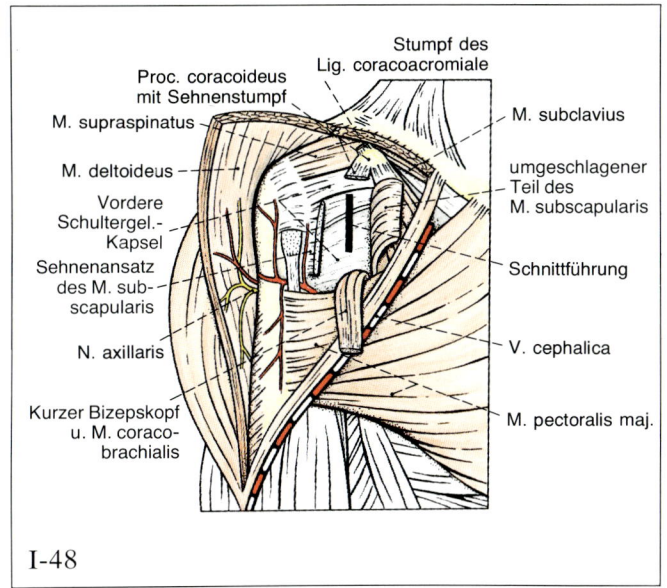

I-48

Anmerkung

1. Der Zugang ermöglicht einen breiten Überblick.
2. Wichtig sind die eingangs des Schulterabschnittes gegebenen Lagerungshinweise.
3. In Abänderung von Punkt 5 kann die Muskulatur vom Processus coracoideus auch durch Abtrennung der gemeinsamen Sehne von M. coracobrachialis und kurzem Bizepskopf erfolgen, wobei zur besseren Wiederbefestigung ein etwa 1 cm langer Sehnenabschnitt am Knochen verbleiben sollte (Abb. I-48).
4. Der Hautschnitt kann alternativ am medialen Wundwinkel bogenförmig erfolgen.
5. Bei Wundverschluß kann der M. subscapularis zur Luxationssicherung des Oberarmkopfes an der Kapsel geringfügig noch lateral versetzt werden.

Lateraler Zugang
Seitlicher Zugang

Indikationen

1. Läsionen im Bereich der Sehne des M. supraspinatus
2. Darstellung der Bursa subdeltoidea bzw. subacromialis
3. Tendinosis calcarea (je nach Lokalisation)

Operatives Vorgehen

1. Hautschnitt vom Unterrand des Akromions etwa 5 cm nach distal (Abb. I-49).
2. Durch stumpfes Vorgehen in Längsrichtung Teilen der Deltamuskelfasern.
3. Durch Außenrotation des Humerus und 90° Beugung im Ellenbogengelenk läßt sich der Sulcus intertubercularis tasten, und das Tuberculum majus mit Ansatz der Sehnen der Mm. supraspinatus, infraspinatus und teres minor wird sichtbar (letztere bei Innenrotation).
4. Durch weitere Außenrotation des Humerus kommt das Tuberculum minus mit dem Ansatz des M. subscapularis zum Vorschein.
5. Zur Vergrößerung des Blickfeldes kann der M. deltoideus in einer Breite von etwa 2,5 cm von seinem Ursprung an Akromion und Klavikula abgelöst werden.

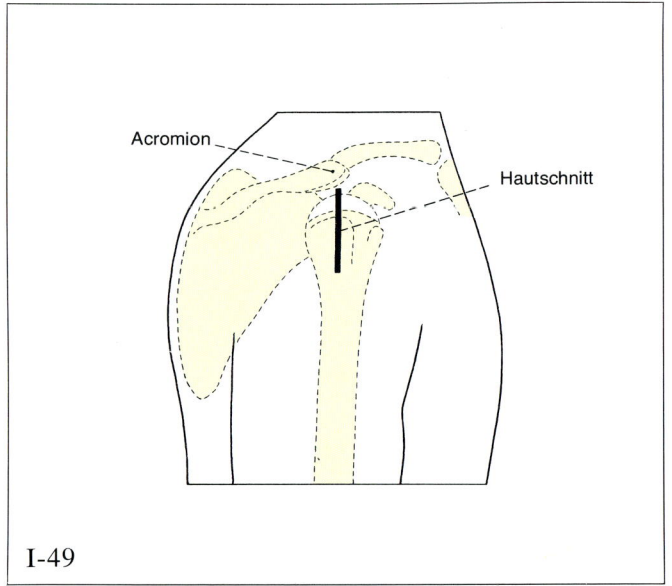

I-49

Anmerkung

1. Ist der Längsschnitt im M. deltoideus, vom Akromionrand gemessen, länger als 4–5 cm, so muß eine Verletzung der A. circumflexa humeri anterior und des vorderen Muskelastes des N. axillaris befürchtet werden. Das Ergebnis wäre eine Teillähmung des Deltamuskels mit einer Schwäche seines vorderen Anteils; später würde dann eine entsprechende Konturveränderung der Schulter resultieren.
2. Bei dieser Schnittführung wird Narbenverbreiterung beobachtet.
3. Der Zugang ist nur für eng begrenzte Eingriffe geeignet und daher im allgemeinen entbehrlich.
4. Durch Extension des Armes kann die Übersicht generell vergrößert werden.
5. Bei der Tendinosis calcarea ist zur Lokalisation vorher eine Röntgenaufnahme in Innen- und Außenrotation des Oberarmes erforderlich.

Schultergelenk — Transakromialer Zugang

Transakromialer Zugang nach *Kessel*

Standardzugang D

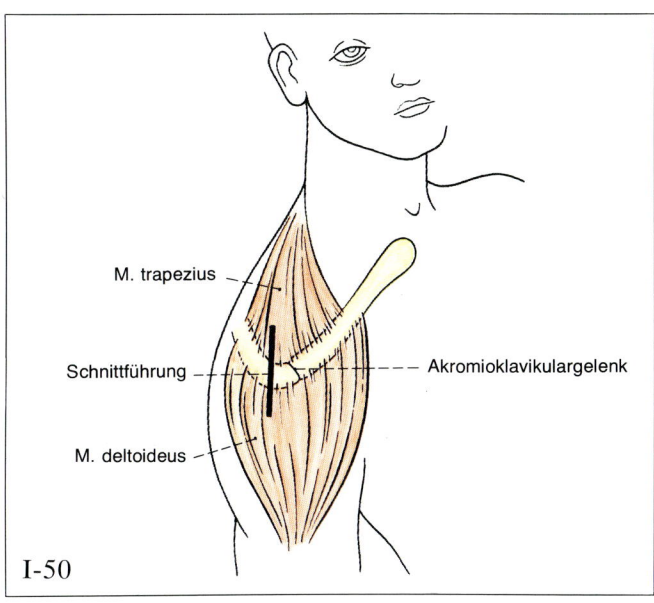

I-50

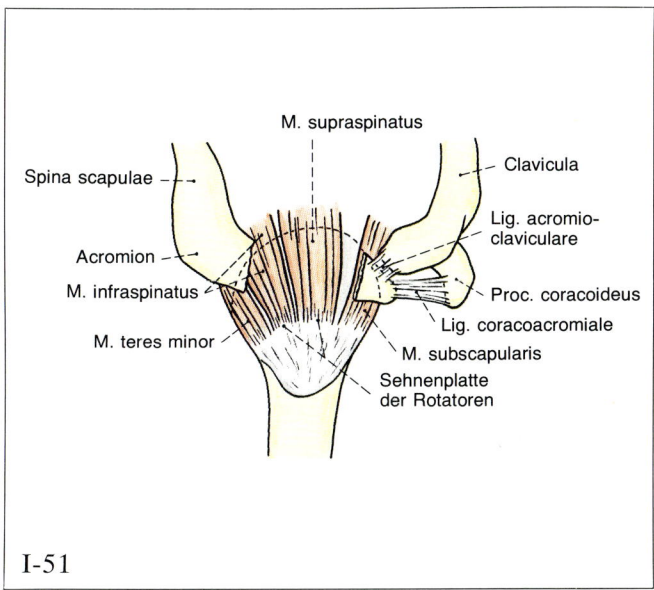

I-51

Indikation

Rupturen der Rotatorenmanschette

Vorbemerkung

Bei ausgedehnten Rupturen der Rotatorenmanschette reichen die vorderen Standardzugänge manchmal nicht aus. Es kann schwierig werden, im Bereich des Schulterdaches genügend Einblick zu gewinnen und für das therapeutische Vorgehen rumpfwärts gelegene Muskel-, Sehnen- und Kapselanteile zu mobilisieren. Als Alternative bietet sich der transakromiale Zugang an.

Operatives Vorgehen

1. Orientierungsmarke ist der lateralste Punkt der Fossa supraclavicularis zwischen Klavikula und Spina scapulae. Hier kann eine kleine Delle mit dem Zeigefinger gut palpiert werden. In dieser Höhe wird der Hautschnitt über das Akromion geführt und nach medial und lateral um etwa je 4 cm verlängert (Abb. I-50).
2. Die Fasern des M. trapezius und des M. deltoideus werden entsprechend dem Hautschnitt in Faserrichtung stumpf getrennt und nach ventral und dorsal gedrängt. Dabei werden sie vom Akromion gelöst, ohne daß der kontinuierliche bindegewebige Übergang vom M. trapezius zum M. deltoideus getrennt wird.
3. Das Akromion wird entsprechend dem Hautschnitt in der Frontalebene mit der oszillierenden Säge oder dem Meißel gespalten.
4. Mit dem Selbsthalter werden vorderer und hinterer Anteil des gespaltenen Akromions auseinandergedrängt. Danach wird Einblick gewonnen auf die Bursa subacromialis und die Rotatorenmanschette (Abb. I-51).
5. Die Bursa subacromialis kann durchtrennt oder reseziert werden.
6. Durch Rotation des Armes gelangen die einzelnen Abschnitte des Schultergelenkes zur Darstellung.
7. Bei Operationsschluß genügt es, nach Entfernung des selbsthaltenden Wundspreizers, die beiden Akromionanteile mit der Tuchklemme zusammenzuhalten und den Weichteilmantel dann quer zu vernähen.

Anmerkung

Bei der Schnittführung unterhalb des Akromions ist zu beachten, daß in ca. 5 cm Entfernung vom Akromion der vordere Muskelast des N. axillaris verläuft.

Schultergelenk — Querer lateraler Zugang

Querer lateraler Zugang
Querer seitlicher Zugang

Indikationen

Dieselben wie bei dem lateralen Zugang.

Operatives Vorgehen

1. Etwa 4 cm langer transversaler Hautschnitt 1,5 cm unterhalb des Akromionrandes (Abb. I-52).
2. Längsspaltung des Deltamuskels in einer Länge von knapp 5 cm (Abb. I-53).
3. Durch Außenrotation des Humerus und 90° Beugung im Ellenbogengelenk läßt sich der Sulcus intertubercularis tasten; das Tuberculum majus mit Ansatz der Sehnen der Mm. supraspinatus, infraspinatus und teres minor wird sichtbar (letztere bei Innenrotation).
4. Zur Vergrößerung des Blickfeldes kann der M. deltoideus in einer Breite von etwa 2,5 cm von seinem Ursprung an Akromion und Klavikula abgelöst werden (Abb. I-53).

Anmerkung

1. Bei dieser Schnittführung werden später keine Narbenverbreiterungen beobachtet.
2. Es ist weiter zu beachten, daß in ca. 5 cm Entfernung vom Akromion der vordere Muskelast des N. axillaris verläuft und lädiert werden kann.

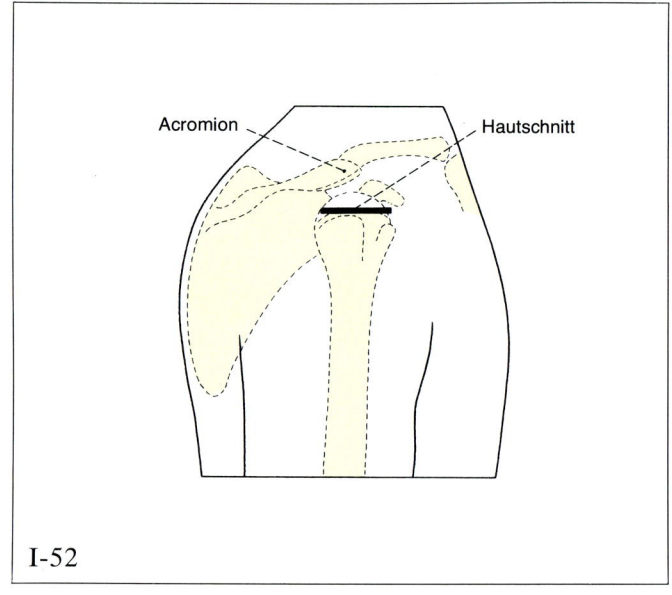

I-52

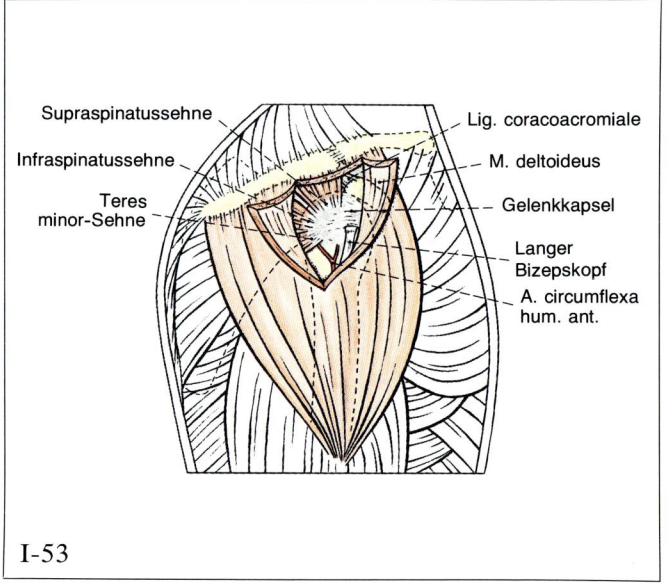

I-53

Anteroinferiorer Zugang
Halbaxillärer Zugang

Indikationen

1. Vordere Schultergelenkluxation
2. Ruptur der langen Bizepssehne
3. Luxationsfraktur des Humeruskopfes

Operatives Vorgehen

1. Kaudal über dem Sulcus deltoideopectoralis gelegener Hautschnitt (Abb. I-54).
2. Stumpfes Unterfahren der Haut nach kranial bis zur Klavikula.
3. Bei kräftigem Zug gelingt die Darstellung bis zum Processus coracoideus.
4. Das weitere Vorgehen ist das gleiche wie bei dem Schnitt in Abb. I-45.

Anmerkung

1. Beim stumpfen Unterfahren der Haut ist eine Verletzung der V. cephalica zu vermeiden.
2. Dieser Schnitt ergibt ein günstigeres kosmetisches Ergebnis, aber der Einblick ist erschwert.

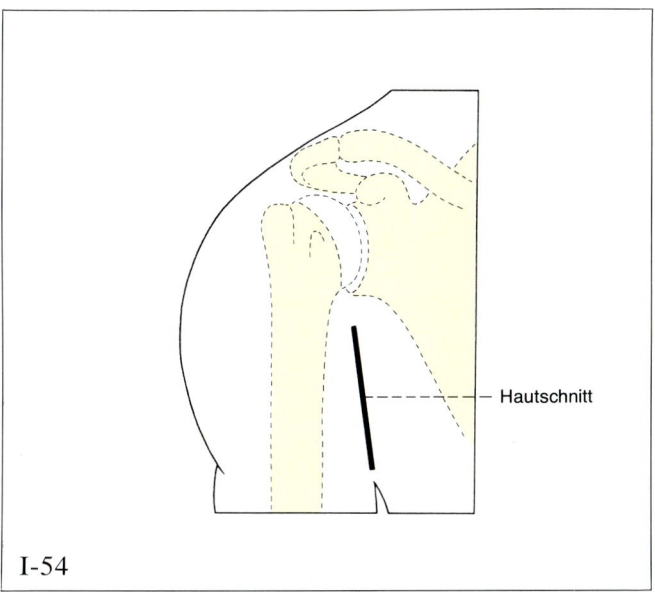

I-54

Schultergelenk

Vorderer axillärer Zugang

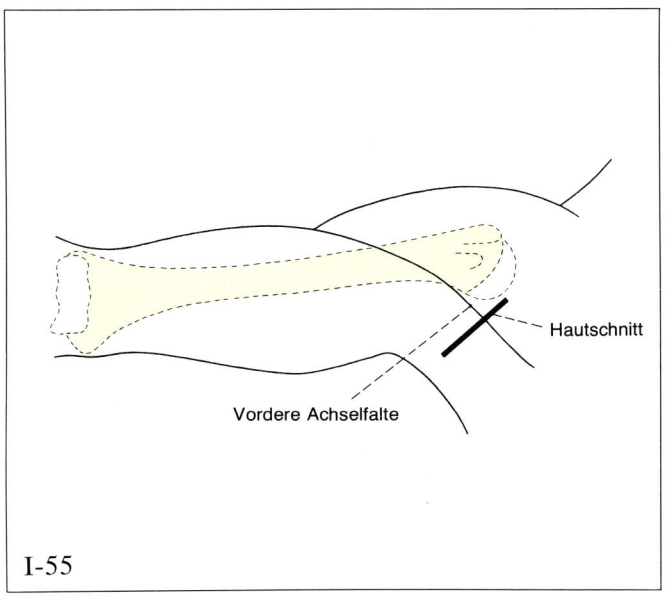

I-55

Vorderer axillärer Zugang

Indikationen

1. Habituelle vordere Schulterluxation
2. Ruptur der langen Bizepssehne

Operatives Vorgehen

1. Lagerung des Armes auf einem Armtisch in 90° Abduktion und Außenrotation.
2. Beginn des Schnittes etwa in der Mitte der vorderen Achselfalte über dem M. pectoralis major und Verlängerung desselben für etwa 5 cm nach dorsal in die Axilla (Abb. I-55).
3. Vom oberen Schnitt aus weitgehend stumpfes Unterfahren des Hautareals – praktisch bis zum Processus coracoideus (Abb. I-56).
4. Die Haut wird nach oben und seitlich gehalten, so daß die V. cephalica und der Sulcus deltoideopectoralis sichtbar werden. Nach Darstellung des Sulkus wird der Deltamuskel nach außen, die V. cephalica nach innen zurückgehalten.
5. Die Sehne des M. pectoralis major wird teilweise oder völlig von ihrem Ansatz gelöst und der Muskel nach innen unten weggehalten (Abb. I-57).
6. Ist eine weitergehende Darstellung erforderlich, so werden die kurze Bizepssehne sowie der M. coracobrachialis vom Processus coracoideus abgelöst. Durch Mobilisierung und weiteres Freipräparieren der Subskapularissehne wird die Gelenkkapsel sichtbar (Abb. I-57).
7. Beim Wundverschluß werden die abgelösten Sehnen wieder angeheftet. Subkutannähte sind nicht erforderlich, da der Arm in Innenrotation am Brustkorb ruhiggestellt wird.

Anmerkung

Bei guter Adaptierung der Wundränder ergibt diese Schnittführung eine haarfeine Narbe und eignet sich daher besonders für weibliche Patienten.

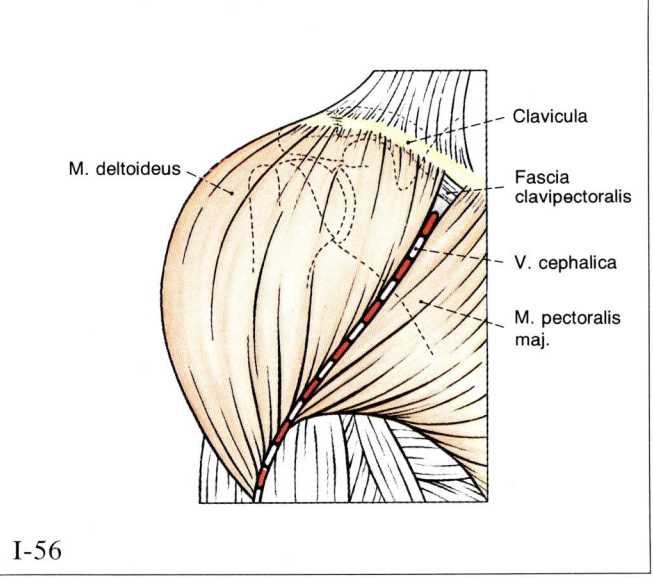

I-56

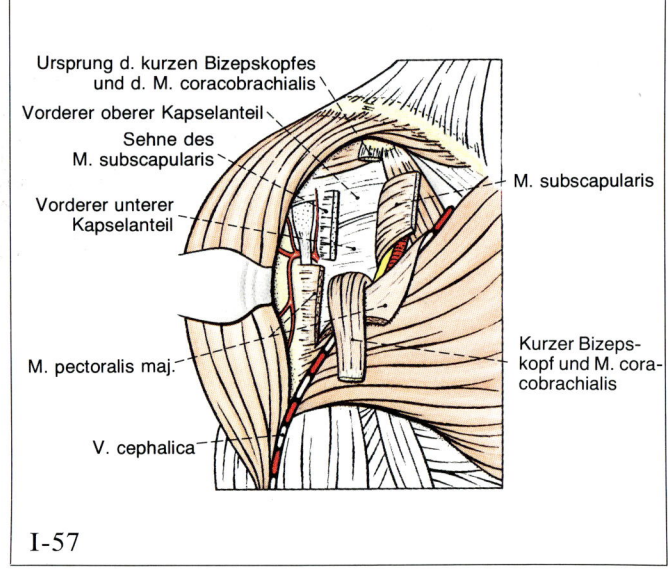

I-57

Anterolateraler Zugang
Vorderer seitlicher Zugang

Indikationen

1. Operative Rekonstruktion von Läsionen im Bereich der Rotatorenmanschette
2. Irreponible Frakturen des Tuberculum majus humeri

Operatives Vorgehen

1. Der vordere Teil dieses Schnittes ähnelt dem anterioren Zugang von medial, wobei der Schnitt dann am lateralen Rand des Akromions weitergeführt. Der hintere Teil des Schnittes verläuft entlang der lateralen Hälfte der Spina scapulae (Abb. I-58).
2. Ablösung des M. deltoideus von der Klavikula, dem Akromion und dem Teil der Spina scapulae, der durch den Hautschnitt freigelegt wurde (Abb. I-59).
3. Zugang zum Gelenk durch korrespondierende Kapselinzisionen vorn und hinten, oder:
4. Die Gelenkflächen des Schultergelenkes können durch einen kontinuierlichen Kapselschnitt, der im Bereich des vorderen Gelenkanteils einmal über den Humeruskopf hinaus nach oben und dann weiter hinter dem Humeruskopf nach unten (umgekehrtes „U") verläuft, dargestellt werden, wobei man darauf achten muß, nicht die lange Bizepssehne zu verletzen.

Anmerkung

Jeder Teilabschnitt dieses Zugangsweges kann für sich bei räumlich begrenzten Operationen benutzt werden.

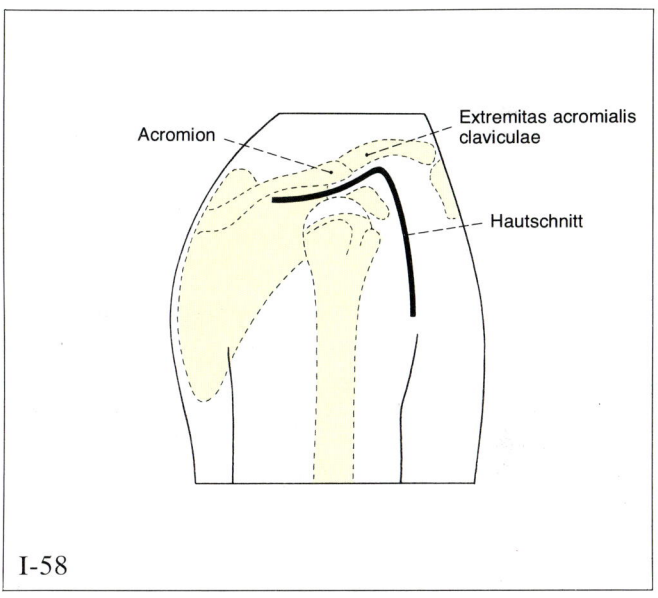

I-58

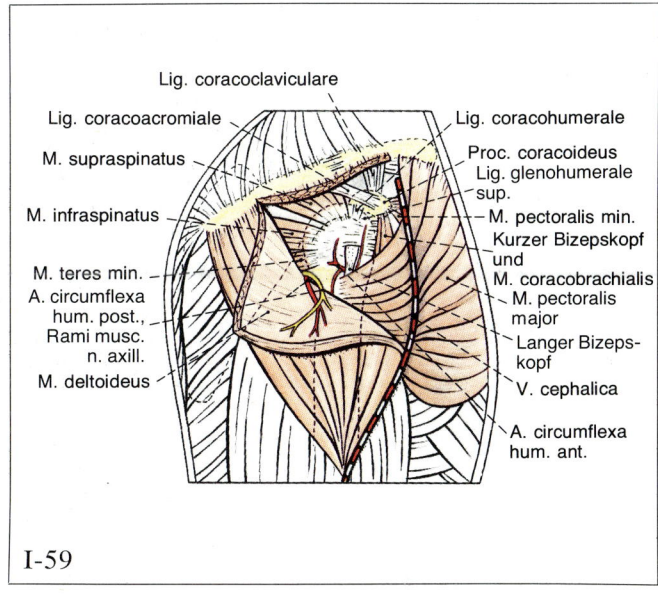

I-59

Schultergelenk — Anteroposteriorer Zugang

Anteroposteriorer Zugang
Bogenförmiger Schnitt von vorn nach hinten

Indikationen

1. Rekonstruktion von Rupturen der Rotatorenmanschette
2. Irreponible Frakturen des Tuberculum majus
3. Arthrodese des Schultergelenkes

Operatives Vorgehen

1. Hautschnitt in Form eines umgedrehten „U" (Abb. I-60 und I-61).
2. An der Vorderseite beginnt der Schnitt etwa 7–8 cm unterhalb des Humeruskopfes. Er verläuft dann über dem medialen Drittel des Deltamuskels, das Akromioklavikulargelenk und kaudalwärts über dem hinteren Drittel des Deltamuskels und endet etwa 5 cm unterhalb des Akromions (Abb. I-61).

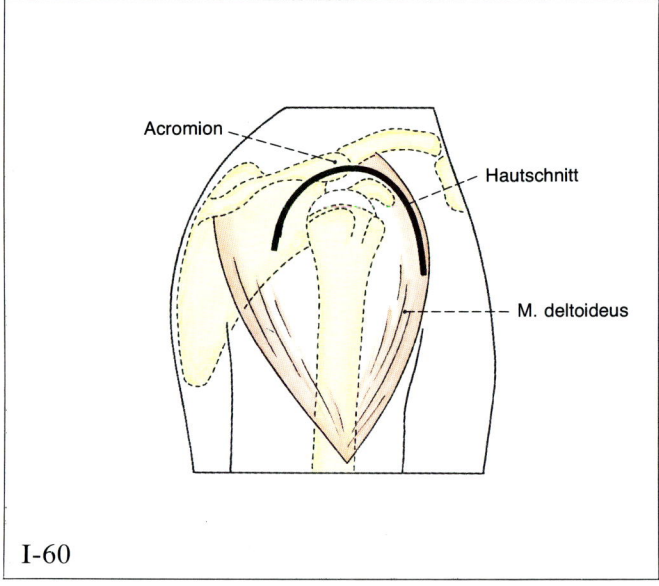

I-60

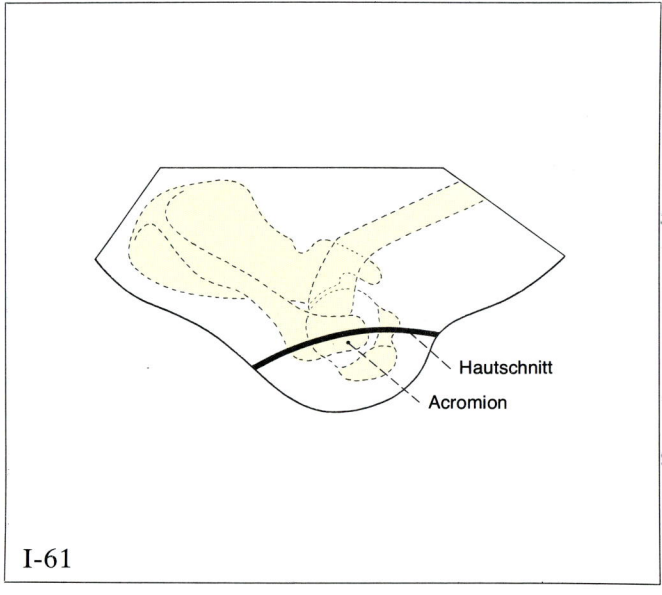

I-61

Schultergelenk — Anteroposteriorer Zugang

3. Spaltung der Deltamuskelfasern von kranial nach kaudal, sowohl vorne als auch hinten (Abb. I-62).
4. Abmeißelung des Akromions etwas lateral vom Akromioklavikulargelenk (Abb. I-62 und I-63).
5. Das abgeschlagene Knochenstück wird mit dem dort ansetzenden Deltamuskel nach lateral weggehalten, wobei eine Verletzung des N. suprascapularis und der A. suprascapularis vermieden werden sollte. Der Nerv verläuft durch die Incisura scapulae, die Arterie oberhalb des Ligamentum transversum scapulae.
6. In diesem Stadium der Operation stellt sich die Muskelmanschette der Rotatoren der Schulter besonders gut dar (Abb. I-63).
7. Alternatives operatives Vorgehen zu Punkt 4, falls eine weitergehende Darstellung erforderlich ist:
8. Eröffnung des Akromioklavikulargelenkes und Abtrennung des Akromions von der Spina scapulae (Abb. I-64).

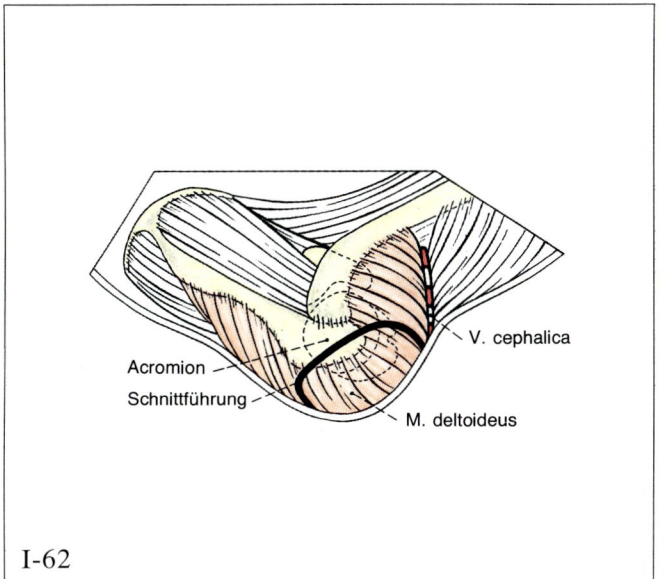

I-62

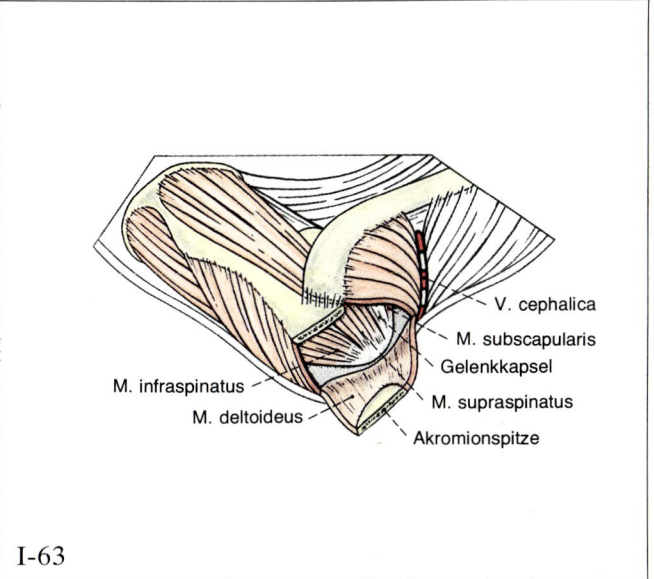

I-63

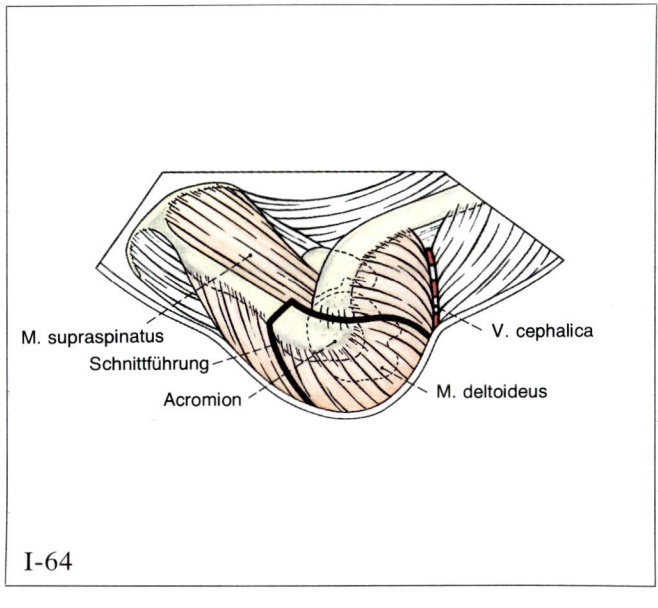

I-64

Schultergelenk — Anteroposteriorer Zugang

9. Das Akromion wird dann mit der ansetzenden Deltamuskulatur nach lateral gehalten. Dieses Vorgehen ergibt eine gute Übersicht über den oberen und seitlichen Gelenkanteil (Abb. I-65 und I-66).

Anmerkung

1. Der N. axillaris tritt am hinteren Rand des Deltamuskels ein und verläuft an seiner Innenfläche nach vorn. Werden die Muskelfasern mehr als 5 cm von der Akromionhöhe entfernt gespalten, so besteht die Gefahr der Verletzung des Hauptstammes des Nerven. Besonders groß ist die Gefahr der Verletzung des den vorderen Muskelanteil versorgenden Astes des N. axillaris bei Spaltung des Deltamuskels in Längsrichtung.
2. Das abgeschlagene laterale Akromionteilstück bleibt auch nach der Wiederbefestigung häufig pseudarthrotisch und kann daselbst Beschwerden verursachen.

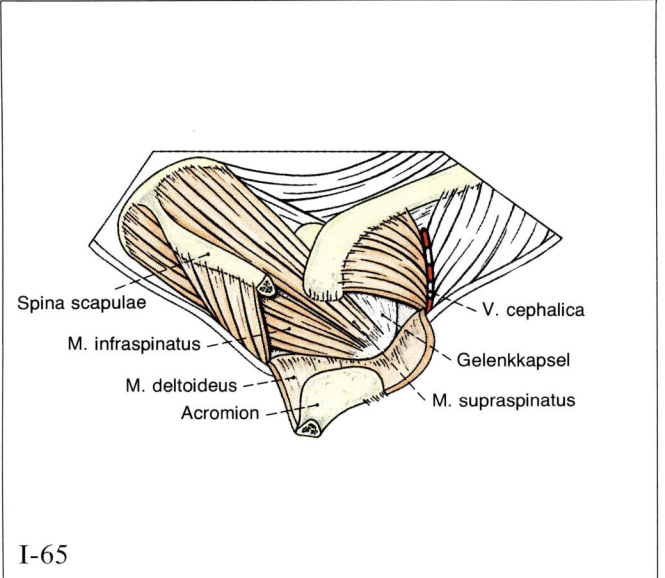

I-65

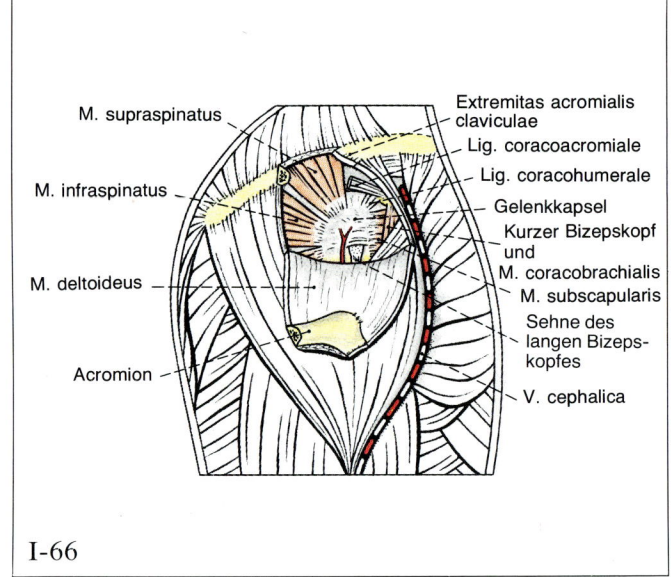

I-66

Schultergelenk posterior
Praktische Anatomie

1. Muskulärer Situs von dorsal (Abb. I-67).
2. Nervale Versorgung dorsal (Abb. I-68).

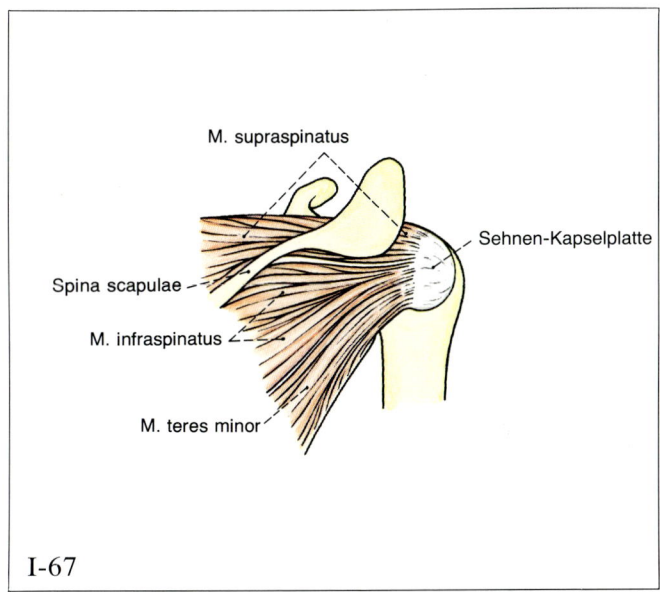

I-67

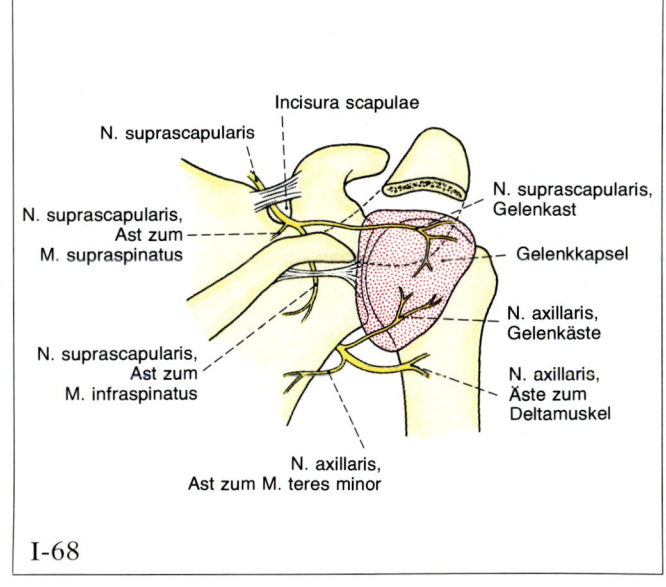

I-68

Schultergelenk — Posteriorer Zugang

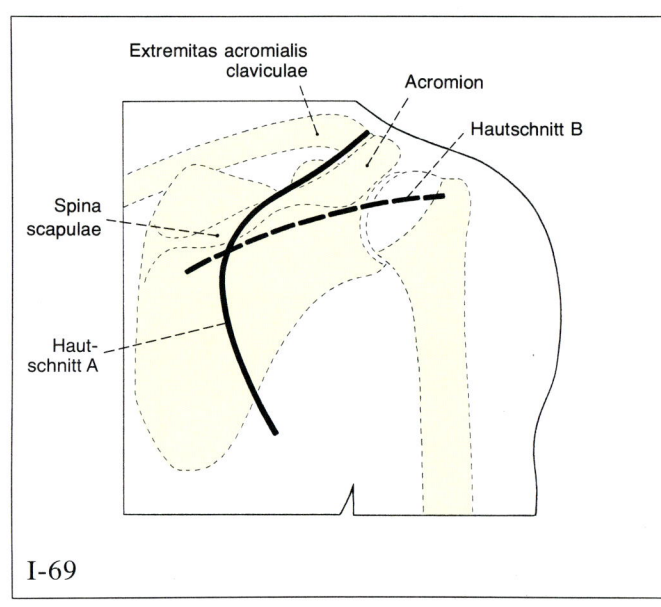

I-69

Posteriorer Zugang
Dorsaler Zugang
Hinterer Zugang

Indikationen

1. Habituelle Schulterluxation nach hinten
2. Freie Gelenkkörper im hinteren Schultergelenkanteil
3. Operative Rekonstruktion bei Verletzungsfolgen der hinteren Schultergelenkkapsel
4. Irreponible Frakturen des hinteren Anteils des Tuberculum majus
5. Arthrodese des Schultergelenkes

Operatives Vorgehen

1. Beginn des Hautschnittes am Akromioklavikulargelenk und entlang der oberen Begrenzung des Akromions und der Spina scapulae etwa bis zu deren Mitte und dann in geschwungener Linie nach kaudal bis etwa 3 cm oberhalb der hinteren Achselfalte weiterführend (Abb. I-69, Hautschnitt A).
2. An diesem Punkt Unterfahren des Deltamuskels mit einem Finger, um ihn von der tiefergelegenen Muskelschicht zu trennen, mit der er durch loses Bindegewebe verbunden ist.
3. Abtrennung des Deltamuskels von der Spina scapulae, gegebenenfalls bis zum Akromioklavikulargelenk, wobei etwa 1 cm des Muskels an der Spina scapulae verbleibt, so daß eine spätere Wiederanheftung des Muskels erleichtert wird (Abb. I-70).
4. Der Deltamuskel wird zurückgehalten. Eine Verletzung des N. axillaris und der A. circumflexa humeri posterior wird durch vorsichtiges Weghalten der Muskulatur vermieden (Abb. I-71).
5. In diesem Stadium der Operation stellen sich die Mm. infraspinatus, teres minor, der seitliche und der lange Trizepskopf dar, ebenso der hintere obere Teil des Humerusschaftes.
6. Falls eine weitere Darstellung der hinteren Schultergelenkkapsel erforderlich wird, werden die Mm. supraspinatus, infraspinatus und teres minor nahe ihrem Ansatz abgelöst und nach medial weggehalten (Abb. I-71, Abb. I-72). Diese Muskeln weisen einen breitflächigen Ansatz an der Gelenkkapsel auf und sind eng mit dieser verbunden.
7. Bevor die Muskeln von der Kapsel abgelöst werden, sollte eine kleine Kornzange zwischen Muskulatur und Kapsel vorgeschoben oder mit der Schere entsprechend präpariert werden.
8. Falls die Gelenkhöhle dargestellt werden soll, erfolgt eine Abtrennung der Mm. supraspinatus, infraspinatus und teres minor nahe ihrem Ansatz zusammen mit Durchtrennung der Kapsel, die direkt darunter liegt.
9. Bei Wundverschluß werden Muskulatur und Kapsel mit derselben Naht vernäht.
10. Eine alternativ nach medial versetzte vertikale Kapselinzision ermöglicht bei der späteren Vernähung eine bessere Überlappung der einzelnen Schichten (Abb. I-72).

Anmerkung

1. Hier handelt es sich um einen Zugang mit der Möglichkeit breiter Darstellung des hinteren Schultergelenkanteils.
2. Die Ablösung des M. supraspinatus ist bei der hinteren Gelenkdarstellung oft nicht erforderlich.
3. Durch teilweise überlappende Vernähung von Infraspinatus und Teres minor kann eine hintere Kapselverstärkung erreicht werden.

Schultergelenk — Posteriorer Zugang nach Kocher

Alternativ
Posteriorer Zugang nach *Kocher*

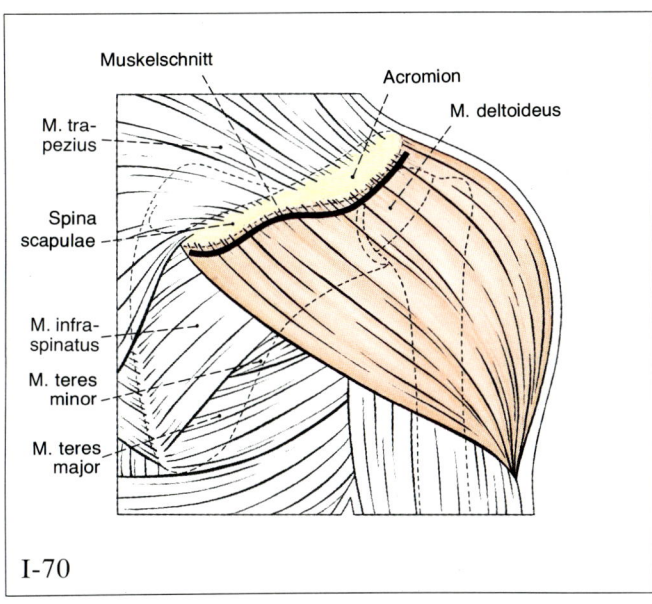

I-70

Operatives Vorgehen

1. Beginn der Schnittführung lateral und kaudal des Akromions. Weiterführung nach medial zunächst am hinteren Akromionrand, dann dicht unterhalb der Spina scapulae (Abb. I-69, Hautschnitt B).
2. Abtrennung des Deltamuskels von der Spina scapulae, wobei ein etwa 1 cm breiter Rand an der Spina verbleibt (Abb. I-70).
3. Weghalten des Deltamuskels nur bis zur Niveauhöhe des M. teres minor, da sonst die Gefahr der Läsion des N. axillaris besteht (Abb. I-68).
4. Zur Vermeidung einer Verletzung des N. suprascapularis bleibt die Durchtrittsstelle des Nervs unter der Spina scapulae unberührt (Abb. I-68).
5. Darstellung der hinteren Gelenkkapsel durch Beiseitehalten des M. infraspinatus nach oben, des M. teres minor nach unten.
6. Für eine erweiterte Freilegung der hinteren Gelenkkapsel werden die beiden Muskeln etwa 1 cm vor ihrem Ansatz am Tuberculum majus nach vertikaler Inzision abgelöst (Abb. I-71).
7. Die Kapselinzision erfolgt leicht nach medial versetzt, parallel zum Gelenkrand und etwa 1 cm von ihm entfernt (Abb. I-72).
8. Durch Überlappung der einzelnen Schichten ergibt sich bei der späteren Vernähung ein sicherer Verschluß.

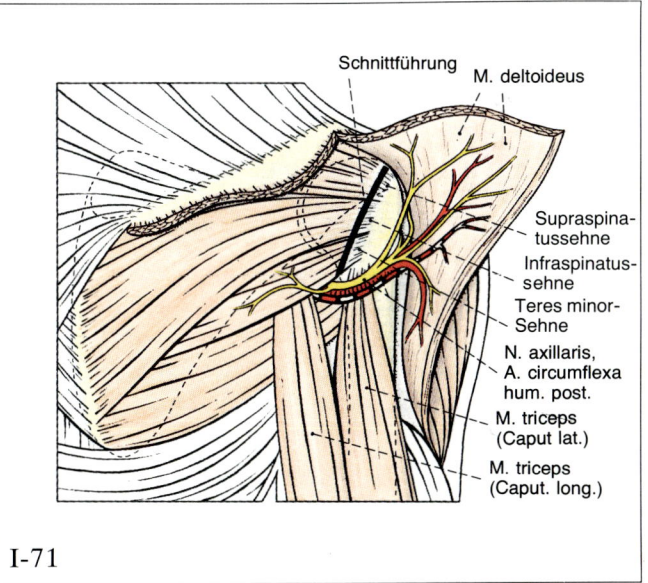

I-71

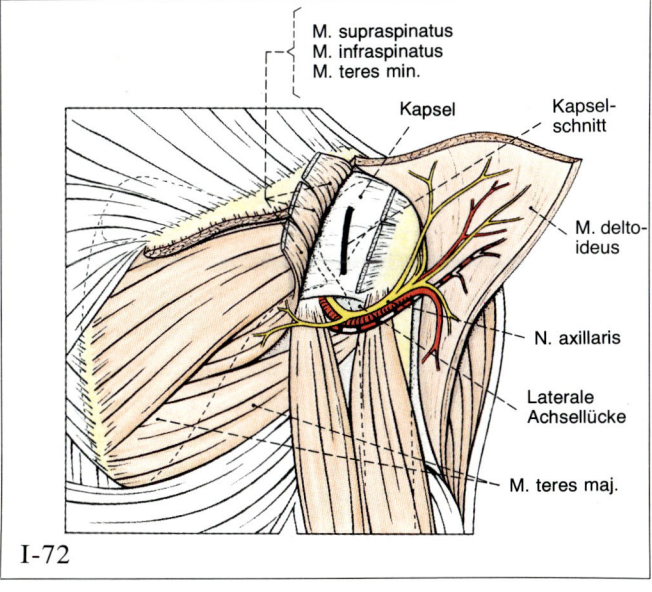

I-72

C. Oberarm

Oberarmschaft

Anterolateraler Zugang
Ventraler Zugang
Vorderer Zugang

Indikationen

1. Irreponible Frakturen
2. Entzündliche Prozesse
3. Pseudarthrosen
4. Tumoren

Operatives Vorgehen

1. Der beste und sicherste Zugang zum oberen Drittel des Oberarmes ist der von anterolateral zwischen M. pectoralis major und M. deltoideus (Abb. I-73).
2. Zur übersichtlichen Darstellung muß häufig der M. deltoideus ganz weggehalten werden. In diesen Fällen erfolgt die Schnitterweiterung in der vorderen Axillarfalte ca. 1 cm lateral des Sulcus deltoideopectoralis in Richtung auf die Klavikula bzw. zum Akromioklavikulargelenk (Abb. I-73, Schnittführung A oder B) entsprechend den vorderen Standardzugängen zum Schultergelenk.
3. Die Darstellung des mittleren und unteren Drittels des Oberarmschaftes erfolgt durch einen Hautschnitt, der von der medialen Begrenzung des Deltamuskels nach distal entlang der lateralen Begrenzung des M. biceps bis zur Mitte des oberen Drittels des Unterarmes verläuft (Abb. I-73).
4. Der Deltamuskel wird nach lateral weggehalten und der Bizepsmuskel zusammen mit der V. cephalica nach medial, so daß der M. brachialis dargestellt wird. Dieser Muskel wird in seiner Längsrichtung bis auf den Knochen gespalten (wobei man sich ventral hält) und subperiostal nach medial und lateral abgeschoben (Abb. I-74 und I-75). Während dieses Vorgehens wird das Ellenbogengelenk zur Entspannung des M. brachialis gebeugt.

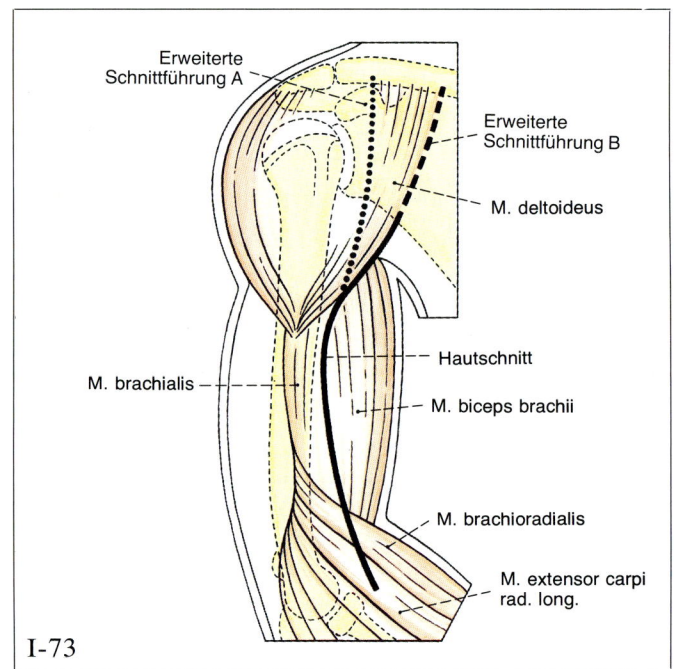

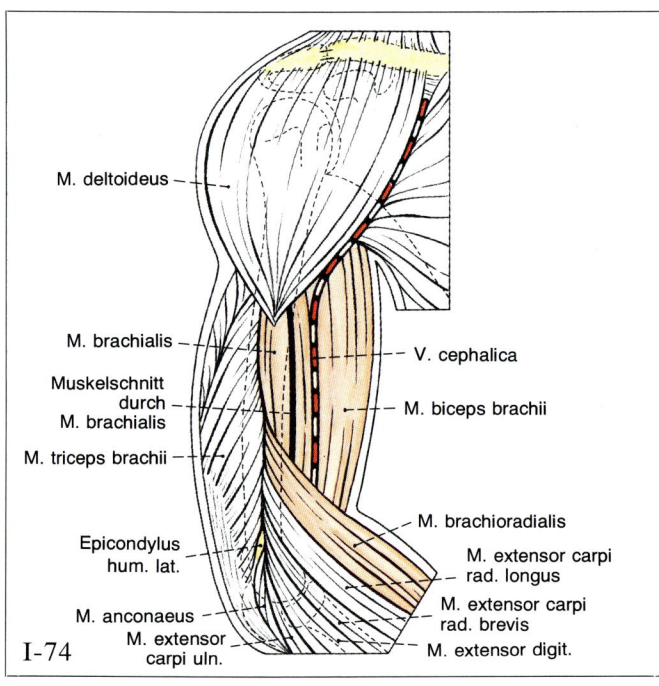

5. Der N. radialis und die hintere Hälfte des M. brachialis werden durch Unterfahren mit Hohmann-Hebeln nach dorsal weggehalten (Abb. I-75). Die A. brachialis, der N. musculocutaneus und der N. medianus liegen medial der Inzision (vergleiche aber Abb. I-77).
6. Bei Schnitterweiterung nach proximal erfolgt die Freilegung des Oberarmschaftes nach Weghalten des M. deltoideus im Sulcus bicipitalis lateralis (laterale Bizepsrinne).

Anmerkung

1. Eine vorübergehende Radialisparese kann durch zu starken Druck auf den dorsolateralen Teil des M. brachialis ausgelöst werden.
2. Häufig genügen Teilabschnitte der Schnittführung.

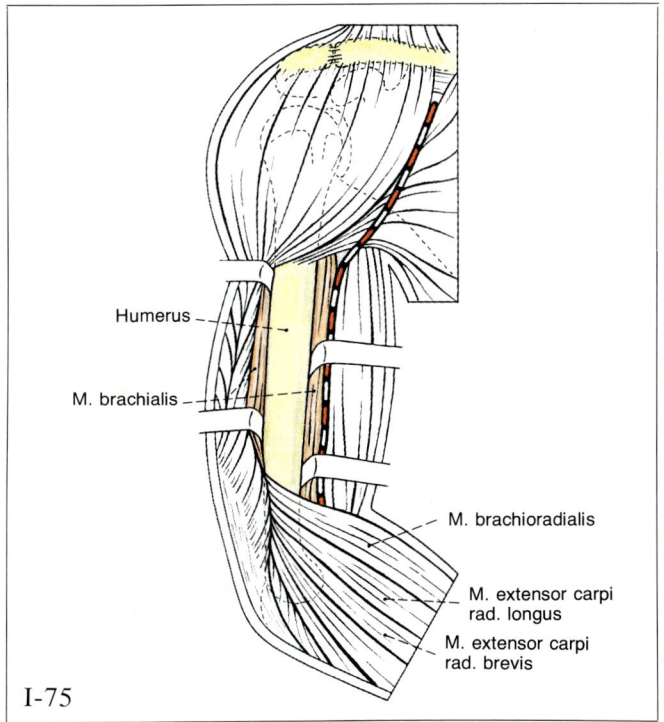

Anteromedialer Zugang

Operatives Vorgehen

1. Bei wenig muskulösen Patienten kann die Schnittführung anteromedial verbleiben (Abb. I-76). Kosmetisch ist dieser Hautschnitt etwas günstiger.
2. Zunächst lateral des Sulcus deltoideopectoralis verläuft der Schnitt dann am medialen Rand des M. deltoideus, in der vorderen Axillarfalte am medialen Rand des Bizepsmuskels weiter nach distal gegebenenfalls bis zum Epicondylus medialis.
3. Der Faszienschnitt erfolgt medial vom M. biceps. Der Oberarmschaft wird medial vom Sulcus bicipitalis medialis (mediale Bizepsrinne) freigelegt.

Anmerkung

1. Häufig genügen Teilabschnitte der Schnittführung, die nicht ungefährlich ist.
2. Der anteromediale Zugang zum Oberarmschaft birgt die Gefahr der Verletzung des N. musculocutaneus in sich, so daß ein schonendes Vorgehen mit stumpfer Präparation erforderlich ist.

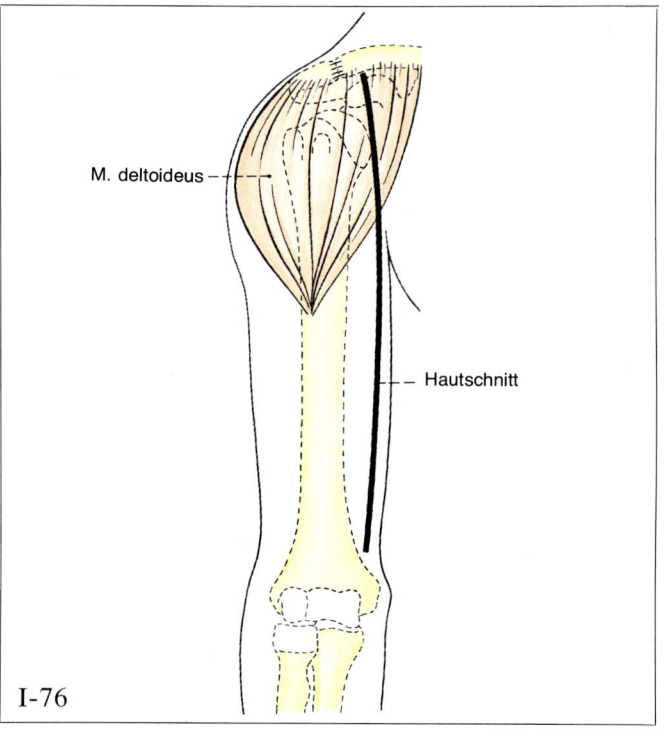

I-76

Nervus musculocutaneus
Praktische Anatomie

1. Dieser Nerv wird bei Schulter- und Oberarmoperationen leicht verletzt.
2. Er nimmt seinen Ursprung aus dem Fasciculus lateralis, um dann zwischen dem M. coracobrachialis und der A. axillaris zu verlaufen. Er gibt Äste für den M. coracobrachialis ab und durchbohrt dann diesen Muskel (Abb. I-77), um weiter zwischen dem kurzen Bizepskopf und dem M. brachialis zu verlaufen.
3. Wenn der kurze Bizepskopf und der M. coracobrachialis von ihrem Ursprung gelöst und nach distal weggehalten werden, besteht die Gefahr der Paralyse der Mm. biceps und brachialis infolge Überdehnung des Nervs. Seine Hautäste im Bereich des Unterarmes sind dann ebenfalls betroffen.
4. Die Verletzungsgefahr des Nervs ist bei der anteromedialen Schnittführung auch bei der Faszieneröffnung medial vom M. biceps gegeben.

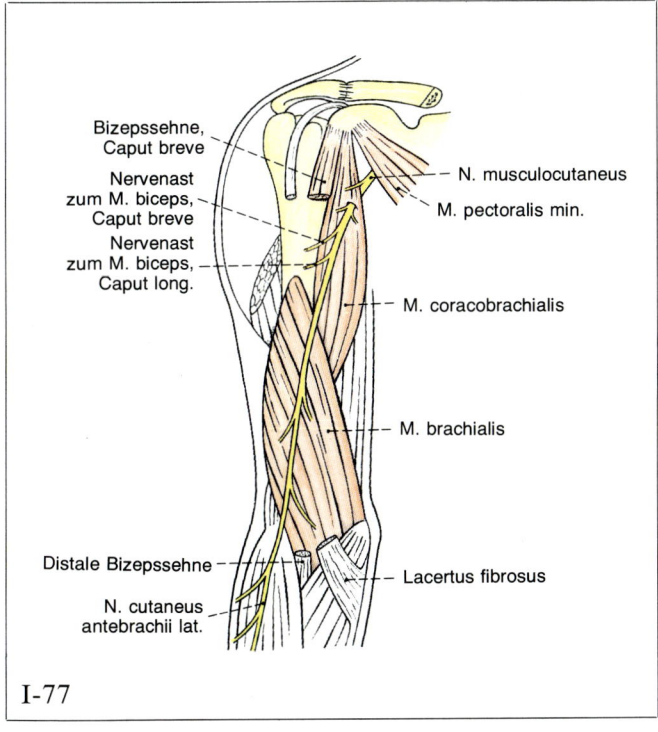

I-77

Oberarmschaft — Posteriorer Zugang

Posteriorer Zugang
Dorsaler Zugang
Hinterer Zugang

Indikationen

1. Tumoren
2. Verletzungen des N. radialis
3. Komplizierte Humerusschaftfrakturen

Operatives Vorgehen

1. Bauchlagerung des Patienten. Der abduzierte Arm liegt auf einem Seitentisch.
2. Beginn des Hautschnittes etwa 5 cm unter dem Akromion und Verlängerung bis zum Olekranon (Abb. I-78).
3. Eröffnung der tiefen Faszie durch stumpfe Spaltung dicht an der Außenseite des langen Trizepskopfes.
4. Einführen des Zeigefingers in die V-förmige Nische zwischen den Muskelköpfen des Trizeps (Abb. I-79, I-80, I-81).

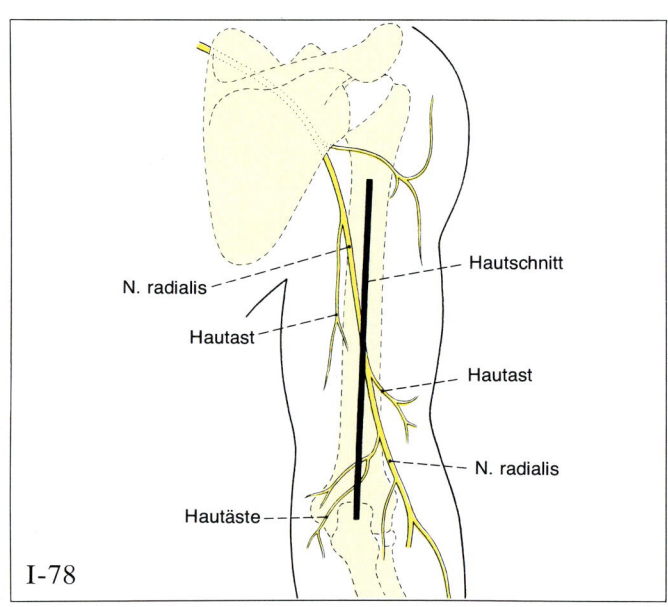

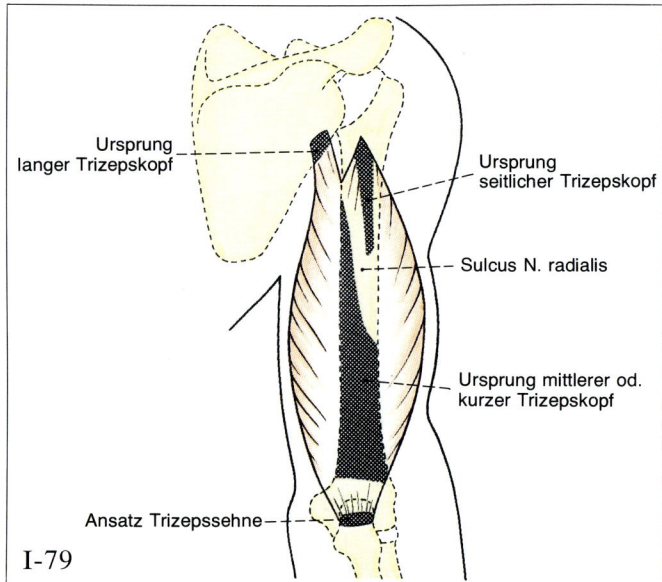

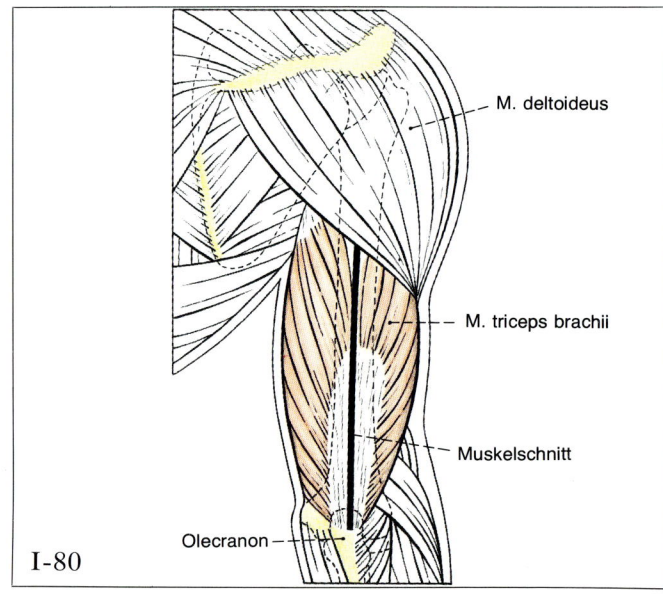

Oberarmschaft — Posteriorer Zugang

5. Abhebung des Muskels von dem darunterliegenden Gewebe und Spaltung desselben zwischen dem langen und dem seitlichen Muskelkopf bis zum Olekranon.
6. Dadurch wird das große Gefäßnervenbündel, bestehend aus dem N. radialis und den tiefen Oberarmgefäßen, sichtbar (Abb. I-82).
7. Nach Beiseitehalten dieser Gebilde kann der tiefe Trizepskopf gespalten und weggehalten werden, wodurch der Humerusschaft dargestellt wird. Während dieses Schnittes muß auf den zum seitlichen Trizepskopf ziehenden Ast des N. radialis geachtet werden, der im Vergleich zum Hauptstamm mehr quer als längs verläuft (Abb. I-82 und I-83).
8. Bei Spaltung des tiefen Trizepskopfes muß auch eine Durchtrennung des die mediale Hälfte versorgenden Astes des N. radialis vermieden werden. Die laterale Hälfte wird von einem kräftigen parallelen Ast innerviert, den man leicht schonen kann und der zusammen mit dem Muskel weggehalten wird.
9. Während der Spaltung des M. triceps in seinem distalen Anteil sollte man sich dicht am lateralen Muskelkopf halten, um eine Durchtrennung des N. ulnaris zu vermeiden.

Anmerkung

1. Bei diesem Zugangsweg muß die Darstellung durch sorgfältige und vorsichtige anatomische Präparation erfolgen, um der Gefahr der Verletzung von Ästen des N. radialis zu entgehen.
2. Die Schnittführung kann nach proximal, entlang dem hinteren Rand des Deltamuskels, erweitert werden. Dabei ist auf den N. axillaris zu achten.

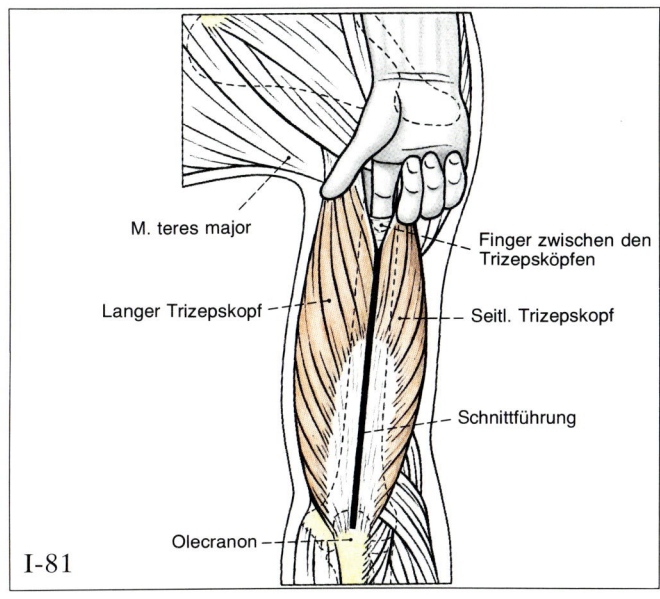

I-81

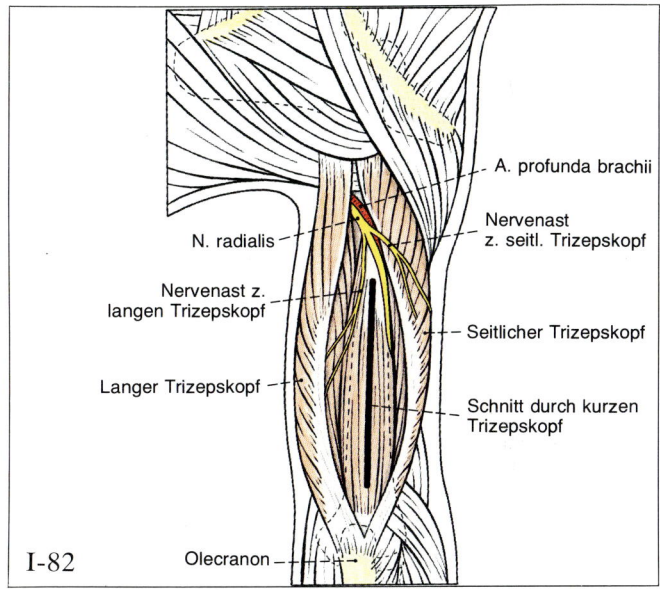

I-82

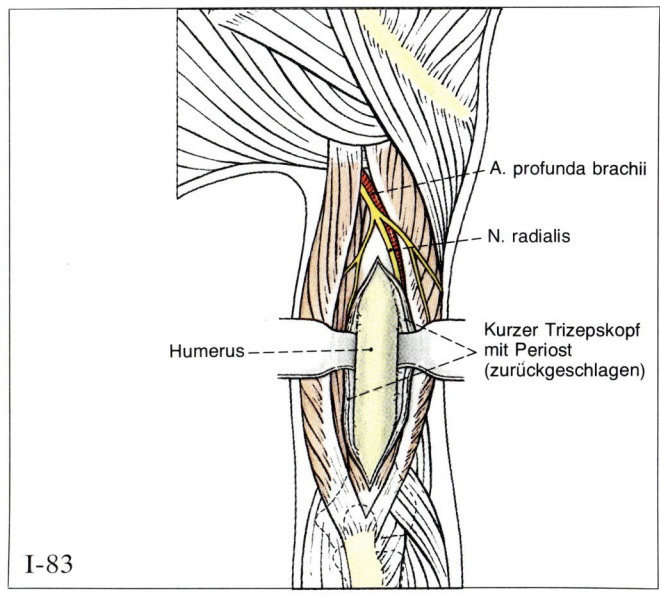

I-83

Ellenbogengelenk — Anteriorer Zugang

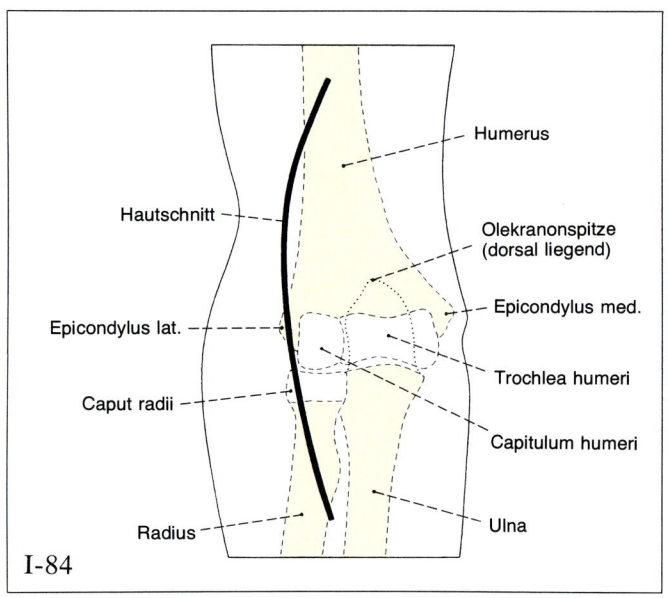

I-84

D. Ellenbogen

Vorbemerkung

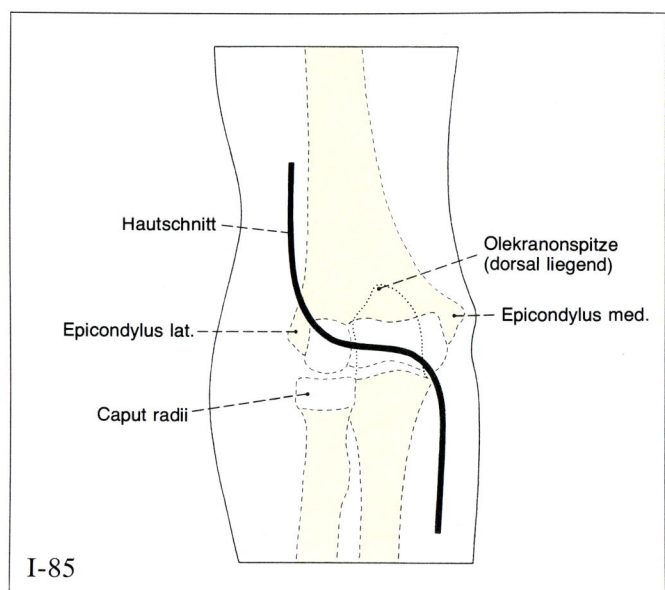

I-85

Alle Operationen am Ellenbogengelenk sollten in Blutleere (gegebenenfalls auch in Blutsperre) mit einer pneumatischen Druckmanschette durchgeführt werden. Der erforderliche Druck beträgt, in Abhängigkeit von der Muskelentwicklung, 250 (−300) mm Hg bzw. 60−100 mm Hg über dem systolischen Druck. Vergleiche hierzu die Vorbemerkung am Anfang von Teil I.

Ellenbogengelenk (1)

Anteriorer Zugang
Ventraler Zugang
Vorderer Zugang

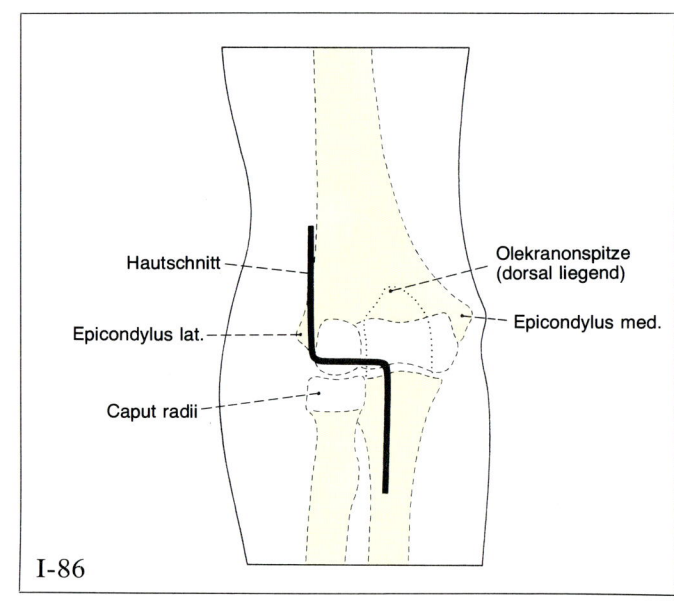

I-86

Indikationen

1. Distale Bizepssehnenruptur
2. Freie Gelenkkörper im vorderen Gelenkanteil
3. Tumoren im Bereich des distalen Humerusendes
4. Verletzungen des N. radialis

Operatives Vorgehen

1. Geschwungener vorderer Hautschnitt lateral der Mittellinie; Verlängerung des Schnittes etwa 5−8 cm proximal und 5 cm distal der Ellenbeuge (Abb. I-84).
2. Alternative Möglichkeiten zeigen die Abbildungen I-85, I-86, I-87.

Ellenbogengelenk — Anteriorer Zugang

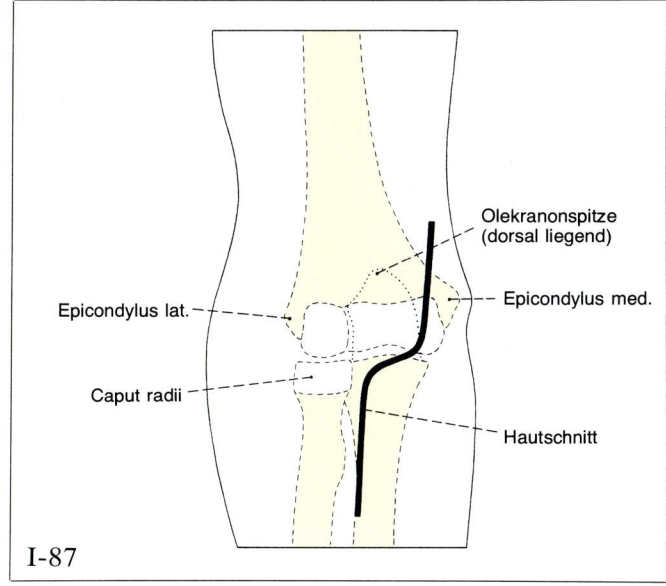

I-87

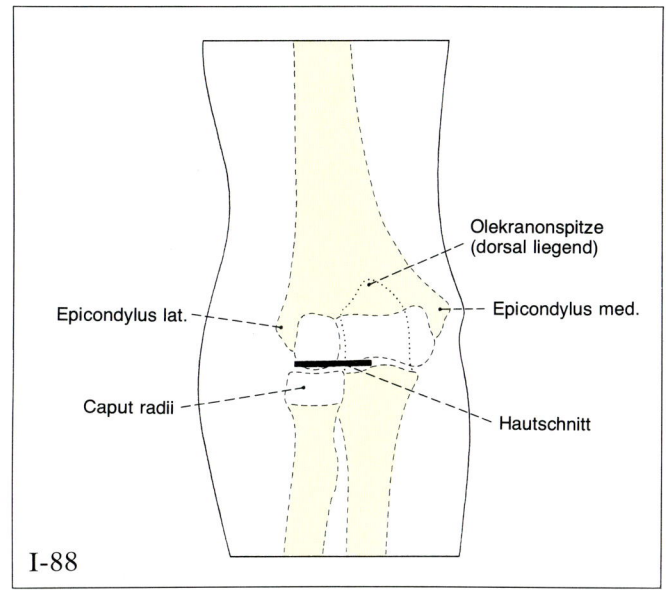

I-88

3. Die bajonettförmige mediale Schnittführung (Abb. I-87) ist besonders geeignet zur Darstellung des N. medianus und der benachbarten Gefäße.
4. Der transversale (quere) Schnitt beginnt innen lateral der Bizepssehne und verläuft entlang der queren Hautfalte der Ellenbeuge bis zum Epicondylus lateralis (Abb. I-88). Diese Schnittführung ist kosmetisch besonders günstig, verlangt aber im weiteren Vorgehen eine sehr vorsichtige Präparation.
5. Die Nerven und Gefäße werden entweder nach medial oder lateral weggehalten, je nach dem welcher Kapselanteil dargestellt werden soll.
6. Tiefer anterolateraler Zugang: Inzision der tiefen Faszie. Aufsuchen der Muskellücke zwischen M. brachialis und M. brachioradialis dicht oberhalb des Ellenbogengelenkes (Abb. I-89).
7. Visualisieren des N. radialis. Dann M. brachioradialis zusammen mit dem N. radialis nach lateral weghalten (Abb. I-90). Auf diese Weise werden die abgehenden Muskeläste des N. radialis geschont.

Anmerkung

1. Bei nötiger Sorgfalt sind diese Zugangswege nicht schwierig.
2. Auf der Lateralseite ist der zarte Hautast N. cutaneus antebrachii lateralis zu schonen.

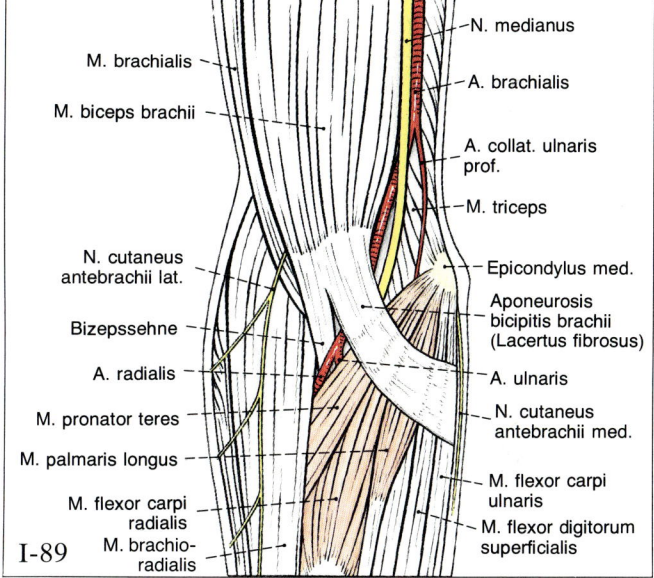

I-89

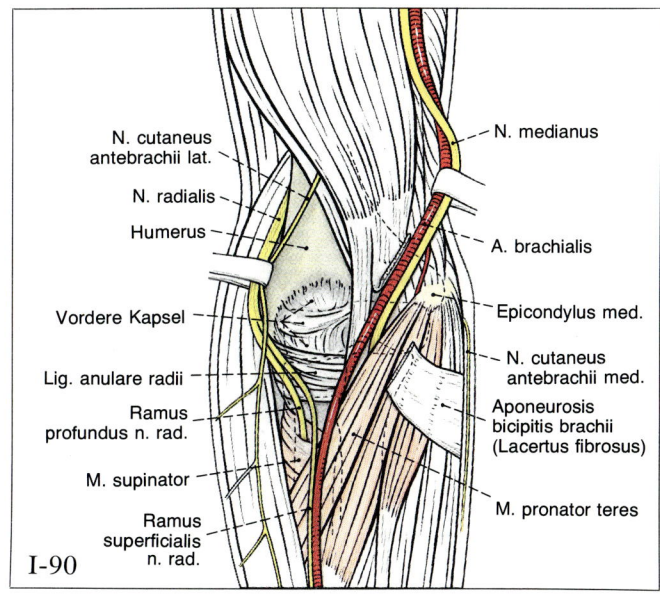

I-90

Ellenbogengelenk — Lateraler Zugang

Lateraler Zugang
Radialer Zugang
Seitlicher Zugang

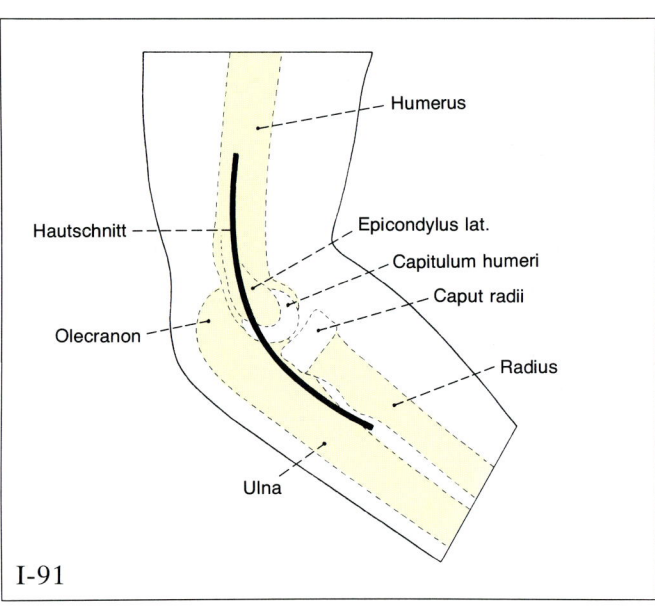

I-91

Indikationen

1. Radiushals- und Radiusköpfchenfrakturen
2. Freie Gelenkkörper im vorderen oder hinteren Gelenkanteil
3. Trümmerbruch im Bereich des Ellenbogengelenkes
4. Läsionen des Lig. anulare radii
5. Synovektomie
6. Entzündliche Prozesse
7. Knochentumoren
8. Teilarthroplastik

Operatives Vorgehen

1. Beginn des Hautschnittes an der Außenseite des Ellenbogengelenkes etwa 4–5 cm suprakondylär oberhalb des Gelenkspaltes. Verlängerung nach distal über dem Radiusköpfchen, dann über dem M. anconaeus des Unterarmes (Abb. I-91).
2. Alternativ: geschwungene S-förmige Schnittführung (Abb. I-92).
3. Muskelschnitt zwischen M. extensor carpi ulnaris und M. anconaeus (Abb. I-93).

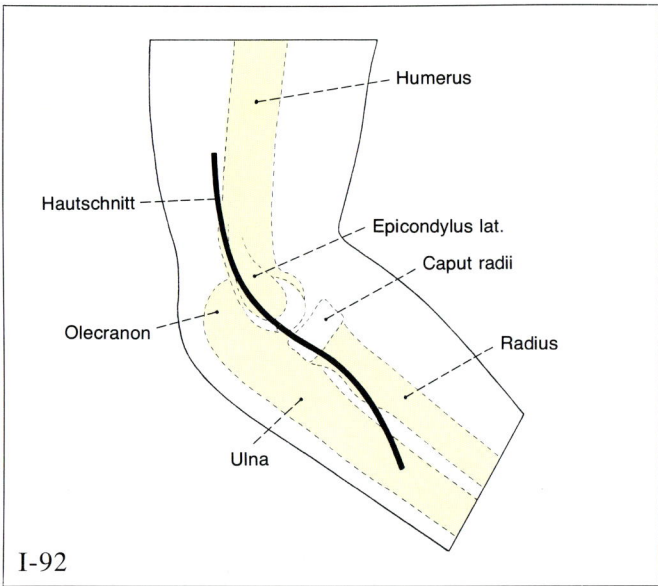

I-92

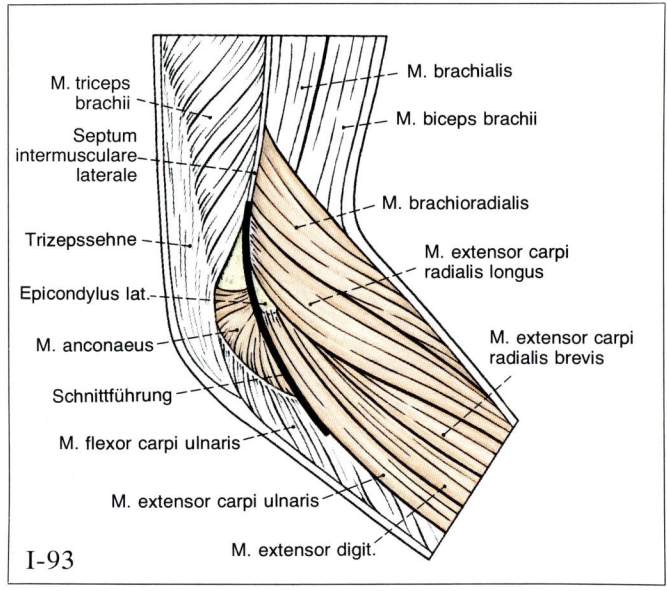

I-93

Ellenbogengelenk — Lateraler Zugang

4. Alternativ: Muskelschnitt zwischen M. extensor carpi radialis longus und M. extensor digitorum bzw. M. extensor carpi radialis brevis (Abb. I-94).
5. Mit Hilfe eines Raspatoriums wird die Muskulatur vom distalen Humerusende sowohl nach vorn als auch nach hinten dicht am Knochen abgeschoben. Damit wird eine Verletzung des tiefen Astes des N. radialis vermieden (Abb. I-95), der dicht am vorderen Gelenkkapselanteil über dem Radiusköpfchen verläuft.
6. Tiefe Kapselinzision über dem lateralen Anteil des Radiusköpfchens. Dadurch werden die Gelenkflächen des Radiusköpfchens und des distalen Humerusendes dargestellt (Abb. I-95).
7. Eine bessere Gelenkdarstellung ist durch Weghalten des M. triceps nach dorsal bei Durchtrennung des äußeren Seitenbandes des Ellenbogengelenkes möglich (Abb. I-95). Vergleiche aber Anmerkung.

Anmerkung

1. Nach Durchtrennung von Haut und Faszie kann die Schnittführung so gewählt werden, daß die Eröffnung des Ellenbogengelenkes durch einen seitlichen Längsschnitt durch die Extensorensehnenplatte dicht ventral des Seitenbandes und/oder dicht dorsal des Seitenbandes nach subkutaner Hautunterminierung erfolgt.
2. Auf diese Weise erhält man einen breiten Überblick für den ventralen und dorsalen Gelenkanteil, ohne das Seitenband direkt zu tangieren.

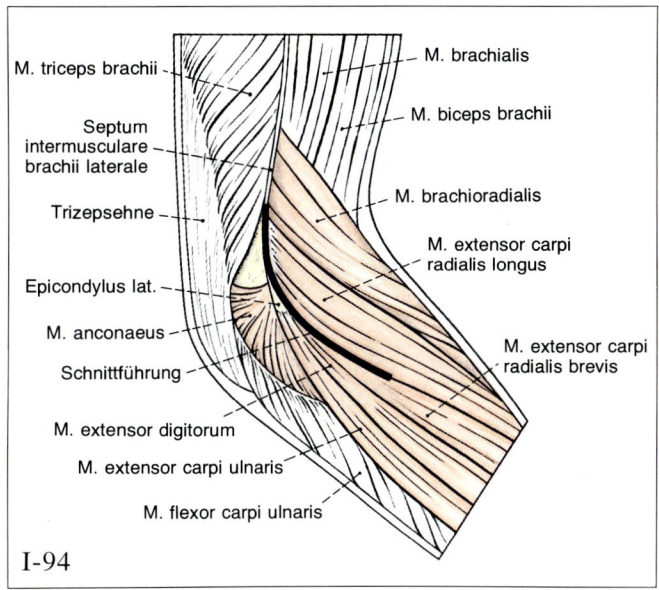

I-94

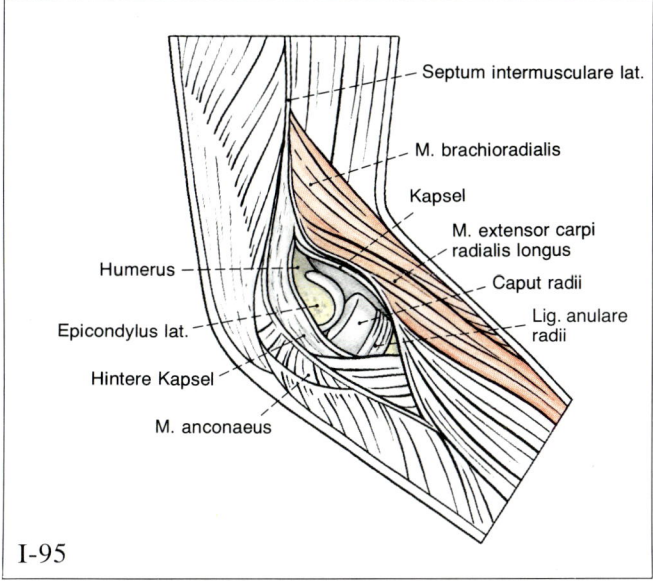

I-95

Radialisnerv

Praktische Anatomie

1. Die Abbildung I-96 gibt den Verlauf des N. radialis schematisch wieder.
2. Wichtige Besonderheiten sind die laterale Umschlingung des distalen Humerusschaftes durch den noch nicht geteilten N. radialis, die enge Nachbarschaft zum anterioren Aspekt des Radiusköpfchens und die in dieser Höhe erfolgende Teilung in die beiden Äste Ramus profundus und Ramus superficialis.
3. Der Ramus profundus tritt in den M. supinator am Supinatorschlitz, d.h. am sehnigen Bogen des Arcus Frohse ein (wo er komprimiert werden kann), um dann distal den Muskel wieder zu verlassen.

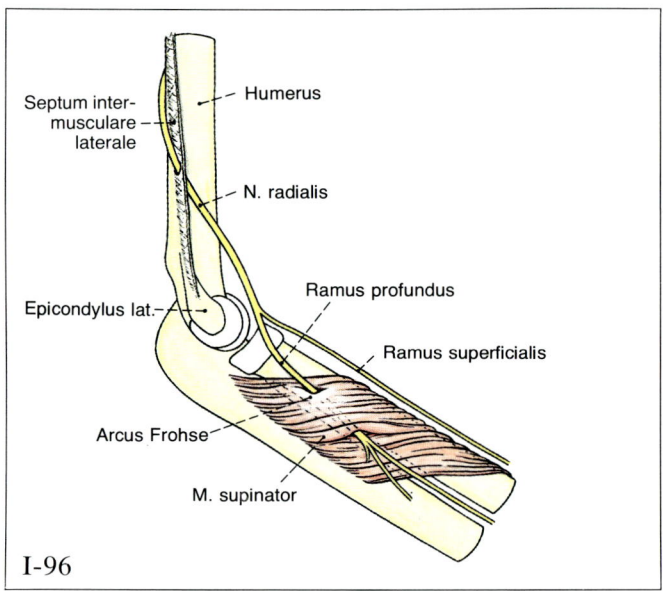

I-96

Radiusköpfchen

Posterolateraler Zugang
Dorsolateraler Zugang
Hinterer Zugang

Indikationen

1. Irreponible Radiusköpfchenfraktur
2. Radiusköpfchenresektion

Operatives Vorgehen

1. Bei isolierter Darstellung des Radiusköpfchens genügt ein gerader Hautschnitt, der über dem radialen Dorsalaspekt des Ellenbogens verläuft. Der Hautschnitt beginnt direkt dorsal des Epicondylus humeri lateralis und verläuft ca. 5 cm weiter nach distal, etwa 1 cm lateral der Olekranonkante (Abb. I-97).
2. Die Ausläufer der Extensorenmuskulatur der Hand werden am Epicondylus humeri lateralis längsgespalten zwischen M. extensor carpi ulnaris und M. extensor digitorum (Abb. I-98).
3. Nach Weghalten der Muskulatur erfolgt die Kapseleröffnung, dabei distal Schonung des Ligamentum anulare.
4. Bei weiterer Darstellungsnotwendigkeit Ablösung des M. supinator dicht am ulnaren Ursprung.

Anmerkung

Bei Punkt 4 Beachtung des Ramus profundus des Radialisnervs, der durch den Supinatorschlitz (Arcus Frohse) in den M. supinator eintritt.

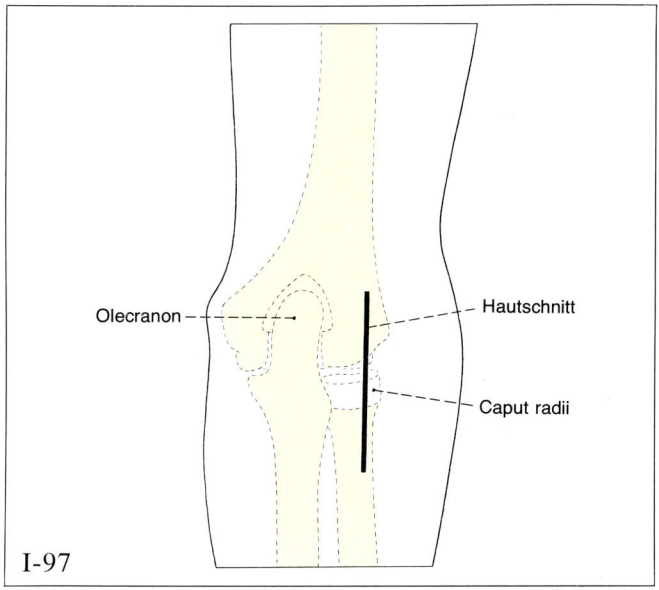

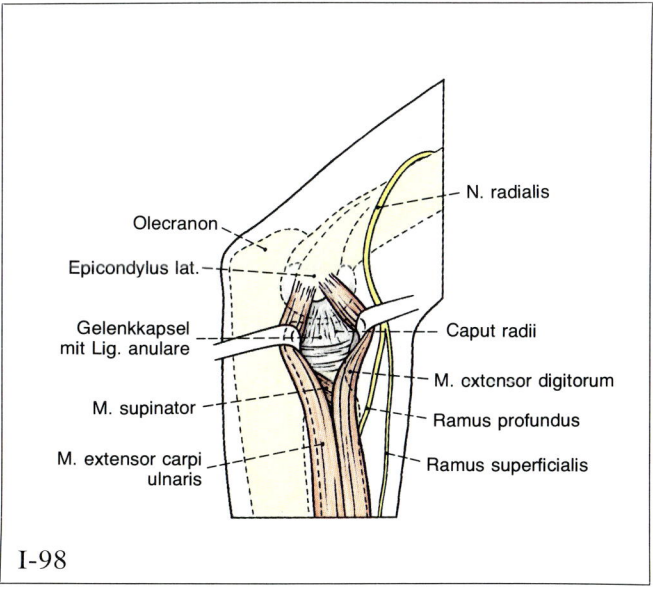

Ellenbogengelenk (2)

Medialer Zugang

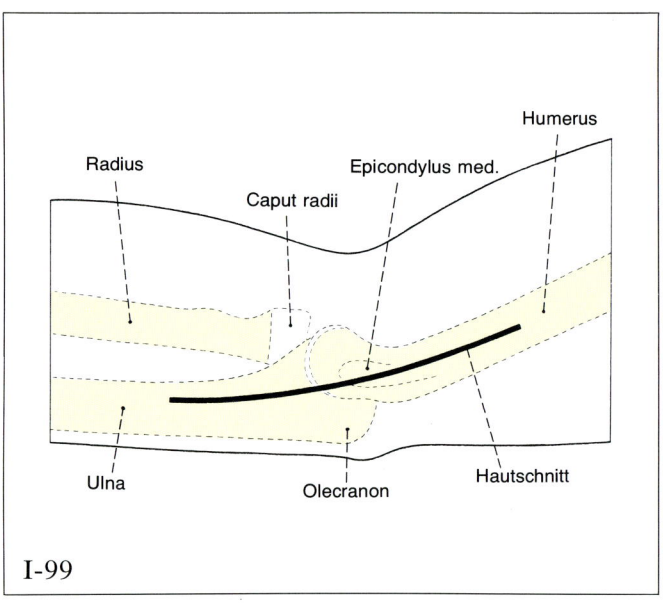

I-99

Indikationen

1. Inspektion aller Gelenkflächen
2. Freie Gelenkkörper
3. Revision des N. ulnaris
4. Synovektomie (von medial)

Operatives Vorgehen

1. Hautschnitt über dem Epicondylus medialis etwa 5 cm nach proximal sowie 5 cm nach distal (Abb. I-99). Vielfach erfolgt die Schnittführung im stumpfen Winkel bei gebeugtem Ellenbogen.
2. Vor weiterer Präparation muß Klarheit über den Verlauf des N. ulnaris bestehen. Zur Sicherheit kann es zweckmäßig sein, Teilabschnitte des Nervs sichtbar zu machen (Abb. I-100).
3. Die Notwendigkeit weiterer Freipräparation des N. ulnaris hängt vom geplanten operativen Vorgehen ab. Muß der N. ulnaris ganz weggehalten werden, auch um ihn gegebenenfalls nach ventral zu verlagern, so ist er weit genug nach proximal und distal des Sulcus nervi ulnaris freizulegen, um Knickbildungen zu vermeiden. Diese treten besonders proximal im Bereich des Septum brachii mediale auf. Daher ggf. Spaltung desselben.
4. Ablösen des sehnigen Ursprungs der Beugemuskulatur vom Epicondylus medialis oder alternativ Ablösen des Epicondylus mit einem Meißel. Häufig genügt eine Teilablösung mit Einkerbung des Sehnenansatzes und kurzer Schnittverlängerung in Längsrichtung (Abb. I-101).

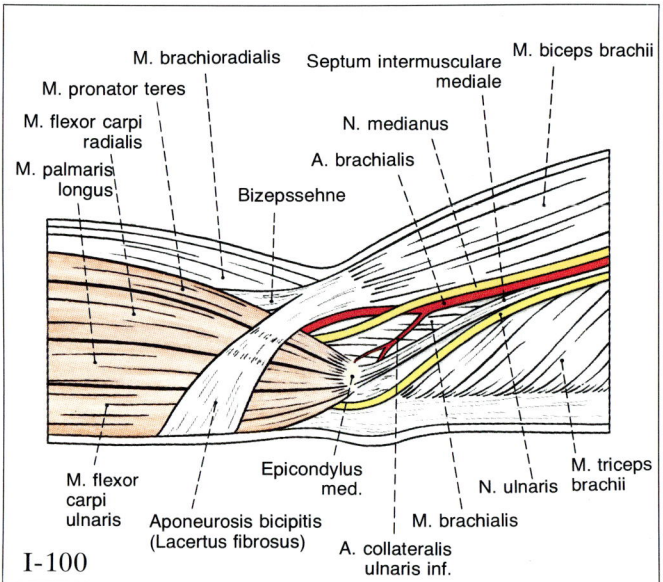

I-100

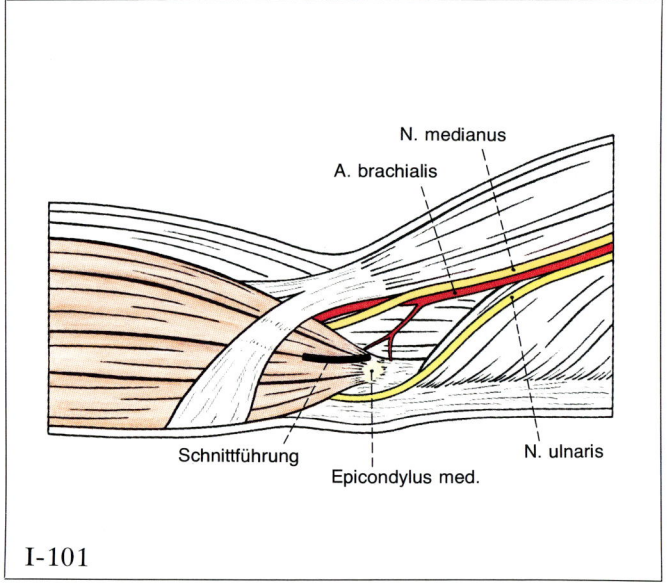

I-101

Ellenbogengelenk Medialer Zugang

5. Bei Abmeißelung des Epicondylus wird das Knochenfragment mit der ansetzenden Muskulatur nach distal weggehalten (Abb. I-102). Bei der Ablösung achte man aber darauf, daß zum späteren Vernähen etwas vom sehnigen Ursprung stehen bleibt. Um eine Verletzung der diese Muskeln von lateral versorgenden Äste des N. medianus zu vermeiden, sollte nur ein leichter Zug ausgeübt werden.
6. Längsinzision und Weghalten der Kapsel nach vorn und hinten (Abb. I-102).
7. Zur besseren Übersicht über das Ellenbogengelenk kann die Kapsel zusammen mit dem Periost weiter abgeschoben werden. Bei diesem Vorgehen ist auf den über den vorderen Teil des Gelenkes verlaufenden N. medianus zu achten.
8. Das Gelenk kann weiter aufgeklappt werden, wobei der äußere Kapselanteil als Angel wirkt.

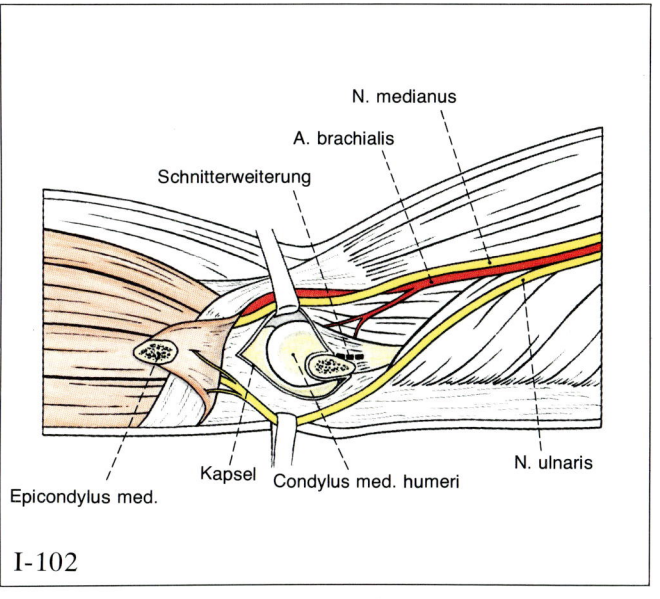

I-102

Anmerkung

1. Dieser Zugang ist nützlich, aber wegen der Lokalisation des N. ulnaris im Operationsgebiet nicht ungefährlich. Der Zugang ermöglicht allerdings eine weite Darstellung des Ellenbogengelenkes von medial, sowohl ventral als auch dorsal.
2. Der dorsale Abschnitt des Gelenkes kann, bei Weghalten des N. ulnaris, durch einen Kapselschnitt dorsal des Ligamentum collaterale ulnare ohne Schwierigkeiten eröffnet werden.
3. Bei der dorsalen Gelenkeröffnung ist es wichtig zu beachten, daß die Fossa olecrani bei gestrecktem Ellenbogen nicht erreichbar ist, weil sie durch das Olekranon ausgefüllt wird. Erst bei Beugung ist die Fossa olecrani, zum Beispiel auf der Suche nach freien Gelenkkörpern, palpierbar.

Ellenbogengelenk   Posterolateraler Zugang

Posterolateraler Zugang
Dorsolateraler Zugang
Hinterer Zugang

Indikationen

1. Ulnafrakturen
2. Radiusköpfchenfrakturen
3. Radiusköpfchenluxation
4. Frakturen des Olekranons
5. Freie Gelenkkörper im hinteren Gelenkanteil
6. Arthroplastik des Ellenbogengelenkes

Operatives Vorgehen

1. Bevorzugt wird die Bauchlage des Patienten, wobei der Ellenbogen gebeugt auf einem gut gepolsterten Armtisch liegt. Die Operation ist aber auch in Rückenlage mit seitlichem Armtisch möglich.
2. Leicht geschwungener Hautschnitt, der in der hinteren Mittellinie etwa 6–7 cm oberhalb der Olekranonspitze beginnt und dann nach distal und lateral vom Olekranon für etwa weitere 5 cm verlängert wird (Abb. I-103).
3. Alternativ: Bajonettförmiger Hautschnitt (Abb. I-104).

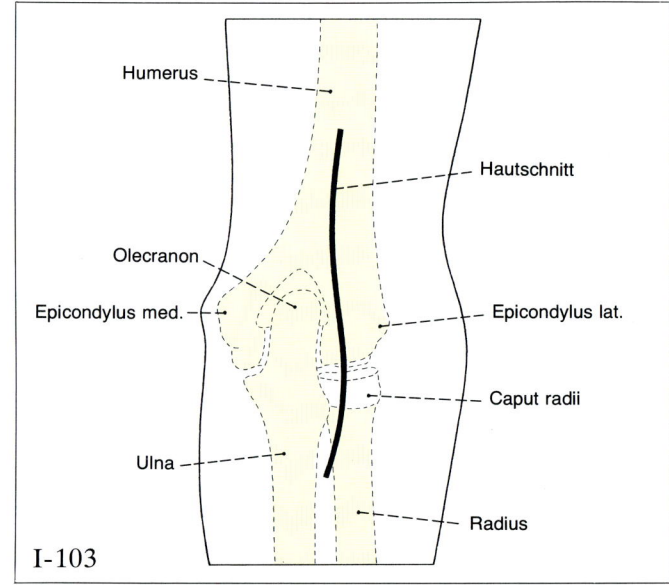

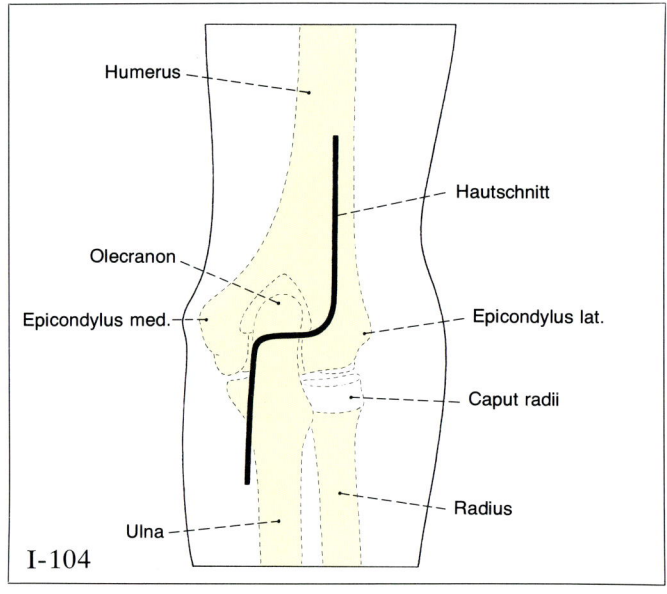

Ellenbogengelenk — Posterolateraler Zugang

4. Nach Weghalten der Haut werden die Trizepssehne und die Olekranonspitze sichtbar (Abb. I-105).
5. Nach Spaltung der Trizepssehne in der Mitte wird sie jeweils nach medial und lateral weggehalten, wobei das distale Humerusende und die hintere Gelenkkapsel zur Darstellung gelangen (Abb. I-106).
6. Durch Ablösen des M. flexor carpi ulnaris medial und des M. anconaeus lateral wird eine vollständige Übersicht über den hinteren Gelenkbereich erreicht (Abb. I-106).

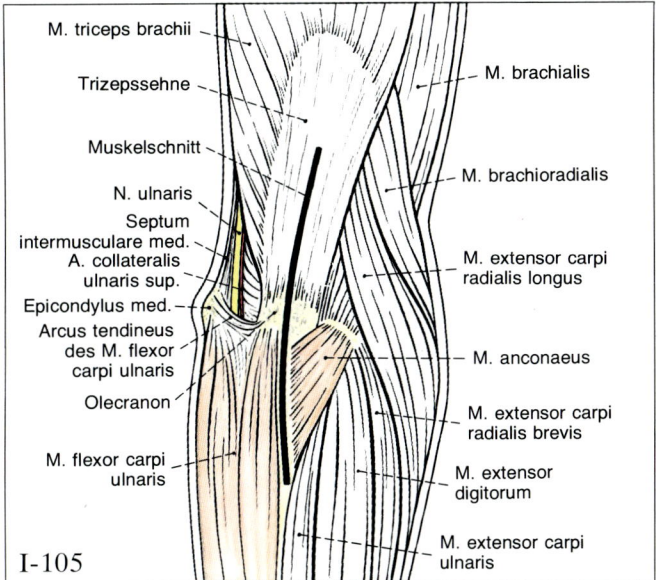

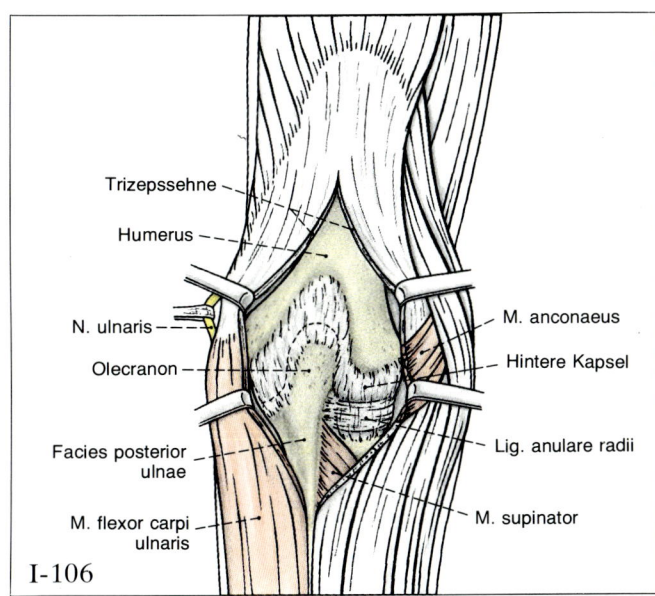

Ellenbogengelenk — Posteromedialer Zugang

Posteromedialer Zugang
Dorsomedialer Zugang
Kurzer hinterer Zugang

Indikationen

1. Olekranonfraktur
2. Gelenkeröffnung mit temporärer Abtrennung des Olekranon

Operatives Vorgehen

1. Lagerung in Bauchlage; Unterarm herabhängend über der Kante eines Beitisches.
2. Alternativ: In Rückenlage wird der rechtwinklig gebeugte Arm über die vordere Brustkorbwand gelegt.
3. Medianer Längsschnitt direkt über dem Olekranon (Abb. I-107).
4. Vorbereiten der Gelenkeröffnung mit Abtrennen des Olekranon. Zunächst Darstellung des N. ulnaris im Sulcus nervi ulnaris und Schutz durch Weghalten des Nervs.
5. Vorbohren von zwei parallelen Kanälen im Olekranon mit dem 1,5-mm-Bohrer zur späteren Zuggurtung nach AO-Technik (Abb. I-108).
6. Durchführung der queren Osteotomie des Olekranon mit der oszillierenden Säge, wobei die Osteotomie senkrecht oder leicht schräg nach distal versetzt liegen soll (Abb. I-109).

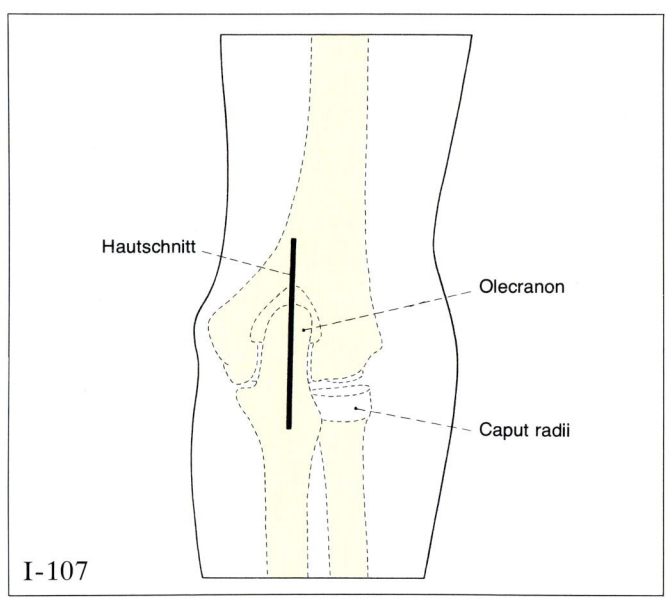

I-107

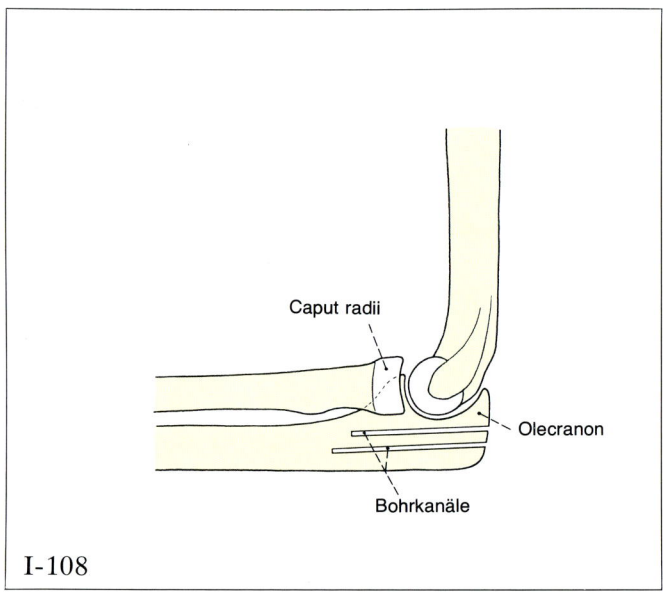

I-108

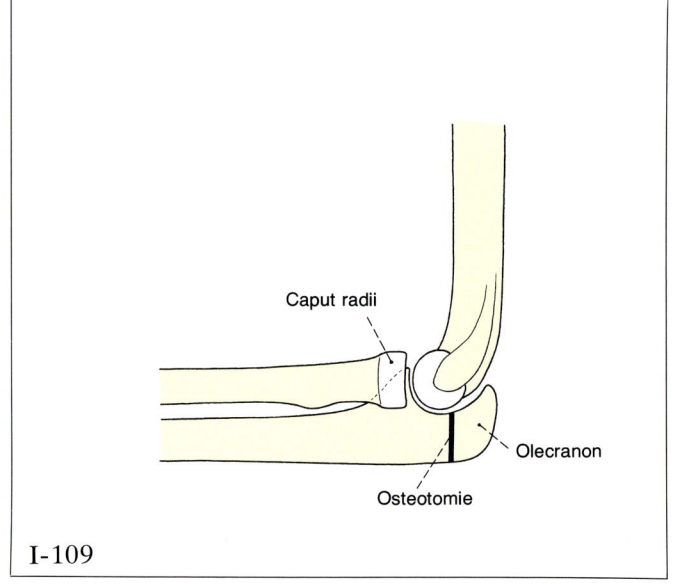

I-109

Ellenbogengelenk — Posteromedialer Zugang

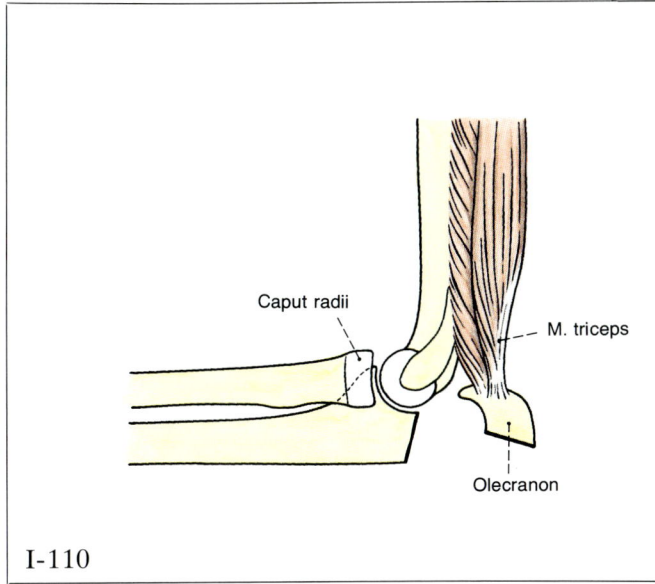

I-110

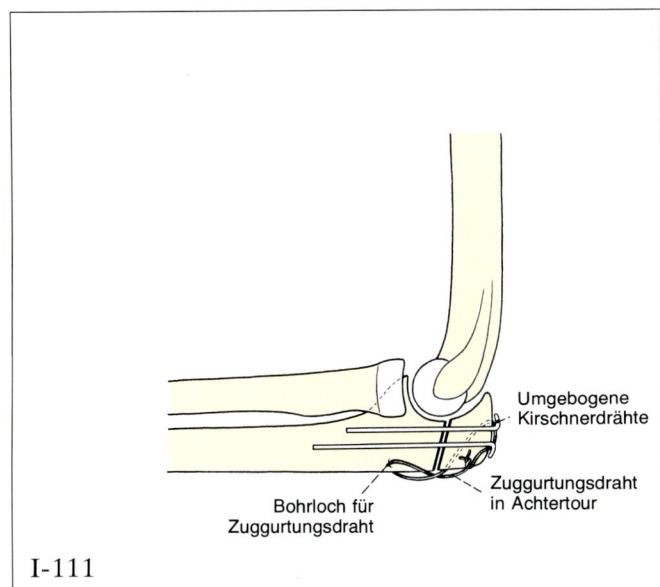

I-111

7. Beiseitehalten des abgelösten Olekranon mit der daran ansetzenden Trizepsmuskulatur (Abb. I-110). Durch Beugung des Gelenkes um 140–150° gewinnt man nun einen guten Überblick.
8. Bei Schluß des operativen Eingriffes exakte Reposition des Olekranon. Fixation mit zwei Kirschnerdrähten entsprechend den vorgebohrten Kanälen. Vorbohren des Kanals für den Zuggurtungsdraht. Durchziehen und Anbringen des Drahts in Achtertour. Kompression durch Anziehen des Drahtes. Umbiegen des freien Endes der Kirschnerdrähte (Abb. I-111).
9. Durch Schrägosteotomie im Olekranon außerhalb der Gelenkfläche ist ein schonender Zugang möglich (Abb. I-112). Die Refixation erfolgt mit einer Zugschraube nach AO-Technik, nachdem vor der Osteotomie vorgebohrt wurde (Abb. I-113). Das zusätzliche Anbringen eines Zuggurtungsdrahtes empfiehlt sich meistens.

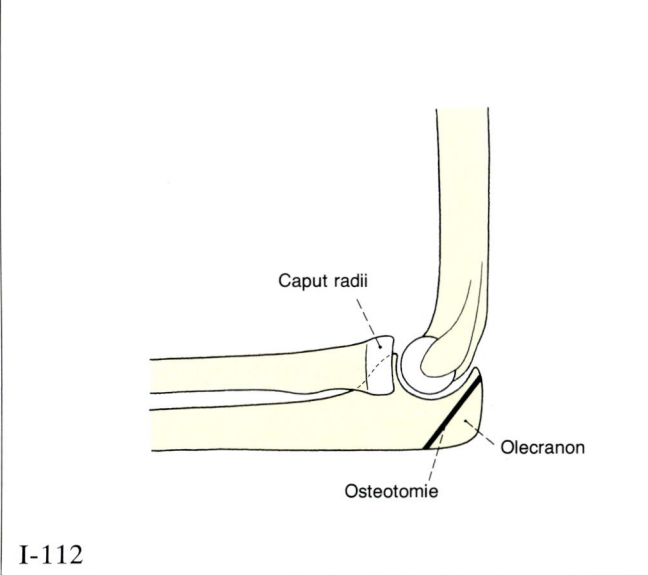

I-112

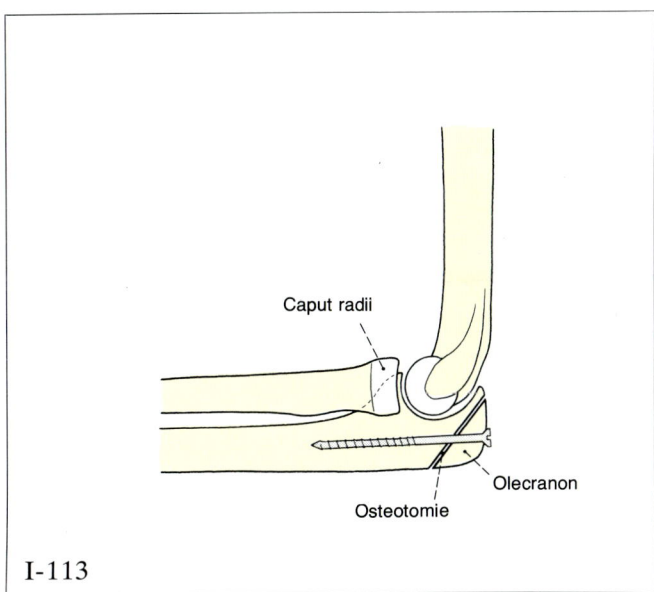

I-113

Ellenbogengelenk — Posteriorer Zugang

Posteriorer Zugang
Dorsaler Zugang
Hinterer Standardzugang

Indikationen

1. Trümmerfrakturen im Ellenbogenbereich
2. Arthroplastik
3. Gelenkresektion

Operatives Vorgehen

1. Bevorzugt wird die Bauchlage des Patienten. Der Ellenbogen liegt angebeugt auf einem gut gepolsterten Armtisch. Der Zugang ist auch in Rückenlage mit seitlichem Armtisch möglich.
2. Hautschnitt in der dorsalen Mittellinie mit Beginn etwa 12 cm oberhalb des Olekranons und Verlängerung nach distal etwa 2–3 cm über die Olekranonspitze hinaus (Abb. I-114). Dieser Schnitt kann dadurch variiert werden, daß er lateral am Olekranon vorbeigeführt wird. Eine Schnittverlängerung nach distal ist möglich (Abb. I-114).
3. Durch Weghalten der Haut nach beiden Seiten werden der M. triceps, sein Ansatz und seine seitlichen Gewebszüge sichtbar.
4. Freipräparierung und vorsichtiges Weghalten des N. ulnaris mit einer Gummilasche (Abb. I-115).
5. Durchtrennung der Trizepssehne in Zungenform, wobei die Spitze 10 cm oberhalb des Olekranons zu liegen kommt und die Basis etwa in Höhe des Gelenkspaltes nach beiden Seiten ausläuft (Abb. I-115).

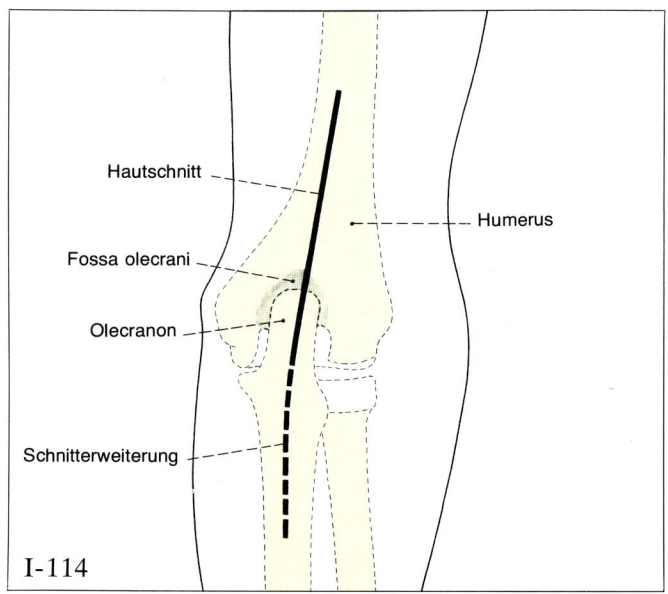

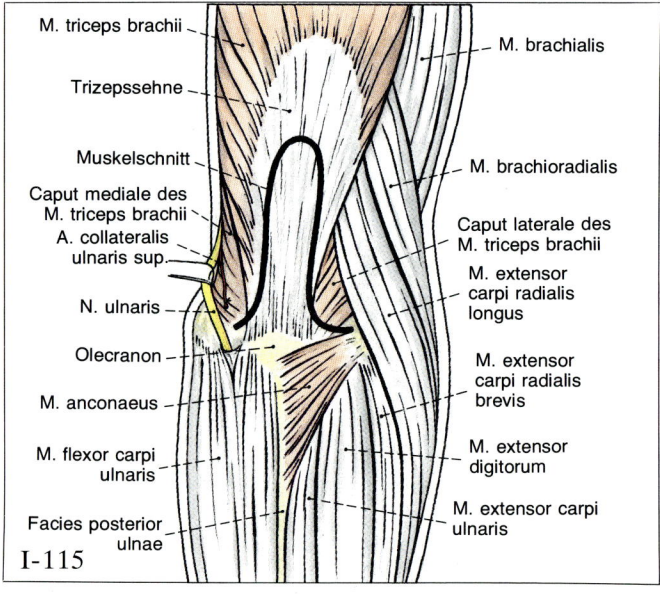

Ellenbogengelenk — Posteriorer Zugang

6. Der obere Anteil besteht nur aus dem Sehnenspiegel, der mittlere Teil aus Sehnenspiegel und Muskulatur, während die Basis der Zunge in voller Stärke Trizepsmuskel und -sehne enthält (Abb. I-116).
7. Darauf folgt ein weiterer mittlerer Längsschnitt durch die restliche Trizepsmuskulatur, das Periost (bis auf den Knochen) und die hintere Gelenkkapsel.
8. Muskulatur, Periost und Gelenkkapsel werden jeweils zur entsprechenden Seite weggehalten, so daß die Rückfläche des distalen Humerusendes sowie der Gelenkspalt sichtbar werden (Abb. I-117).
9. Nachdem die Operation beendet ist, werden das Periost und die tiefste Trizepsmuskelschicht mit wenigen Nähten in der Mittellinie wieder vereinigt.
10. Zurückverlagerung der Sehnenzunge in die vorgegebene Lage und Vernähung der korrespondierenden Gewebeschichten.

Anmerkung

Dieser Zugang ergibt ein übersichtliches Operationsfeld und ist relativ risikoarm.

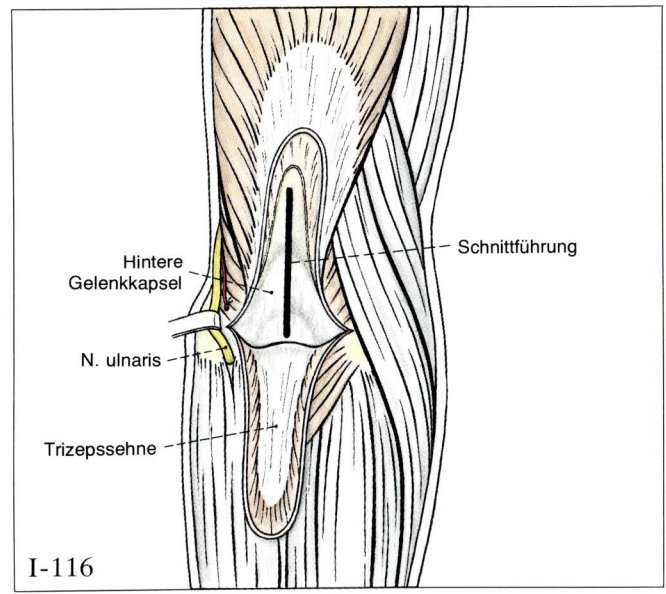

I-116

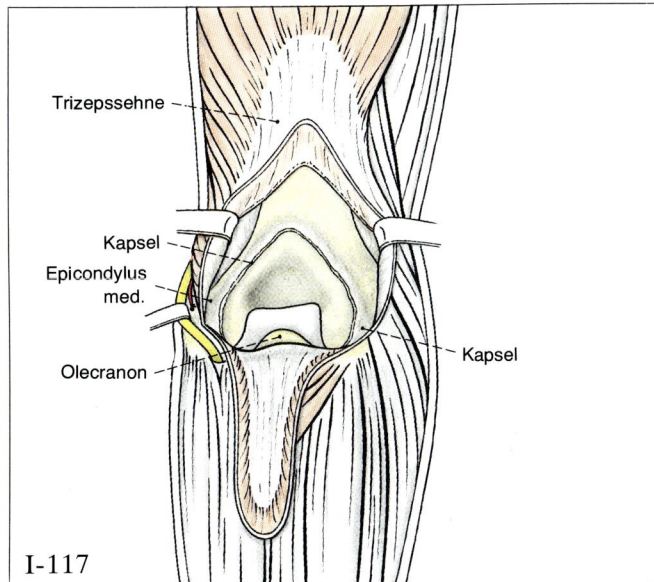

I-117

Ellenbogengelenk

Posteriorer Bogenschnitt

Posteriorer Bogenschnitt
Dorsaler Bogenschnitt
Hinterer Bogenschnitt

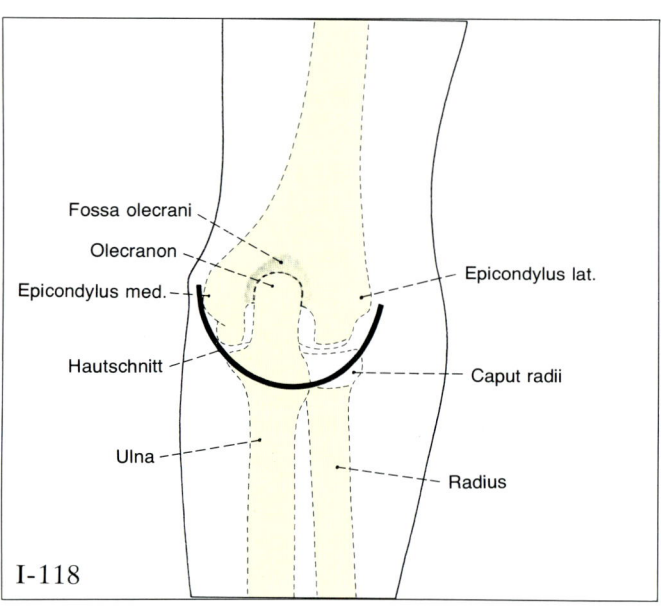

I-118

Indikationen

1. Arthroplastik
2. Komplizierter Trümmerbruch des distalen Humerusendes

Operatives Vorgehen

1. Beginn des dorsalen Hautschnittes in U-Form am Epicondylus lateralis und Verlängerung nach distal und medial, wobei die Ulna etwa 5 cm von der Olekranonspitze entfernt gekreuzt wird, dann Erweiterung des Schnittes nach proximal und medial bis zum Epicondylus medialis (Abb. I-118).
2. Der so entstandene Hautlappen wird nach proximal geschlagen und das Olekranon mit der ansetzenden Trizepssehne wird sichtbar.
3. Freipräparierung des N. ulnaris und vorsichtiges Weghalten desselben mit einer Gummilasche nach medial.
4. Quere Durchtrennung des subkutanen Gewebes und der seitlichen Gewebestränge der Trizepssehne bis auf den Knochen (Abb. I-119).
5. Abschlagen des Olekranons mit einem Meißel und Hochhalten des Knochenfragmentes mit seinem Muskelansatz (Abb. I-120).
6. Subperiostales Ablösen der lateral und medial in diesem Gebiet ansetzenden Muskulatur und Weghalten derselben. Dabei wird eine breite Darstellung des dorsalen Ellenbogenanteils erreicht.
7. Eine Schnitterweiterung nach lateral ist möglich (Abb. I-120).

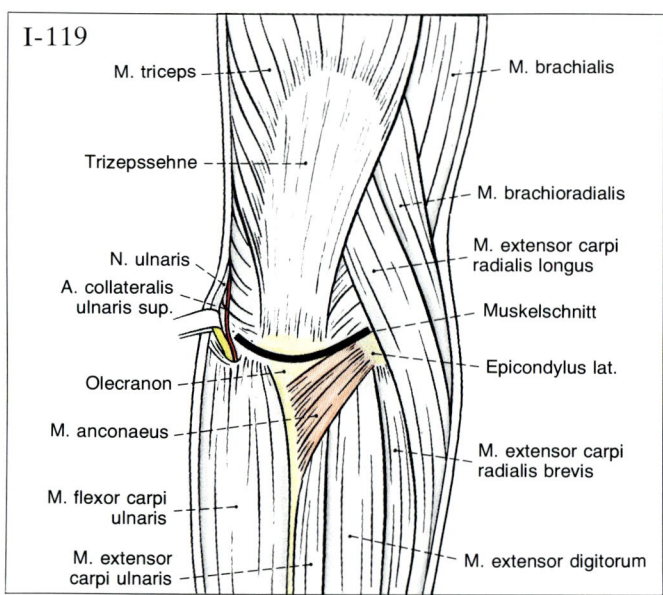

I-119

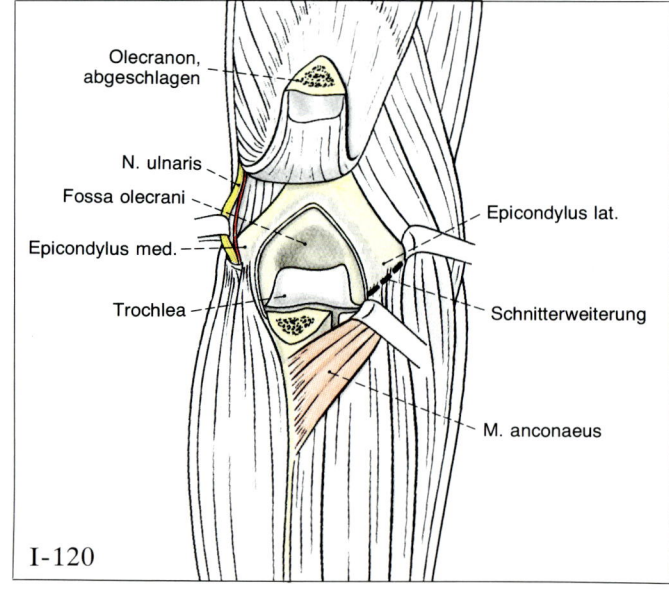

I-120

E. Unterarm

Proximales Radius- und Ulnaviertel (Ellenbogengelenk posterior)

Posteriorer Zugang

Hinterer Zugang

Indikationen

1. Frakturen im Bereich des proximalen Ulnadrittels
2. Radiusköpfchenfraktur
3. Radiusköpfchenluxation

Operatives Vorgehen

1. Dorsaler Hautschnitt etwa 2–3 cm über dem Ellenbogengelenk lateral dicht an der Trizepssehne. Verlängerung des Schnittes nach distal, lateral der Olekranonspitze und entlang der lateralen Ulnakante bis etwa zum Übergang vom oberen zum mittleren Drittel dieses Knochens (Abb. I-121).
2. Tiefe Inzision der Faszie zwischen Ulna, M. anconaeus und M. extensor carpi ulnaris (Abb. I-122).

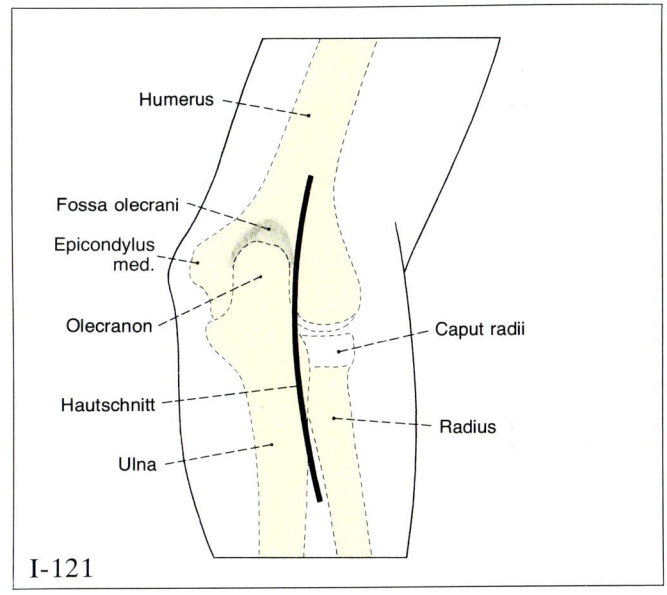

I-121

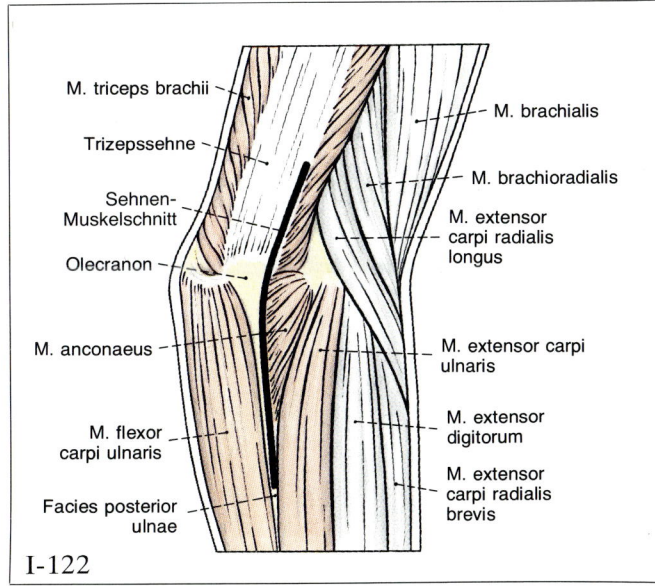

I-122

3. Ablösen des M. anconaeus subperiostal vom Knochen im oberen Anteil der Inzision und Weghalten desselben nach lateral; dabei wird die feste, das Radiusköpfchen einschließende Gelenkkapsel sichtbar, ebenso wie die hintere Gelenkkapsel und der Ansatz des M. supinator an der Ulna (Abb. I-123).
4. Weghalten des M. flexor carpi ulnaris nach medial. Dadurch stellt sich das obere Drittel der Ulna dar.
5. Abtrennung des oberen Anteils des M. supinator dicht am ulnaren Ansatz (Abb. I-123). Dieser wird vorsichtig nach lateral weggehalten, wodurch die Membrana interossea sowie das obere Viertel des Radius sichtbar werden (Abb. I-124).
6. Dabei muß auf den tiefen Ast des N. radialis geachtet werden, der innerhalb des M. supinator verläuft.

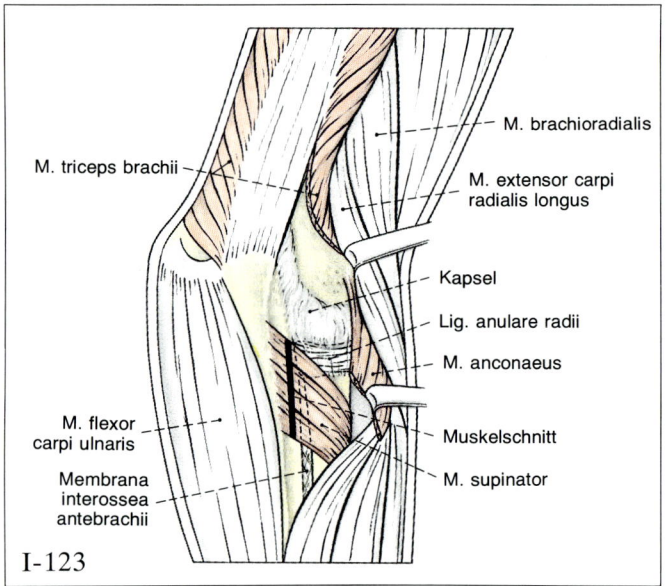

I-123

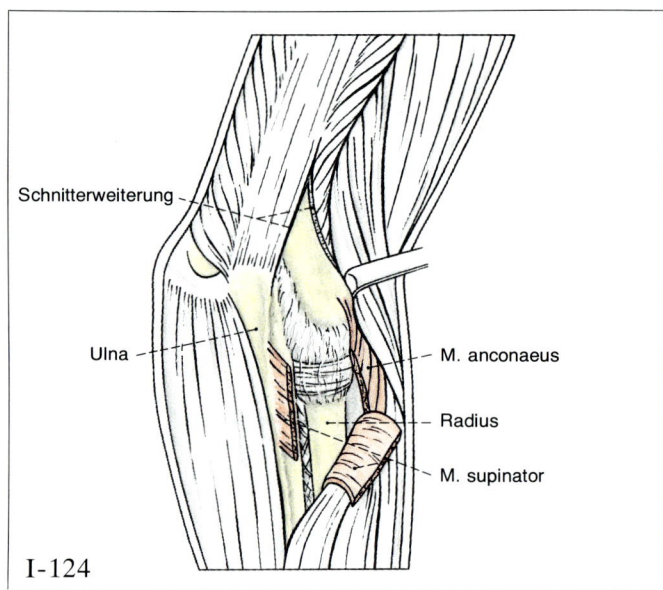

I-124

Radialisnerv – Supinatorschlitz

Lateraler Zugang

Indikation

Periphere Radialisnervenkompression
– Supinator-Syndrom

Operatives Vorgehen

1. Über den schematischen Verlauf des N. radialis am Ellenbogengelenk und proximalen Unterarm mit der Teilung in die beiden Äste R. profundus und R. superficialis orientiert die Abbildung I-125.
2. Zur Revision des N. radialis wird ein ca. 7 cm langer Hautschnitt benutzt, der etwa 4 cm distal des Epicondylus lateralis am Unterarm beginnt und in Längsrichtung lateral neben dem M. brachioradialis verläuft (Abb. I-126). Für die richtige Plazierung der Schnittführung wird zunächst die durch die Haut palpable Lücke zwischen M. brachioradialis und M. extensor carpi radialis longus aufgesucht (Abb. I-126).

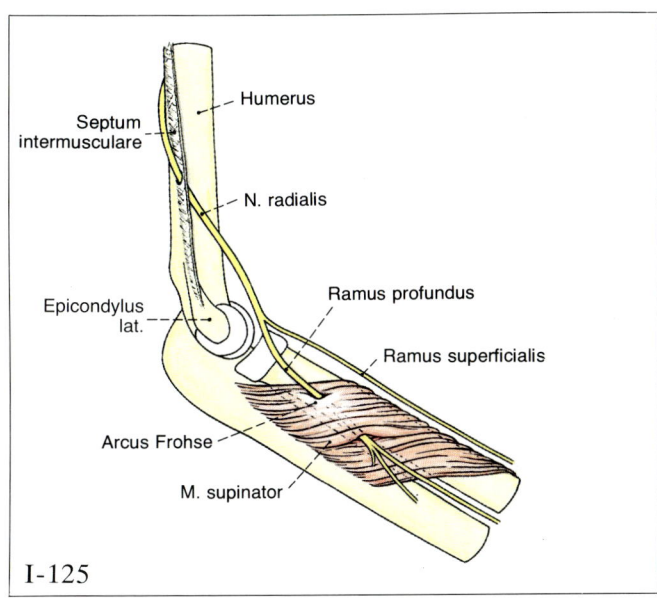

I-125

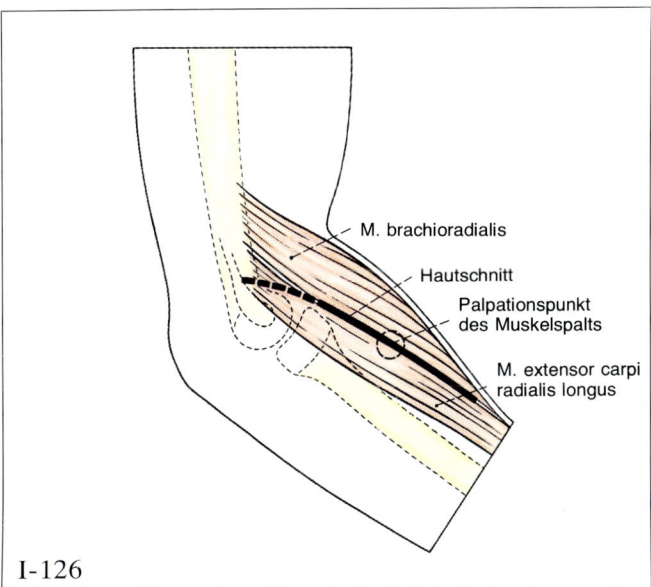

I-126

Radialisnerv – Supinatorschlitz — Lateraler Zugang

3. Durch stumpfes Eingehen zwischen M. brachioradialis und M. extensor carpi radialis longus gelangt man in der Tiefe auf die beiden Äste des N. radialis und den Supinatorschlitz (Abb. I-127).
4. Bei der Darstellung des N. radialis stört häufig die straff gespannte aponeurotische Unterfläche des M. extensor carpi radialis brevis, die dann quer zur Verlaufsrichtung eingekerbt werden muß.
5. Durch Schnitterweiterung nach proximal (Abb. I-126) kann gegebenenfalls der Ursprung der Extensorenmuskulatur am Epicondylus lateralis dargestellt werden.
6. Eine zusätzliche Schnittverlängerung nach proximal bringt erneut den N. radialis zur Darstellung bis zum Durchtritt am Septum intermusculare laterale (Abb. I-127, Abschnitt B).
7. Die Schnittverlängerung nach distal ermöglicht das weitere Verfolgen des Radialisnervs nach Austritt aus dem M. supinator (Abb. I-127, Abschnitt C).

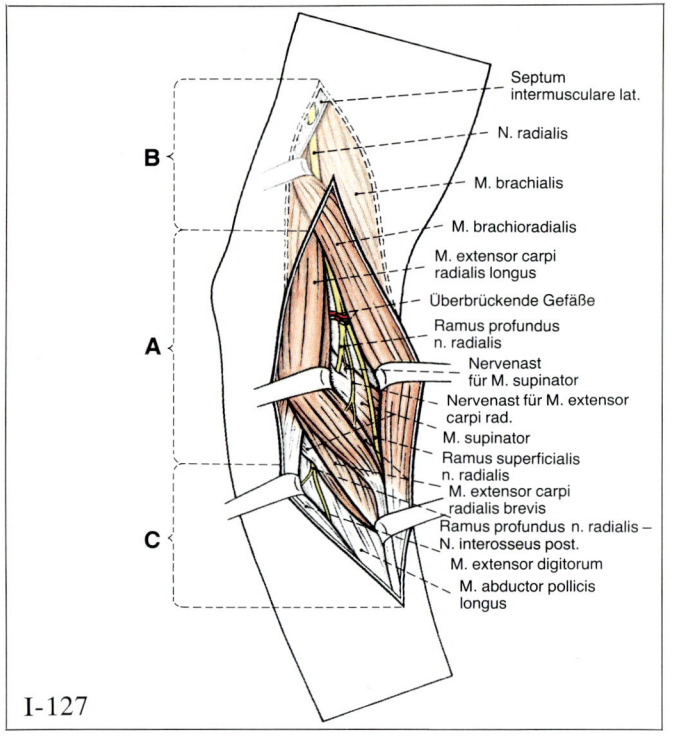

I-127

Anmerkung

1. Die Präparation des Ramus profundus des Radialisnervs muß sehr vorsichtig und unter Umständen mit der Lupenbrille erfolgen, da die Abgänge feiner motorischer Äste zum M. extensor carpi radialis brevis und zum M. supinator in der Höhe sehr variabel erfolgen.
2. Quer über den Ramus profundus verlaufende Gefäße können freipräpariert, angehoben und mit dem Bipolator kauterisiert werden.
3. Grundsätzlich ist auch ein medialer Zugang möglich. In diesem Fall erfolgt die Schnittführung am proximalen medialen Rand des M. brachioradialis. Durch Weghalten des M. brachioradialis nach lateral stellen sich die beiden Radialisäste dar.

Ulnaschaft

Posteriorer Zugang
Dorsaler Zugang
Hinterer Zugang

Indikationen

1. Irreponible Frakturen
2. Entzündliche Prozesse
3. Tumoren
4. Nicht verheilte Frakturen

Operatives Vorgehen

1. Darstellung des *Ulnaschaftes* durch einen etwa 15 cm langen Hautschnitt, der etwa 5 cm distal vom Olekranon beginnt und entlang der Rückfläche der Ulna verläuft (Abb. I-128, Hautschnitt A).
2. Ablösen des M. flexor carpi ulnaris nach medial und

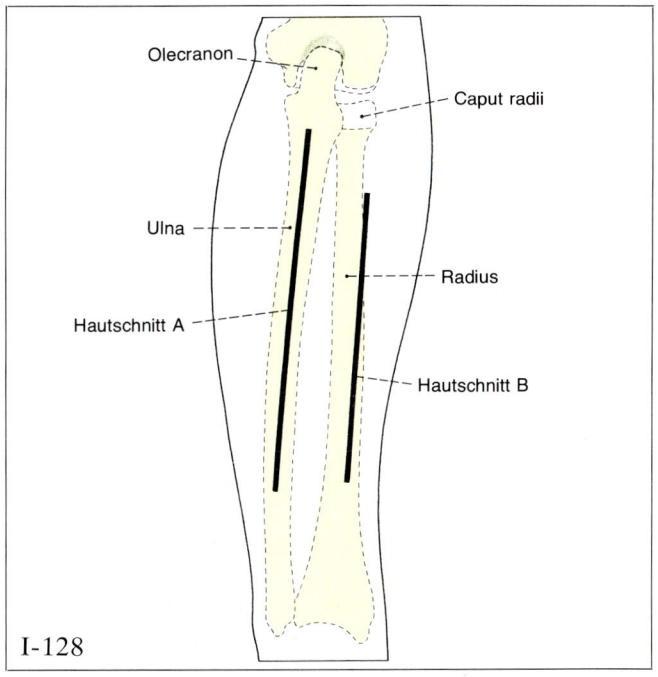

I-128

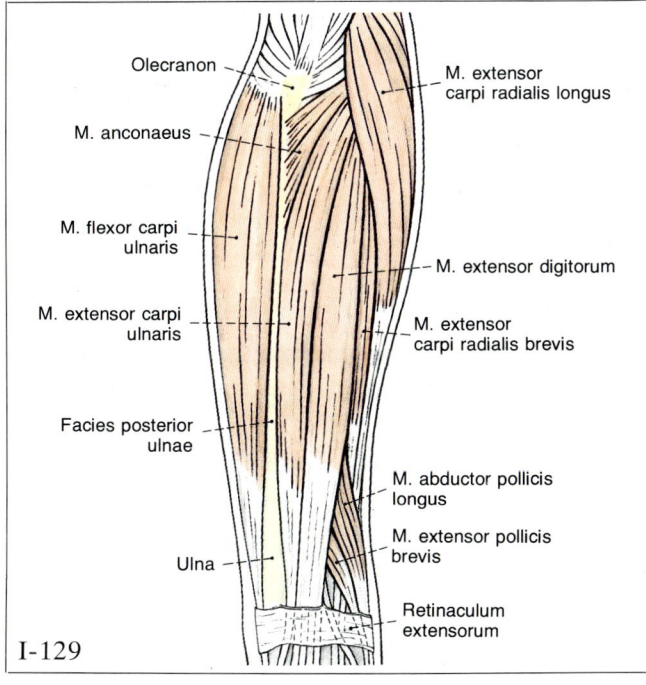

I-129

des M. extensor carpi ulnaris und des M. anconaeus nach lateral mit Hilfe eines Raspatoriums. Dadurch wird der ganze Ulnaschaft dargestellt (Abb. I-129, Abb. I-130).

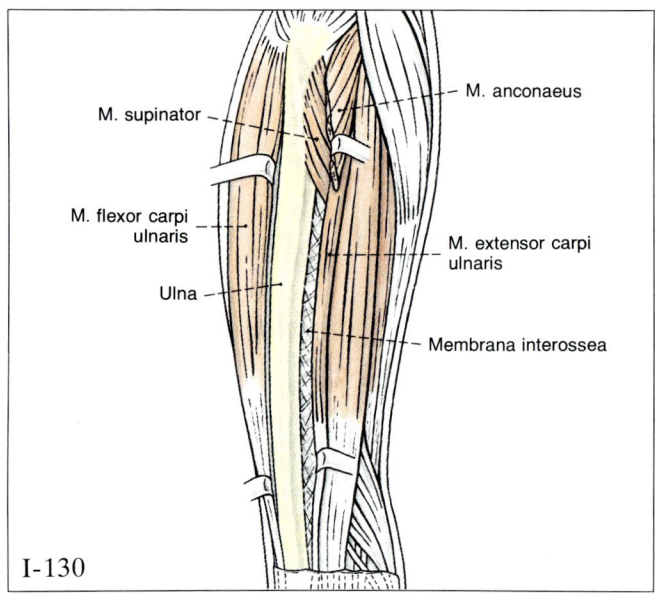

Radiusschaft

Posteriorer Zugang
Dorsaler Zugang
Hinterer Zugang

Indikationen

Siehe Ulnaschaft

Operatives Vorgehen

1. Darstellung des *Radiusschaftes* durch einen etwa 15 cm langen Hautschnitt über dem dorsalen Unterarm, der etwa 4 cm vom Radiusköpfchen beginnt und nach distal entlang der Radiusrückfläche verläuft (Abb. I-128, Hautschnitt B). Der Zugang zum Radiusschaft erfolgt zwischen M. extensor carpi radialis brevis und M. extensor digitorum.
2. Nach Durchtrennung der tiefen Faszie stellt sich der M. extensor digitorum dar. Wenn er seitlich weggehalten wird, ist der tiefe Ast des N. radialis zu erkennen, der den M. supinator in seinem oberen Anteil durchbohrt (Abb. I-131).
3. Durchtrennung des M. supinator in Längsrichtung am seitlichen Rand des Radiusschaftes und Weghalten nach ulnar zusammen mit den Muskeln des Daumens (Abb. I-132). Dadurch liegt der Radiusschaft frei.

Anmerkung

In diesem Fall kann eine Rückenlagerung des Patienten gewählt werden, wobei das Ellenbogengelenk gebeugt wird.

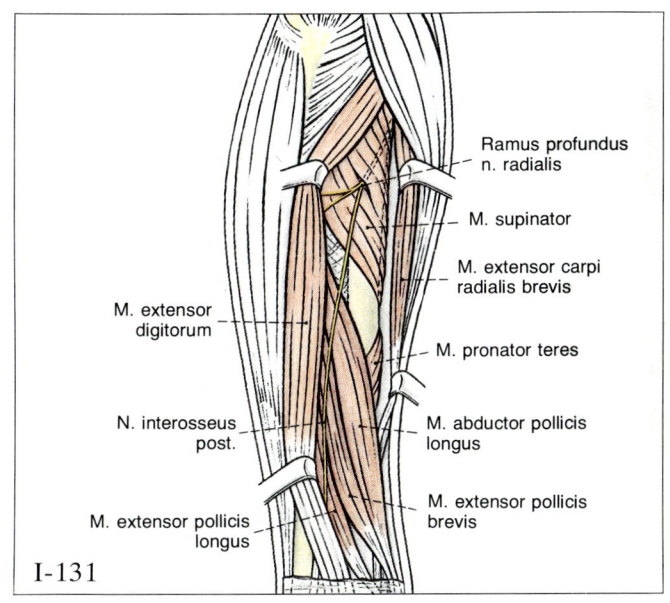

I-131

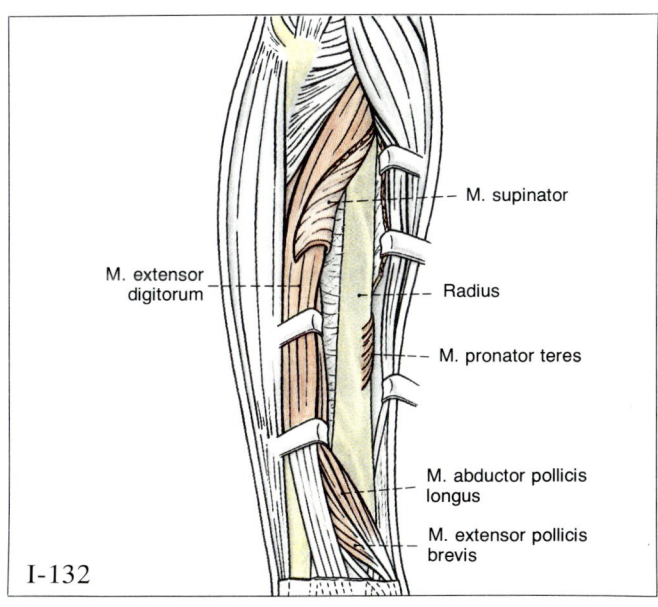

I-132

Radius- und Ulnaschaft

Posteriorer Zugang
Dorsaler Zugang
Hinterer Zugang

Indikation

Mehrfachfrakturen

Operatives Vorgehen

1. Der gleichzeitige Zugang zum Radius- und Ulnaschaft gelingt durch einen großzügigen bogenförmigen Schnitt über dem dorsalen Aspekt des Unterarmes.
2. Der Hautschnitt beginnt hinter dem Epicondylus lateralis, verläuft am lateralen Olekranonrand, zieht dann zum medialen Rand der Ulna etwa in Schaftmitte. Die weitere Schnittführung erfolgt nach radial bis zum Proc. styloideus radii (Abb. I-133).
3. Proximal erfolgt die Darstellung zwischen M. flexor carpi ulnaris und der Extensorengruppe (Abb. I-134). Bei weiterem Vorgehen teilweise Ablösung des M. anconaeus und des M. supinator am ulnaren Ansatz bzw. Ursprung (Abb. I-134).
4. Der distale Radiusschaft wird zwischen M. extensor digitorum und M. carpi radialis brevis dargestellt (Abb. I-134). Der M. abductor pollicis longus und der M. extensor pollicis brevis werden dabei nach ulnar weggehalten.

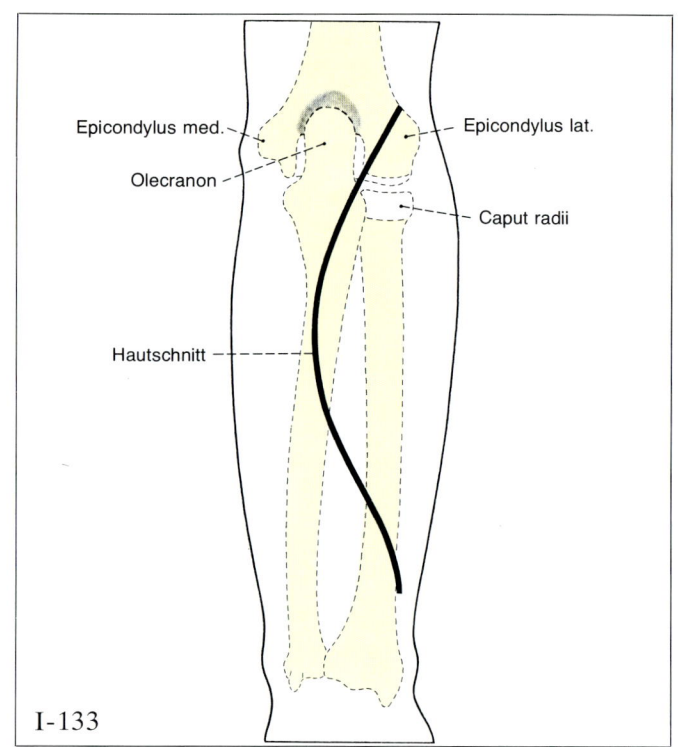

I-133

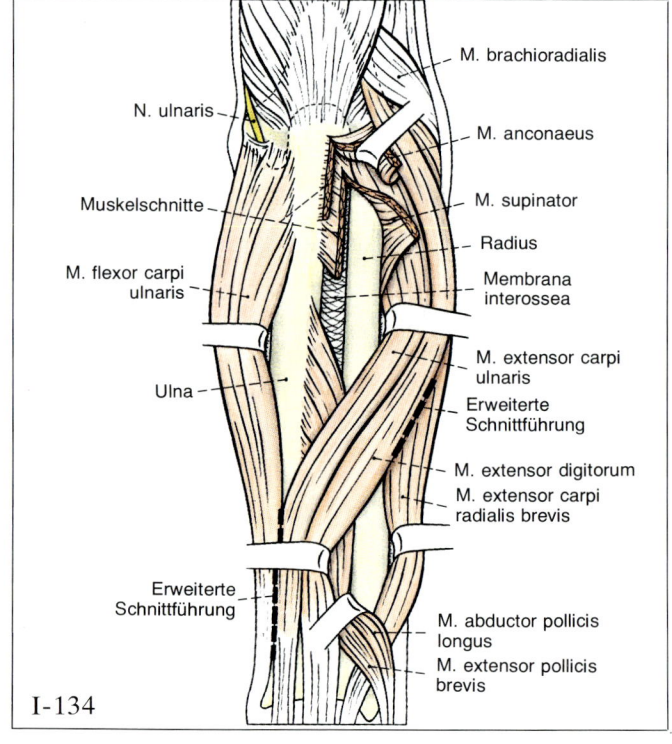

I-134

Medianusnerv
(Exposition am Unterarm)

Volarer Zugang

Indikation

Revision des N. medianus

Operatives Vorgehen

1. Hautschnitt auf der volaren Seite des Unterarmes dicht neben dem Epicondylus medialis beginnend und in gerader Verlaufsrichtung auf der Ulnarseite nach distal ziehend bis etwa 2 Querfinger proximal des Handgelenkes (Abb. I-135).
2. Proximal und distal kann die Schnittführung für die komplette Medianusexposition Anschluß gewinnen an die entsprechende Darstellung der Ellenbeuge bzw. am Handgelenk.
3. Aufgesucht wird ulnar die Trennlinie zwischen oberflächlicher und tiefer Muskelschicht, so daß der M. flexor digitorum superficialis nach radial, der M. flexor carpi ulnaris nach ulnar weggehalten werden kann (Abb. I-135).
4. In der Tiefe auf dem M. flexor digitorum profundus stellt sich der N. medianus dar.
5. Am ulnaren Rand der Exposition unter dem M. flexor carpi ulnaris ist der N. ulnaris zu finden, der von der A. ulnaris begleitet wird (Abb. I-135).

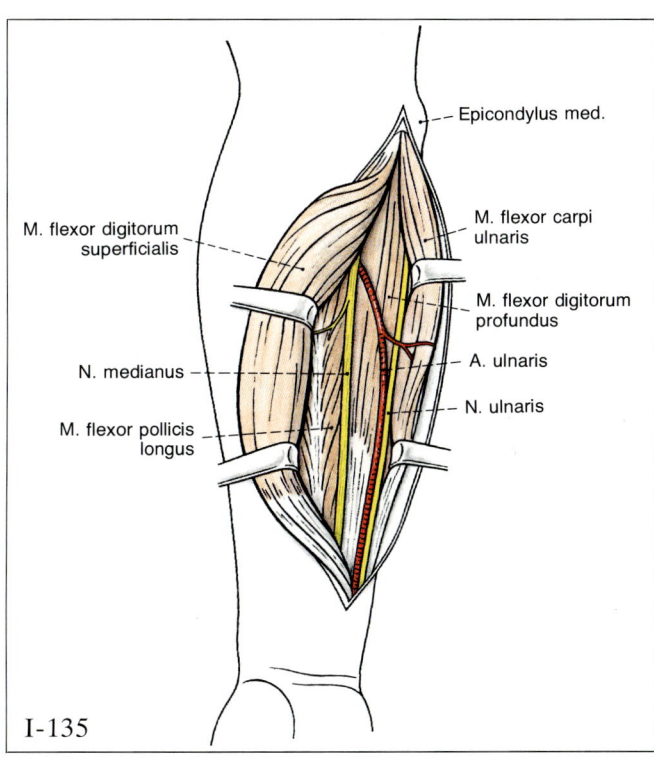

Distaler Radius

Dorsaler Zugang

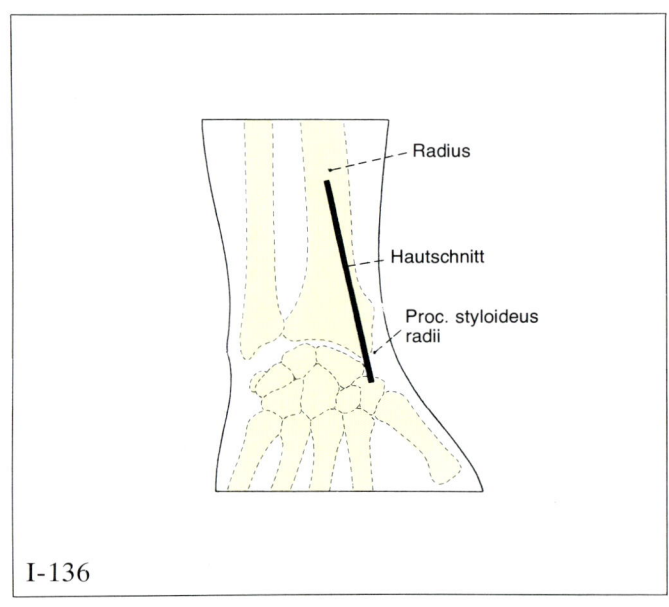

I-136

Indikationen

1. Komplizierte Frakturen im Bereich des distalen Radiusviertels
2. Entzündliche Prozesse
3. Tumoren

Operatives Vorgehen

1. Etwa 7–8 cm langer dorsaler Hautschnitt, der am Processus styloideus radii beginnt und nach proximal und medial entlang des Radius verlängert wird (Abb. I-136).
2. Inzision der tiefen Faszie und des Retinaculum extensorum (Ligamentum carpi dorsale), wodurch der M. extensor digitorum, die Sehne des M. extensor pollicis longus, ein kleiner Anteil des Radius, der M. abductor pollicis longus, der M. extensor pollicis brevis sowie die Sehne des M. extensor carpi radialis brevis dargestellt werden (Abb. I-137).
3. Weghalten der Mm. abductor pollicis longus und extensor pollicis brevis nach medial. Die Sehnen des M. extensor pollicis longus, der Mm. extensor carpi radialis longus et brevis und des M. extensor digitorum werden nach lateral beiseite gehalten. Dadurch wird das distale Viertel des Radiusschaftes dargestellt (Abb. I-138).

Anmerkung

Auf die auslaufenden Äste des R. superficialis des N. radialis ist zu achten.

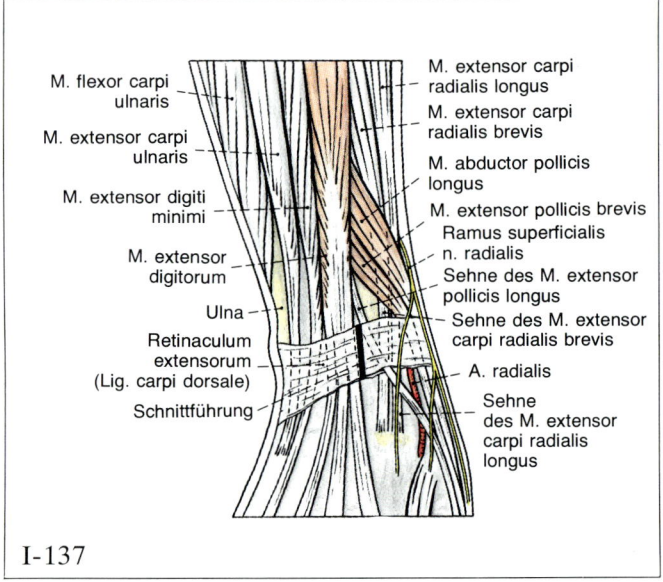

I-137

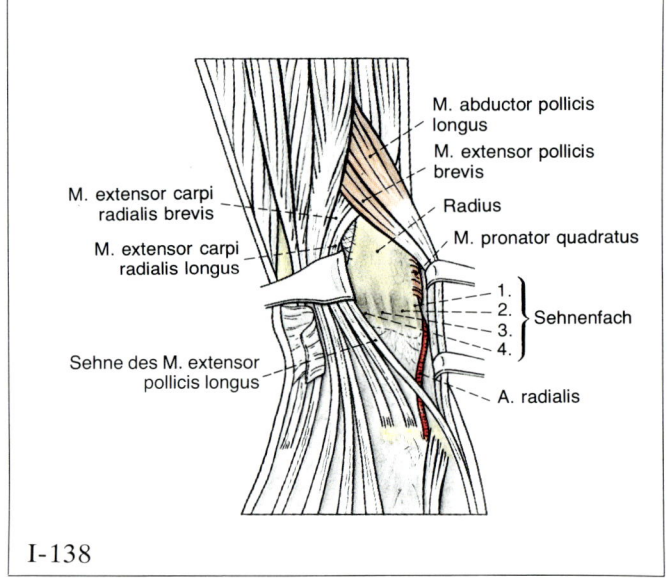

I-138

Distaler Radius · Volarer Zugang

Volarer Zugang

Operatives Vorgehen

1. Radiovolarer Längsschnitt radial der Sehne des M. flexor carpi radialis, sich erstreckend von der queren Handgelenkfalte bis ca. 6 cm nach proximal (Abb. I-139).
2. Nach Spaltung der Unterarmfaszie werden die Sehnen der Mm. flexor carpi radialis brevis et longus und des M. flexor pollicis longus nach ulnar, die A. radialis mit Begleitvenen nach radial weggehalten.
3. Darstellung des M. pronator quadratus, der am radialen Ursprung quer durchtrennt und vom Radius abgelöst wird (Abb. I-140).
4. Danach stellt sich das distale Radiusviertel dar.

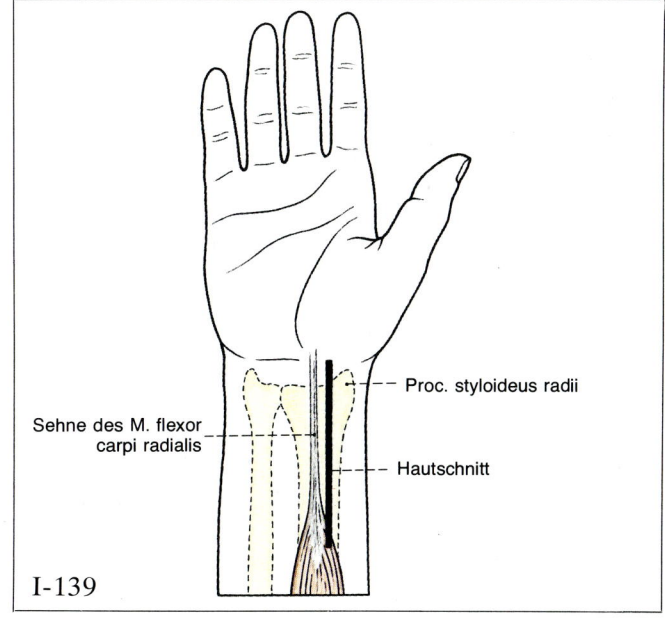

I-139

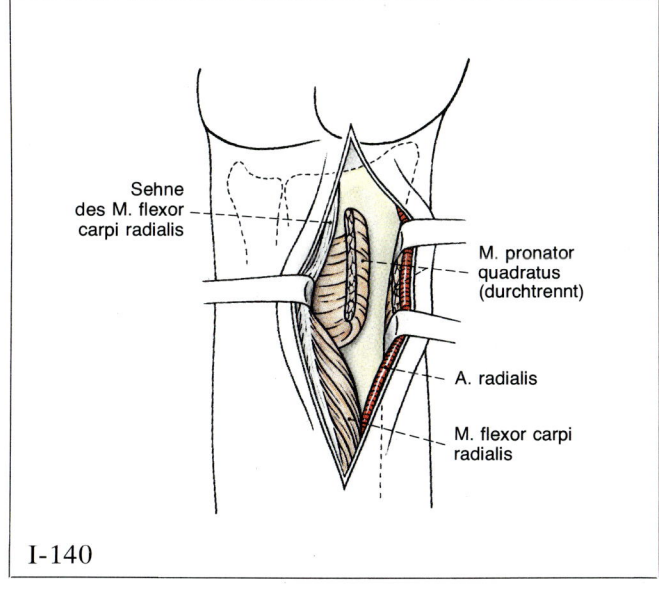

I-140

Palmarissehne
(Sehne des M. palmaris longus)

Volarer Zugang

Indikation

Entnahme der Palmarissehne für Transplantationszwecke

Operatives Vorgehen

1. Die Palmarissehne liegt dicht ulnar neben der Sehne des M. flexor carpi radialis (Abb. I-141).
2. Beginnend an der volaren Handgelenkfalte wird die Palmarissehne durch oberflächliche quere Hautschnitte im Abstand von ca. 5 cm, die über dem Sehnenverlauf liegen, aufgesucht (Abb. I-141).
3. Von den kurzen Hautschnitten aus kann die Sehne freipräpariert und nach distaler Abtrennung durchgezogen werden (Abb. I-142).

Anmerkung

1. Der M. palmaris longus entspringt am Epicondylus medialis. Die Sehnenlänge ist variabel.
2. Es kann nahezu der gesamte Verlauf des Palmaris longus sehnig ausgebildet sein.

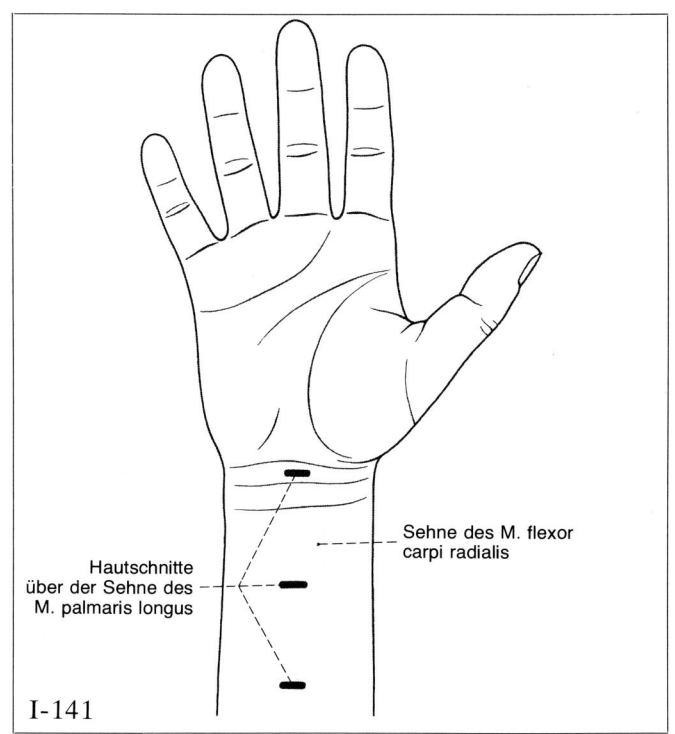

I-141

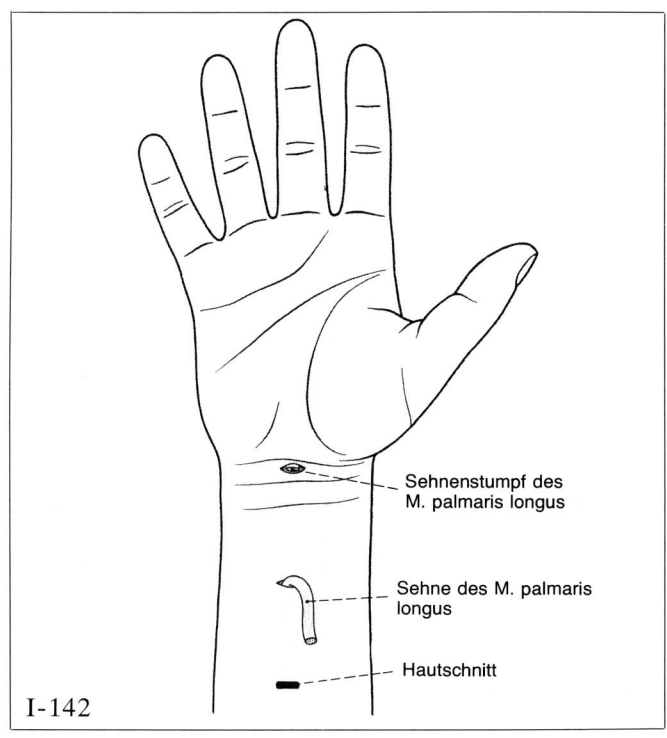

I-142

F. Handgelenkregion

Handgelenk

Praktische Anatomie

1. Dorsaler Aspekt der Topographie der knöchernen Elemente des Handgelenkes und der Handwurzel (Abb. I-143).
2. Dorsaler Aspekt der sensiblen Nervenversorgung des Handrückens und der Finger (Abb. I-147).

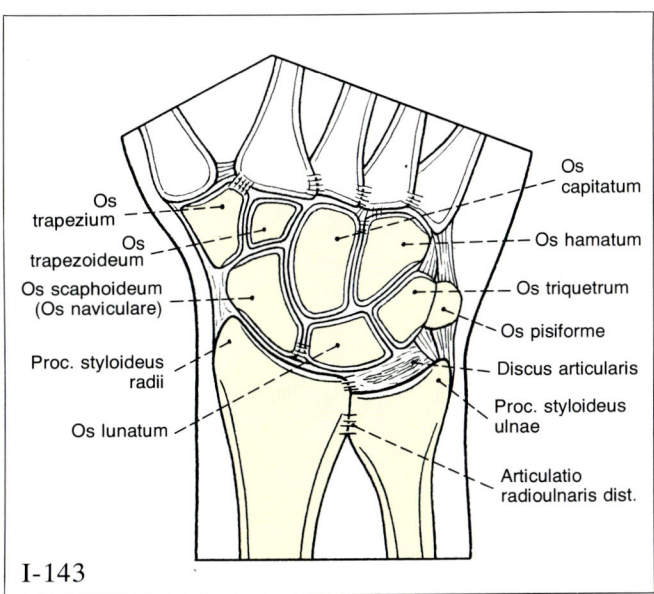

Handgelenk   Dorsaler Zugang

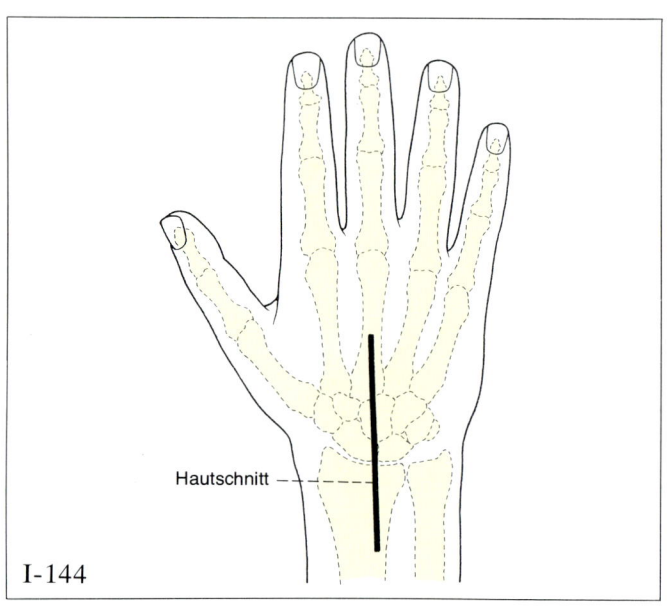
I-144

Dorsaler Zugang

Indikationen

1. Irreponible Frakturen und Luxation der Handwurzelknochen
2. Nicht verheilte Frakturen der Handwurzelknochen
3. Entzündliche Prozesse
4. Tumoren
5. Handgelenkarthrodese
6. Handgelenkarthroplastik
7. Synovektomie und Tenosynovektomie

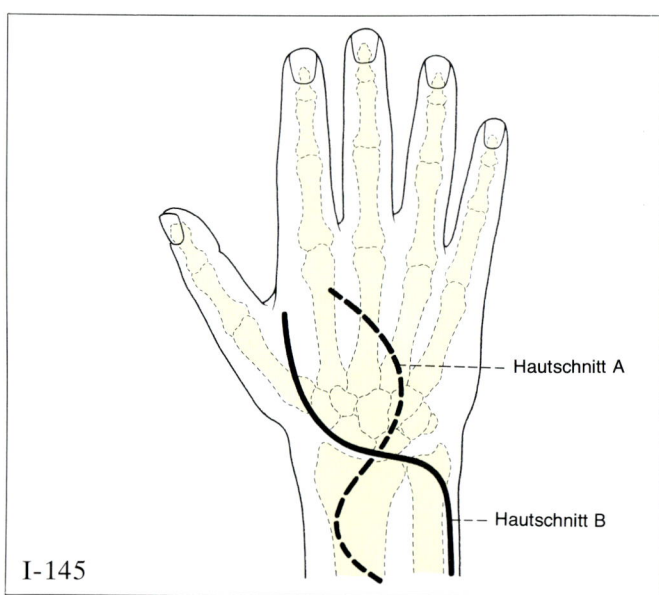
I-145

Operatives Vorgehen

1. Das Handgelenk kann vom Handrücken her durch einen mittelständigen geraden Hautschnitt (Abb. I-144), durch einen flach S-förmigen Hautschnitt (Abb. I-145, Hautschnitt A) oder durch einen Transversalschnitt (Abb. I-146) dargestellt werden.
2. Als Variante mit breiter Expositionsmöglichkeit ist eine Abwandlung des Transversalschnittes mit Längsausläufern möglich (Abb. I-145, Hautschnitt B).
3. Bei begrenzter radialer oder ulnarer Darstellung sind längsorientierte radial oder ulnar gelegene Schnittführungen mit Erweiterungsmöglichkeiten sinnvoll (Abb. I-147, Hautschnitt A und B).
4. Der S-förmige Hautschnitt beginnt über dem Handrücken, kreuzt das Handgelenk und endet im distalen Unterarmbereich (Abb. I-145, Hautschnitt A).
5. Der transversale Hautschnitt verläuft entsprechend den Hautfalten, um eine auffällige Narbenbildung zu verhindern. Schnittbeginn etwa 1½ cm proximal vom Proc. styloideus radii, leicht bogenförmig nach distal bis zum Proc. styloideus ulnae verlaufend (Abb. I-146).

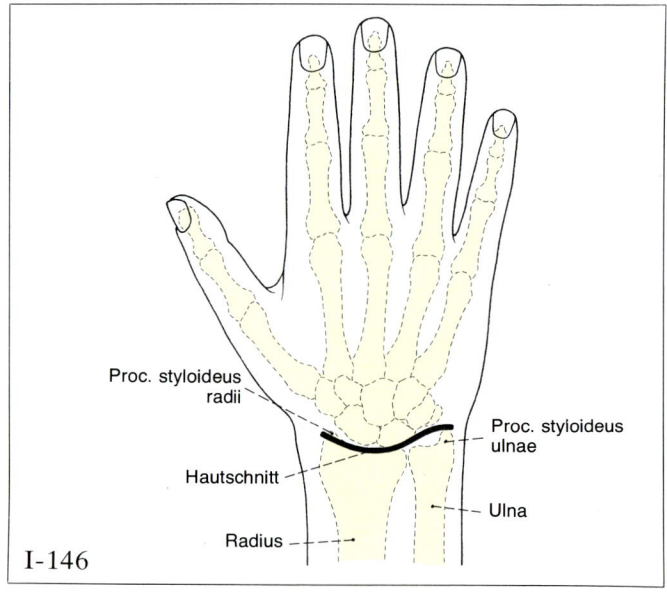
I-146

Handgelenk — Dorsaler Zugang

6. Der mittelständige gerade Hautschnitt ist als Standardzugang anzusehen (Abb. I-144). Er verläuft als 7–8 cm langer Längsschnitt über Handgelenk und Handwurzel in Verlaufsrichtung des 3. Fingerstrahles.
7. Nach Zurückhalten der Haut stellen sich die tiefe Faszie und das Retinaculum extensorum (Ligamentum carpi dorsale) dar (Abb. I-148). Diese werden in Längsrichtung über dem darzustellenden Knochen inzidiert (Abb. I-148).
8. Die darunterliegenden Sehnen des M. extensor digitorum werden nach ulnar und die Sehnen der Mm. extensor pollicis longus, extensor pollicis brevis und abductor pollicis longus nach radial weggehalten (Abb. I-149). Dadurch wird die dorsale Handgelenkkapsel dargestellt, die je nach Operationsziel inzidiert werden kann.

Anmerkung

Der mittelständige Längsschnitt wird allgemein bevorzugt, weil er die Handrückenvenen schont.

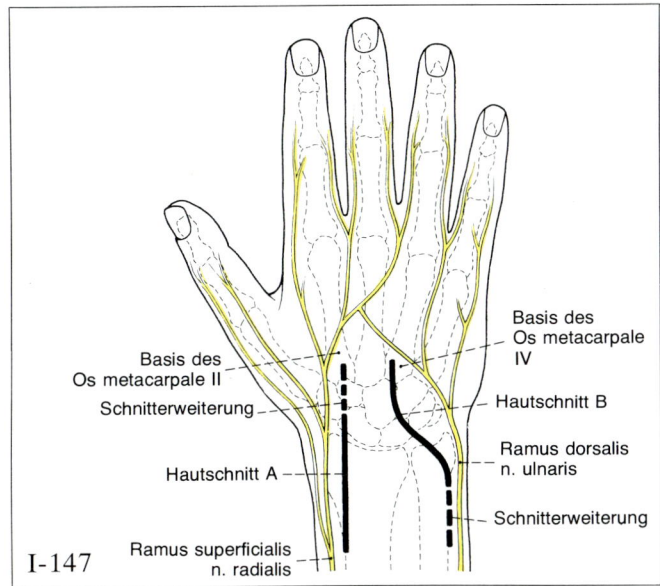

I-147

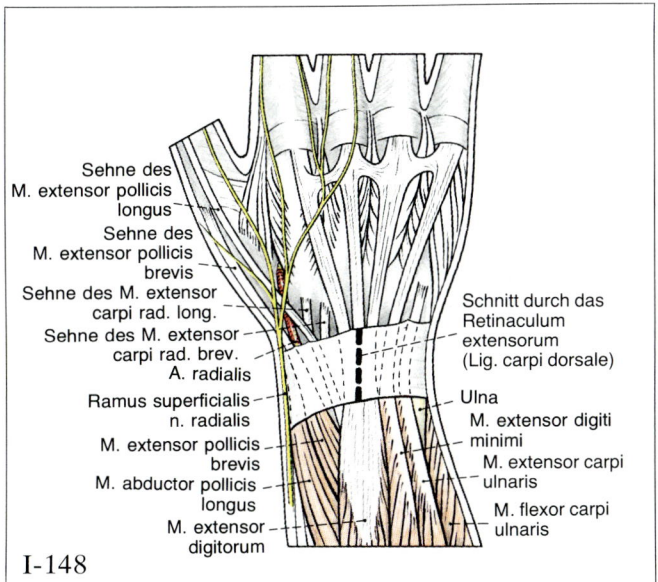

I-148

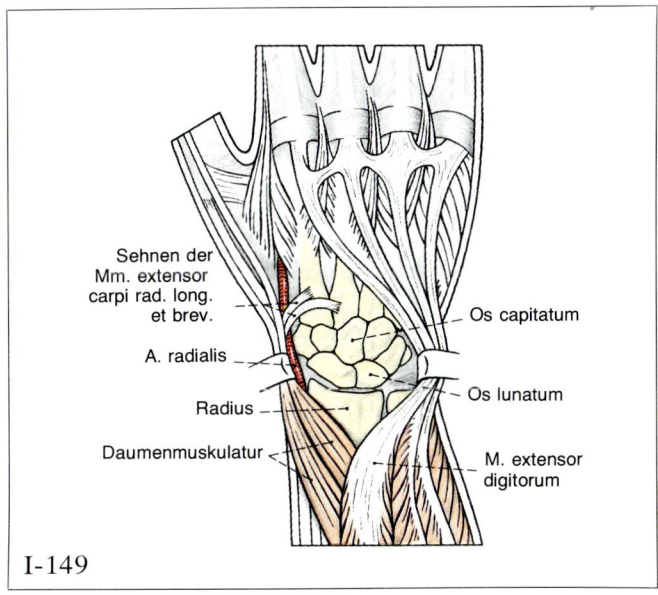

I-149

Handgelenk – Hohlhand

Praktische Anatomie

Topographie und Bezeichnungen

1. Der Handgelenkspalt entspricht ungefähr der Restricta (Abb. I-150), während sich die distale Handgelenkfalte, die Rascetta, an die proximale Begrenzung des Os pisiforme und des Tuberculum ossis scaphoidei anschließt (Abb. I-151).
2. Wichtige, äußerlich palpable Markierungspunkte sind das Os pisiforme auf der Ulnarseite und das Tuberculum ossis scaphoidei auf der Radialseite (Abb. I-151).
3. Die Linea stomachica hat viele Bezeichnungen und wird auch Linea fortunae oder Linea axialis genannt. Sie verläuft in Richtung des 3. Strahles. Der Linie kommt in der praktischen Anatomie keine weitere Bedeutung zu.

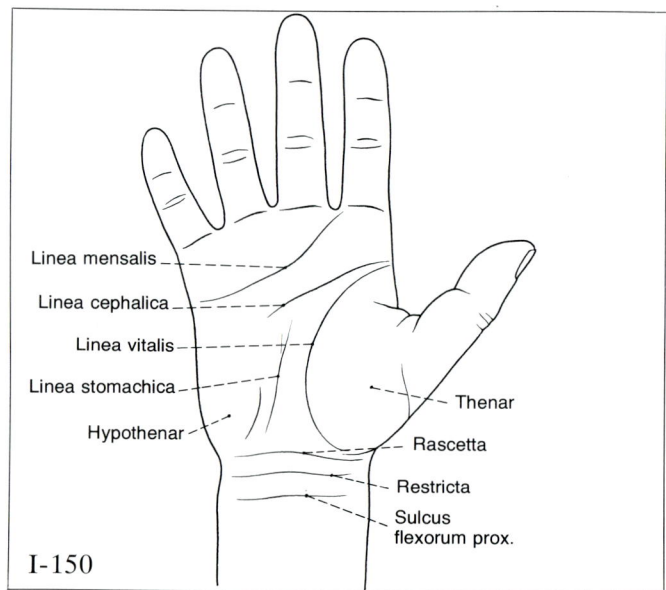

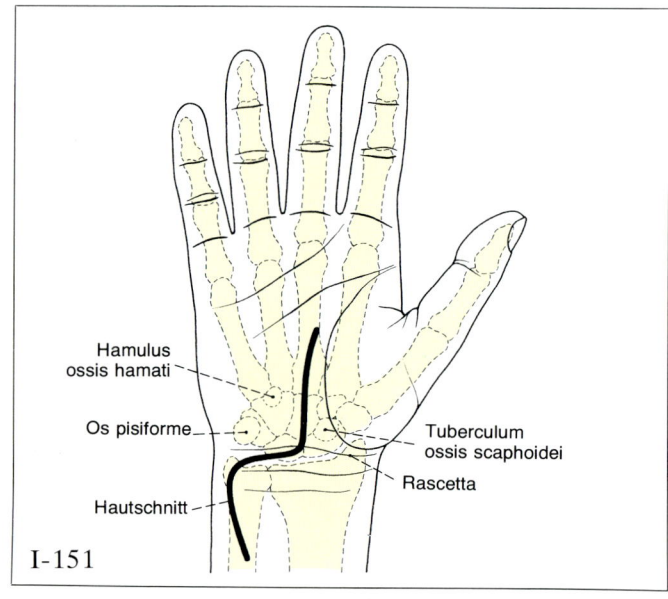

Karpaltunnel-Handgelenk

Volarer Zugang

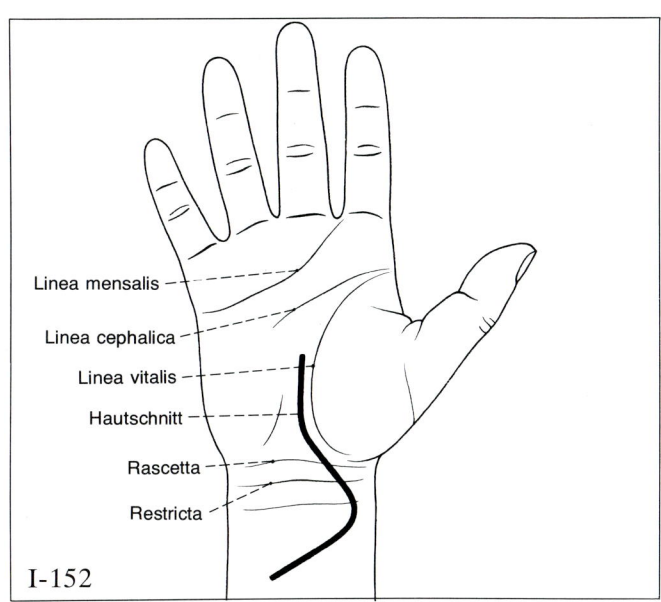

I-152

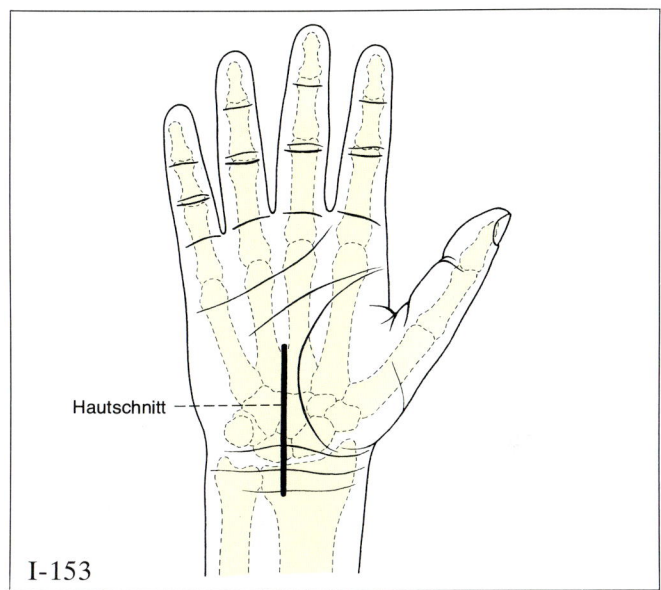

I-153

Indikationen

1. Karpaltunnelsyndrom
2. Tenosynovitis der Beugesehnen
3. Luxation der Handwurzelknochen
4. Nicht verheilte Frakturen von Handwurzelknochen
5. Tumoren
6. Entzündliche Prozesse

Operatives Vorgehen

1. **Bajonettförmiger Hautschnitt,** der zwischen Hypothenar und Thenar auf der Radialseite beginnt, dann parallel zur Handgelenkfalte verläuft und von dort wieder in leicht geschwungener Richtung auf der Ulnarseite endet (Abb. I-151). Oder:
2. **Sogenannter Möwenkopfschnitt,** der peripher dicht parallel zur Daumenballenfalte verläuft und dieser nach radial folgt; dann bogenförmiger Verlauf zur Ulnarseite (Abb. I-152). Der Schnitt ist besonders für das Karpaltunnelsyndrom zur Revision des N. medianus, zur evtl. Tenosynovektomie sowie zur Revision des N. ulnaris geeignet. Oder:
(3.) Etwa 4 cm langer Hautschnitt in Längsrichtung, der zwischen Thenar und Hypothenar etwas ulnarwärts und dann nach proximal verläuft (Abb. I-153). Oder:
4. Transversalschnitt in der distalen Handgelenkfalte. Er verläuft vom Processus styloideus radii zum Processus styloideus ulnae (Abb. I-154). Oder:
5. S-förmige Schnittführung (Abb. I-155).
6. Nach Zurückhalten der Haut werden die tiefe Faszie und das Retinaculum flexorum (Ligamentum transversum, Querband) sichtbar.

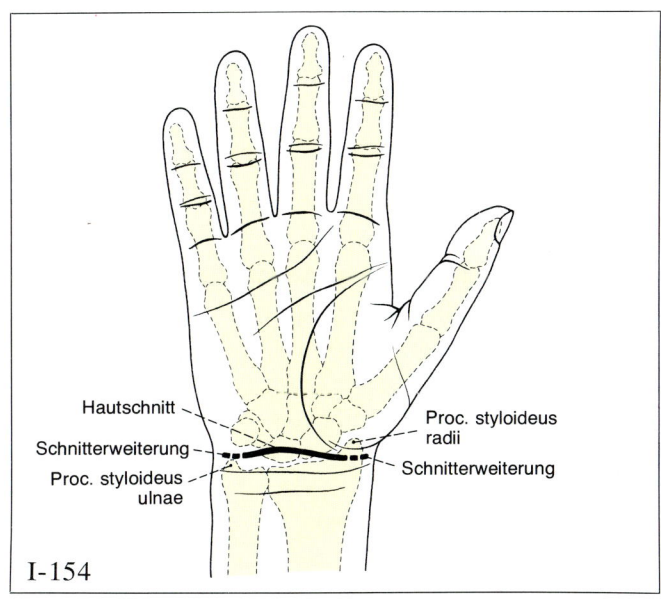

I-154

Karpaltunnel-Handgelenk — Volarer Zugang

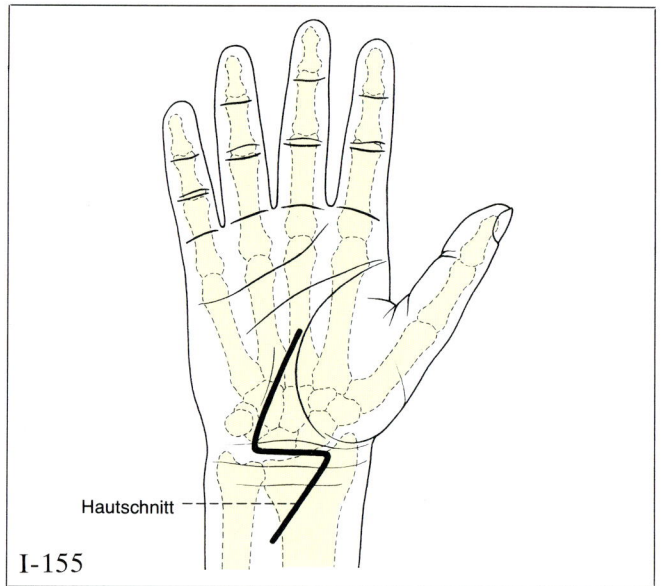

I-155

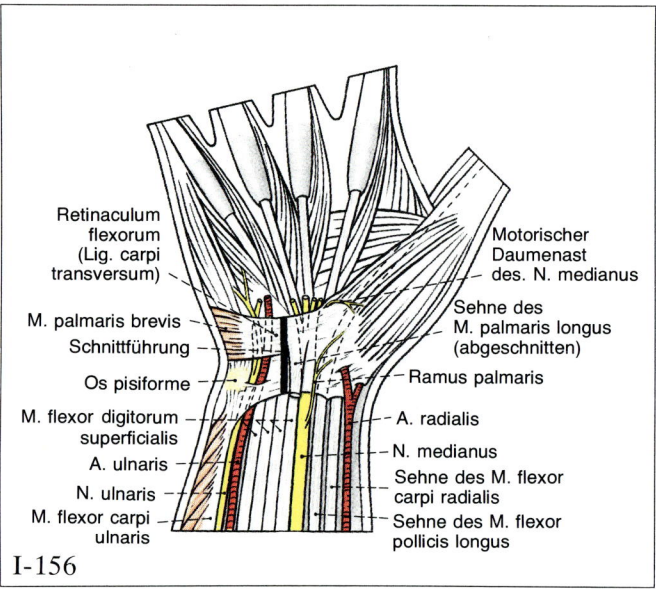

I-156

7. Diese werden in Längsrichtung durchtrennt (Abb. I-156), wobei man sich ulnarwärts hält, um eine Läsion des Ramus palmaris und des N. medianus zu vermeiden. Der Ramus palmaris (siehe dort) durchzieht mit seinen Ästen die radialen Anteile des Retinaculum flexorum. Nach Durchtrennung des Querbandes stellt sich der Karpaltunnel dar mit dem N. medianus und den Sehnen der Flexoren.

8. Situs des Nervs und der arteriellen Gefäße der Hohlhand (Abb. I-157).

9. Die Sehnen des M. flexor digitorum superficialis werden nach ulnar, der N. medianus nach radial weggehalten (Abb. I-158). Dadurch werden die tiefen Flexorensehnen (M. flexor digitorum profundus) dargestellt, welche nach radial weggehalten, den Blick auf die volare Handgelenkkapsel freigeben.

10. Bei vorsichtiger subkutaner Präparation stellt sich auf der Ulnarseite, außerhalb des Karpaltunnels, nach Durchtrennung der Ausläufer des Querbandes, der N. ulnaris mit seinen Ästen in der Loge de Guyon dar.

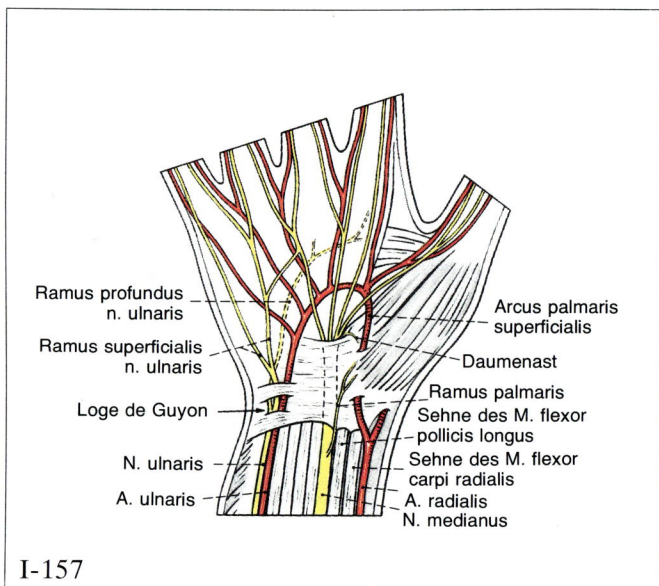

I-157

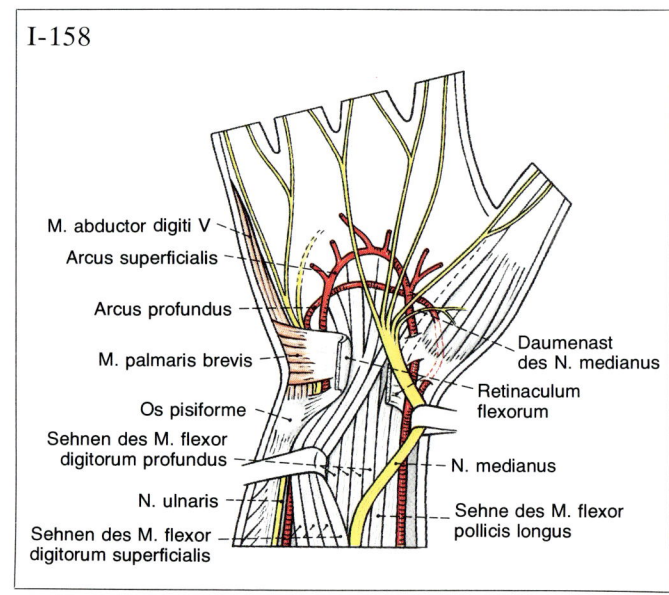

I-158

Anmerkung

1. Der bajonettförmige Hautschnitt oder der Möwenkopfschnitt sind Standardzugänge. Sie ermöglichen eine breite Darstellung und sind im Regelfall dem Längsschnitt vorzuziehen. Letzterer sollte, wenn er benutzt wird, nur sehr kurz sein (zur Vermeidung späterer Narbenkontraktur) oder leicht S-förmig verlaufen.

2. Bei der Schnittführung bzw. der Präparation ist der sensible R. palmaris des Medianusnervs zu berücksichtigen (siehe Ramus palmaris).

3. Besondere Beachtung verdient der motorische Daumenast, der recht variabel verläuft. Er verläßt den Karpaltunnel zumeist selbständig durch eine eigene radial gelegene Austrittspforte am distalen Rand des Retinaculum flexorum.
Bei Wundverschluß sind im Hand- und Fingerbereich Subkutannähte generell verpönt.

Retinaculum flexorum

1. Die übliche Darstellung des Retinaculum flexorum (volares Querband) ist zu schematisch und daher irreführend, was jeder Operateur bestätigen kann.
2. Das „Retinaculum flexorum" des Karpaltunnels besteht im Grunde genommen aus zwei queren Verbindungszügen, die ineinander übergehen (Abb. I-183).
3. In der älteren Anatomie wurden die beiden Abschnitte des Retinaculum flexorum auch getrennt bezeichnet und dargestellt, was in operativer Hinsicht didaktisch günstiger war.
4. Proximal des Os pisiforme liegt dann der ringförmige Verstärkungszug der Fascia antebrachii, das Lig. carpi volare, das sich radial an der Radiusaußenfläche und ulnar am Proc. styloideus ulnae festsetzt. Es führt die Sehnen der Beugemuskeln. Das Lig. carpi volare ist angedeutet zweischichtig (Stratum profundum und Stratum superficiale).
5. An die Querfasern der tiefen Schicht des Lig. carpi volare schließt sich distal das eigentliche Lig. carpi transversum an.
6. Das Lig. carpi transversum ist proximal ausgespannt zwischen dem Tuberculum ossis scaphoidei und Os pisiforme und distal zwischen Tuberculum ossis trapezii und dem Hamulus ossis hamati.
7. Bei der Darstellung des Karpaltunnels sind natürlich alle Abschnitte des Retinaculum flexorum zu durchtrennen.

Ramus palmaris des Medianusnervs

1. Der zarte Ramus palmaris (Abb. I-156, Abb. I-157) versorgt ein Hautareal der proximalen Hohlhand. Bei der Hautinzision wird der Nervenast leicht verletzt. Die Folge kann eine störende kleine Neurombildung sein, die eine Dysästhesie der Hohlhand hervorruft.
2. Eine überlegte Schnittführung kann das Risiko der Verletzung des Ramus palmaris vermindern. Über dem Retinaculum flexorum kann daher der Hautschnitt leicht ulnarwärts (dann etwa in der Achse des Ringfingers) erfolgen. Entsprechende Inzision der Faszie und am ulnaren Rand des Retinaculum flexorum. In diesem Fall liegt der Ramus palmaris im intakten radialen Hautlappen mit Subkutangewebe und Retinakulumanteil.
3. Ebenso leicht verletzt wird der Ramus palmaris bei einer meist unnötigen Resektion des radialen Anteils des Querbandes oder bei Ablösung der Sehne des M. palmaris longus am Übergang zur Palmaraponeurose.
4. Alternativ kann der Ramus palmaris proximal der Handgelenkfalte dargestellt und geschont werden. Sein Abgang erfolgt volar radial (allerdings variabel) vom Hauptstamm des N. medianus ca. 1–1 $^{1}/_{2}$ cm vom proximalen Rand des Retinaculum flexorum entfernt. Bei Unkenntnis kann eine Verwechslung mit dem später abgehenden und ebenfalls zu schonenden motorischen Daumenast erfolgen (Abb. I-156, Abb. I-157).
5. Sollte sich im Einzelfall eine Läsion des Ramus palmaris nicht vermeiden lassen, dann ist eine scharfe Abtrennung direkt distal des Abganges vom N. medianus vorzuziehen. Auf diese Weise wird eine oberflächlich in der Hohlhand liegende Neurombildung vermieden.

Distaler Ulnarisnerv

Loge de Guyon

Volarer Zugang

Indikation

Kompressionssyndrom des N. ulnaris und seiner Äste im Bereich der Loge de Guyon

Operatives Vorgehen

1. Orientierungsmarke ist das gut palpable Os pisiforme.
2. Bajonettförmiger Hautschnitt radial des Os pisiforme (Abb. I-159, Hautschnitt A).
3. Alternativ kurzer Längsschnitt dicht radial des Os pisiforme (Abb. I-159, Hautschnitt B).
4. Danach vorsichtiges Präparieren des Gefäßnervenbündels unter Durchtrennung der Ausläufer der Fascia antebrachii (Lig. carpi volare), während das Retinaculum flexorum den Boden der Loge bildet (Abb. I-160).

Anmerkung

1. Gegebenenfalls ist bei der Präparation der feinen Äste des Ulnarisnervs eine Lupenbrille zu benutzen.
2. Die Präparation des distalen Ulnarisnervs in der Loge de Guyon im Zusammenhang mit einem Karpaltunnelsyndrom bedarf keines zusätzlichen Hautschnittes.

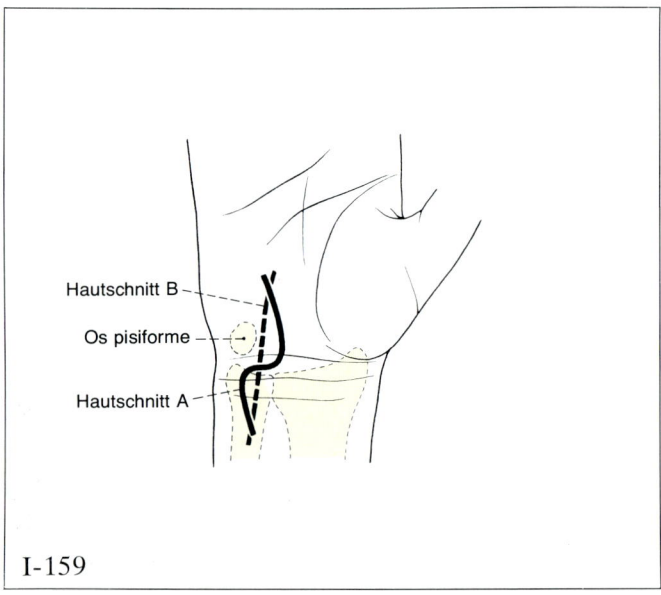

I-159

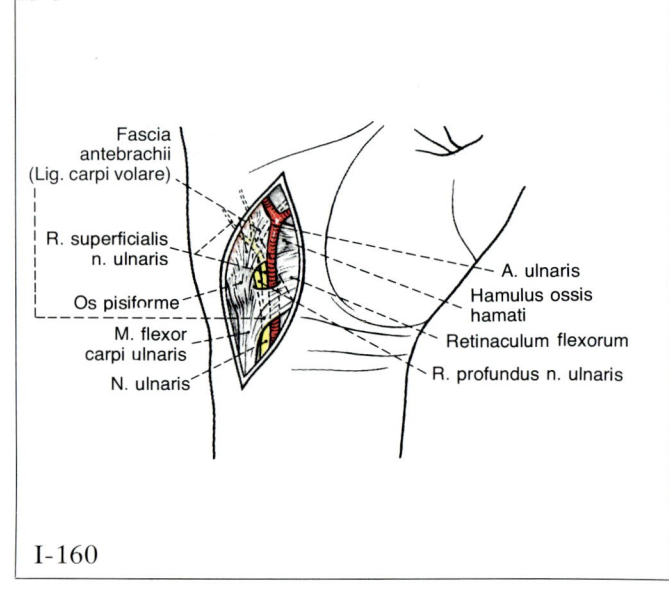

I-160

Radialer Handgelenkbereich – Tabatière
(Fovea radialis)

Praktische Anatomie

Situative Topographie mit Darstellung der wichtigen differenten Strukturen im radialen Handgelenkbereich (Abb. I-161).

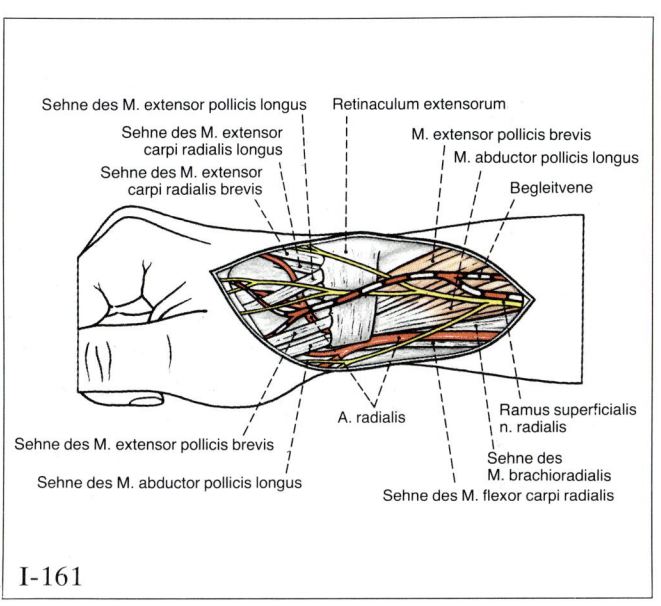

Tabatière – Daumenstrecksehnen

Indikationen

1. Tendovaginitis stenosans de Quervain
2. Tendovaginitis des M. extensor pollicis longus
3. Sehnenrupturen

Operatives Vorgehen

1. Radialer Hautschnitt über dem distalen Radius in Längsrichtung entsprechend dem Verlauf der Daumensehnen (Abb. I-162, Hautschnitt A).
2. Alternativ quer verlaufender Hautschnitt in Höhe der radialen Ausläufer des Retinaculum extensorum (Abb. I-162, Hautschnitt B).
3. Spaltung des Retinaculum extensorum in Längsrichtung (Abb. I-163). Darstellung der Daumensehnen, die durch passiven Sehnenzug identifiziert werden können.

Anmerkung

1. Vielfach wird der quere Hautschnitt bevorzugt.
2. Im ersten Sehnenfach verlaufen die Sehnen des M. abductor pollicis longus und des M. extensor pollicis brevis. Hier kommen Anomalien vor. Wichtig ist, daß gegebenenfalls alle Abschnitte des ersten Sehnenfachs eröffnet werden.
3. Die Sehne des M. extensor pollicis longus verläuft im dritten Sehnenfach. Sie verläßt häufig das Retinaculum flexorum durch eine separate Austrittspforte, kurz nach ihrer Umbiegung am Tuberculum Listeri (anatomisch: Tuberculum dorsale), der läsionalen Prädilektionsstelle der Sehne.
4. Keine Subkutannähte, die die feinen Radialisäste verletzen könnten.

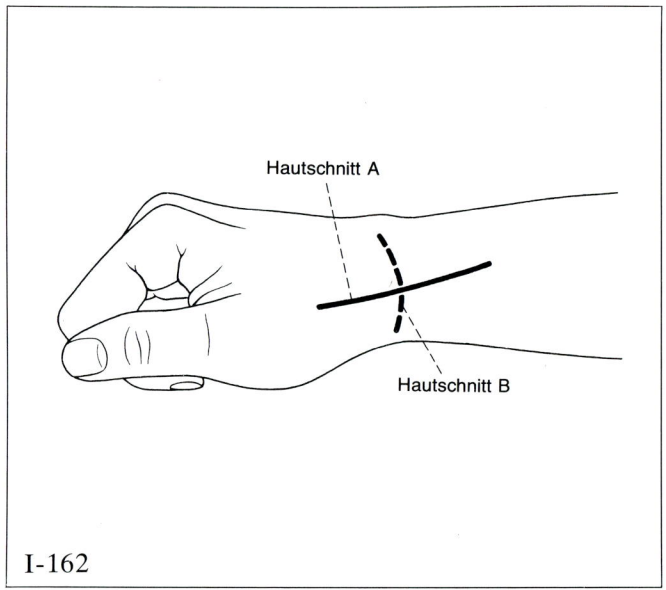

I-162

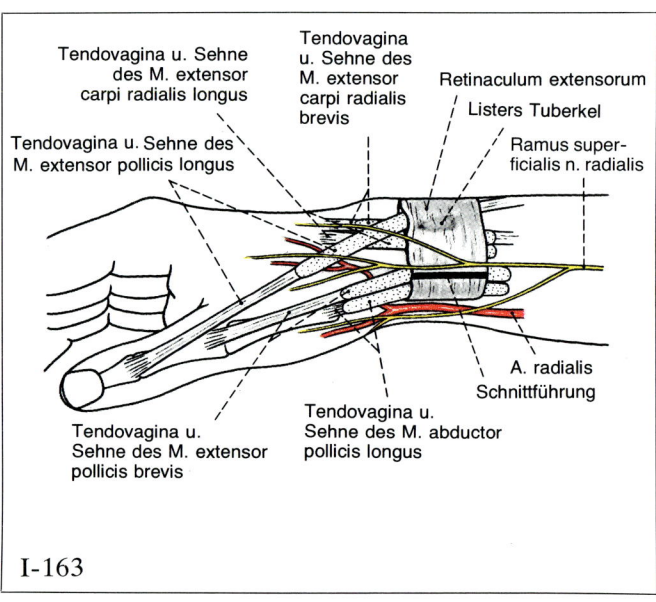

I-163

G. Hand

Handwurzel

Praktische Anatomie

Dorsaler Aspekt der Topographie der knöchernen Elemente des Handgelenkes und der Handwurzel (Abb. I-164).

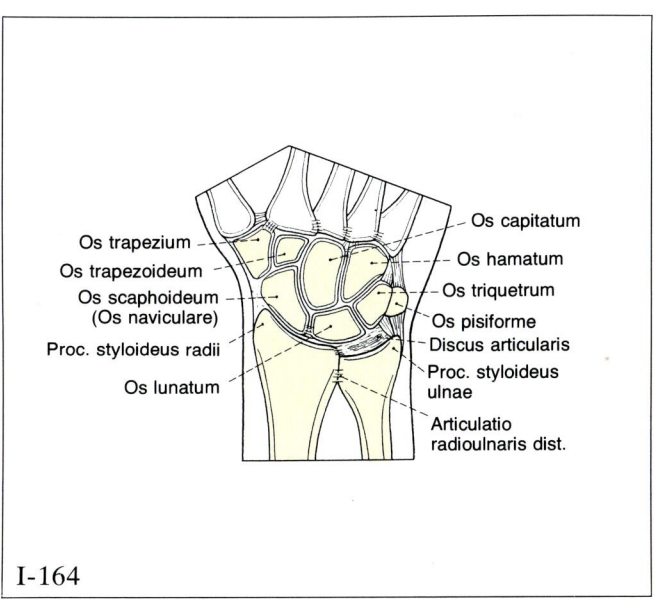

I-164

Kahnbein – Os scaphoideum (Os naviculare)

Medialer Zugang

Indikationen

1. Frakturen des Os scaphoideum
2. Luxation des Os scaphoideum
3. Pseudarthrose des Os scaphoideum

Operatives Vorgehen

1. Hautschnitt von etwa 5 cm Länge an der Radialseite des Handgelenkes zwischen den Sehnen des M. extensor pollicis longus und des M. extensor pollicis brevis in der Tabatière. Der Schnittmittelpunkt soll über dem Tuberculum ossis navicularis liegen (Abb. I-165).
2. Alternativ kann ein bogenförmiger Schnitt in der Tabatière mit einer queren radiusnahen Weiterführung gewählt werden (Abb. I-166).
3. Nach Zurückhalten der Haut stellen sich die tiefe Faszie und das Retinaculum extensorum (Ligamentum carpi dorsale) dar (Abb. I-167). Diese werden längs durchtrennt; dabei werden die darunterliegenden Sehnen der Mm. extensor pollicis brevis und abductor pollicis longus sichtbar.
4. Diese sowie die A. radialis werden nach volar weggehalten (Abb. I-168). Die Sehne des M. extensor pollicis longus wird nach dorsal gehalten (Abb. I-168).
5. Dann wird durch Längsdurchtrennung der Kapsel der laterale Teil des Handgelenkes dargestellt.
6. Identifikation des Skaphoids (evtl. mit Röntgenkontrolle).

Anmerkung

1. In der Tabatière Schonung der sensiblen Ausläufer des Ramus superficialis des N. radialis.
2. Der Hautschnitt kann auch als dorsomedialer Randschnitt geführt werden.

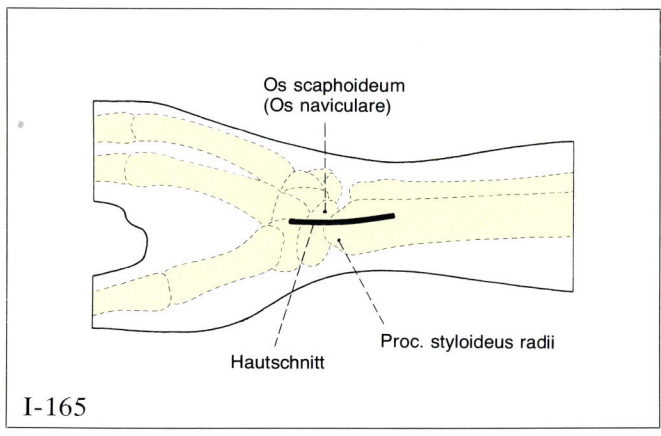

I-165

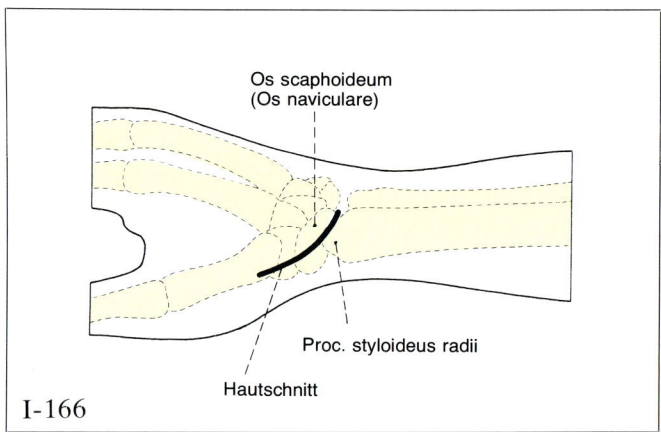

I-166

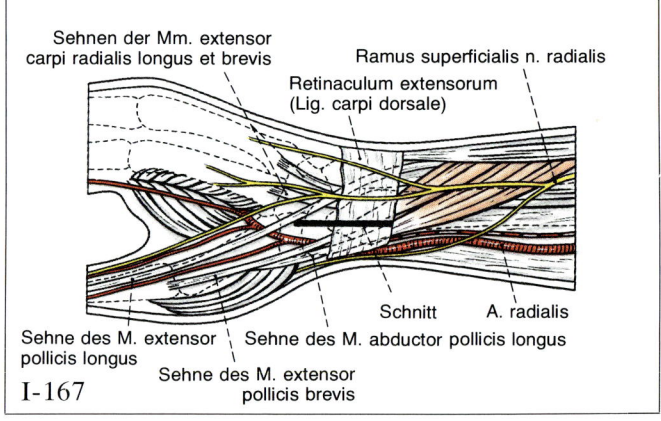

I-167

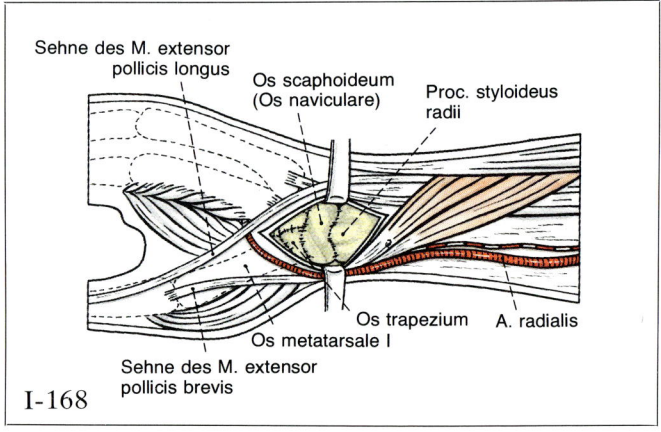

I-168

Kahnbein – Os scaphoideum — Volarer/Querer Zugang

Volarer Zugang

Indikationen

Dieselben wie beim medialen Zugang

Operatives Vorgehen

1. Kurze gerade Schnittführung über dem volaren Handgelenkspalt radial des M. flexor carpi ulnaris, die dann hakenförmig nach ulnar umbiegt und zwischen Thenar und Hypothenar endigt (Abb. I-169).
2. Die Sehne des M. flexor carpi radialis wird zusammen mit der A. radialis nach radial weggehalten, die Fingerbeugesehnen und der N. medianus nach ulnar (Abb. I-170).
3. Eröffnung der Kapsel des Handgelenkes durch Schnittführung in Längsrichtung.
4. Identifikation und Darstellung des Os scaphoideum.

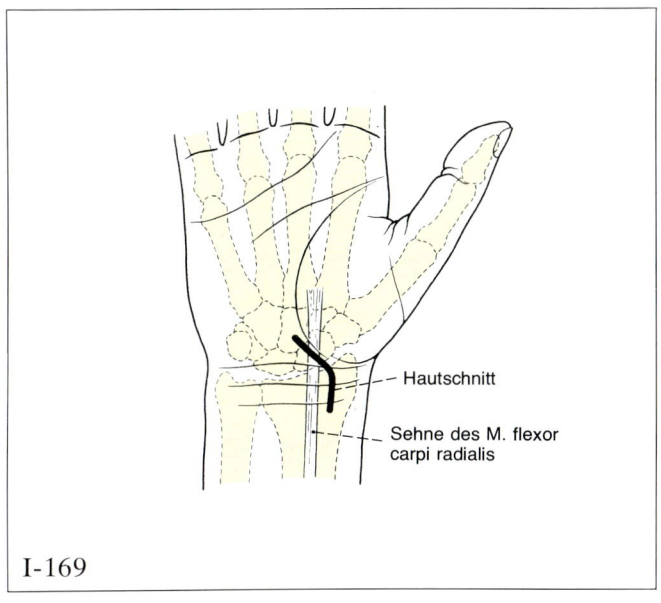

I-169

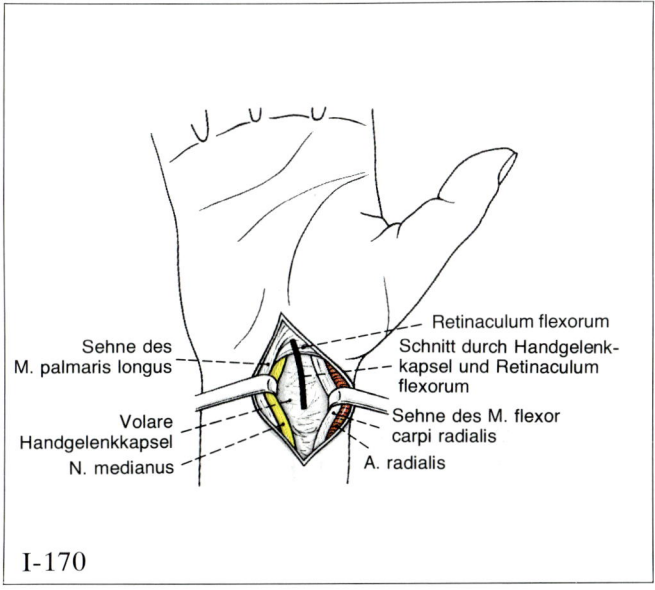

I-170

Alternativ

Querer Zugang

1. Zur Darstellung des Os scaphoideum kann auch ein querer Hautschnitt benutzt werden, der in Höhe der Spitze des Proc. styloideus radii (Abb. I-171) liegt.
2. Die Sehne des M. flexor carpi radialis wird Z-förmig durchtrennt (Abb. I-171).
3. Die Kapsel des Handgelenkes wird vom Proc. styloideus radii bis zum Kahnbein abgelöst.
4. Gegebenenfalls kann der Proc. styloideus radii abgetragen werden. Vorher wird das Lig. collaterale radiale gelöst und die Sehnen des M. abductor pollicis longus und des M. extensor pollicis brevis werden nach Eröffnung des ersten Sehnenfaches beiseite gehalten.

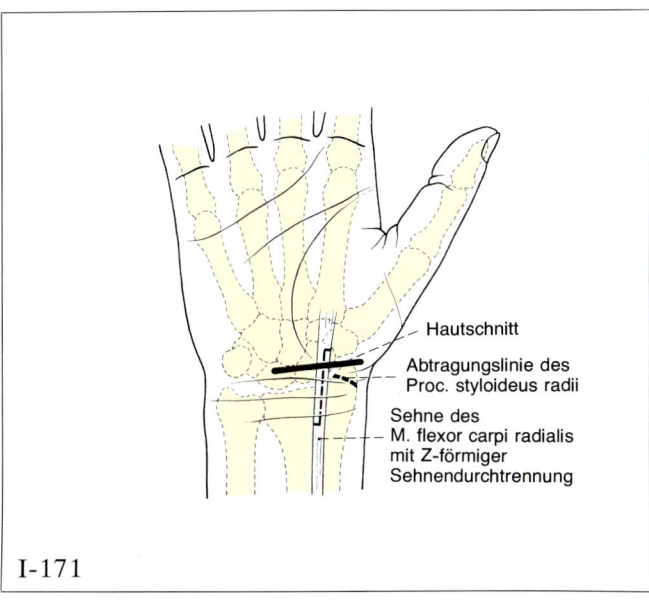

I-171

Mondbein – Os lunatum

Dorsaler Zugang

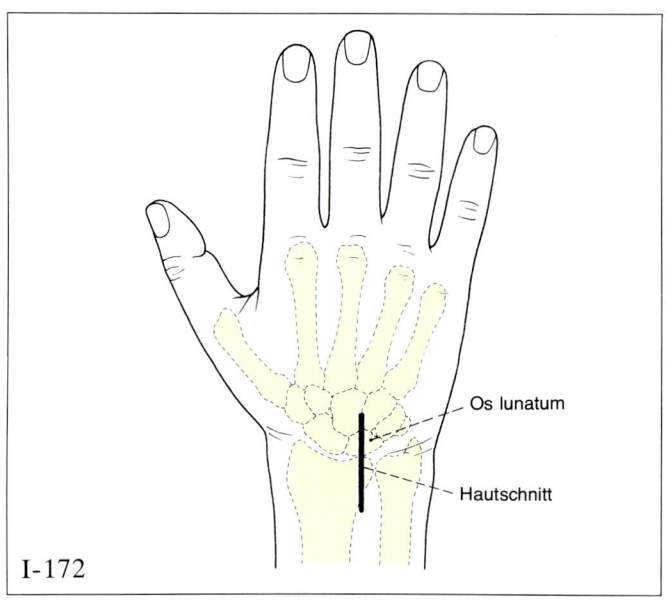

I-172

Indikationen

1. Lunatummalazie
2. Endoprothetik des Os lunatum
3. Verschiebeplastik des Os capitatum

Operatives Vorgehen

1. Etwa 5 cm langer Längsschnitt zwischen dem 3. und 4. Strahl (Abb. I-172) entsprechend dem dorsalen Handgelenkzugang.
2. Beiseitehalten der Strecksehnen und Eingehen zwischen M. extensor pollicis longus und M. extensor digitorum.
3. Quere Kapselinzision mit türflügelartiger Erweiterung nach distal. Später Kapselverdoppelung bei der Vernähung.

falte (Rascetta) zwischen Proc. styloideus ulnae und Proc. styloideus radii (Abb. I-173).
2. Spalten der Unterarmfaszie. Weghalten der Sehne des M. flexor carpi radialis und des M. palmaris longus sowie des N. medianus nach radial, der Fingerbeugesehnen nach ulnar, nach erfolgter proximaler Spaltung des Retinaculum flexorum.
3. Nach Eröffnung der volaren Gelenkkapsel stellt sich das Os lunatum dar.

Anmerkung

Vergleiche Zugang zum Karpaltunnel

Alternativ

Volarer Zugang

Indikationen

1. Siehe dorsaler Zugang
2. Perilunäre Luxation

Operatives Vorgehen

1. Querer gerader oder leicht geschwungener querverlaufender Hautschnitt in der distalen Handgelenk-

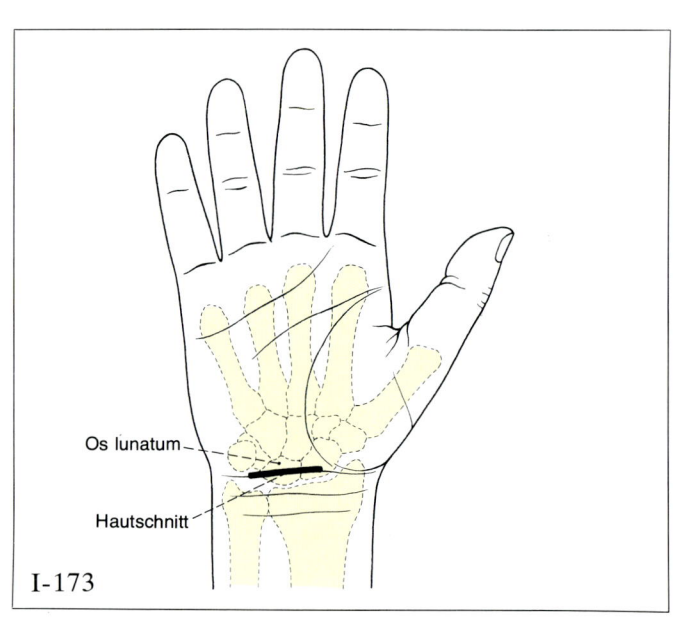

I-173

Os trapezium – Daumensattelgelenk
(Os multangulum majus)

Dorsaler Zugang

Indikationen

1. Arthrodese
2. Resektionsarthroplastik
3. Endoprothetik

Operatives Vorgehen

1. Etwa 5 cm langer Hautschnitt in der Tabatière parallel zum Verlauf der Sehnen der Mm. abductor pollicis longus et extensor pollicis brevis (Abb. I-174).
2. Sorgfältige Identifikation und Schonung der Ausläufer des Ramus superficialis des N. radialis und der kleinen Gefäße.

Anmerkung

1. Vergleiche den Zugang zur Tabatière
2. Siehe volarer Zugang zum Metakarpale I

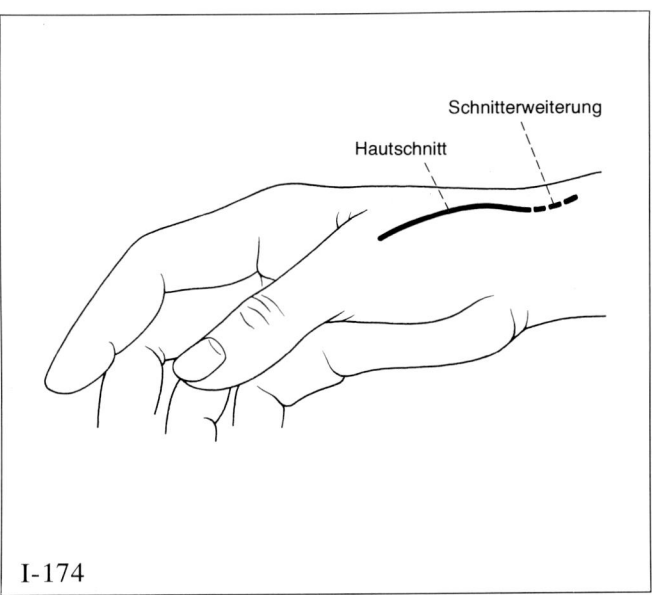

I-174

Metakarpale I – Daumensattelgelenk

Volarer Zugang

Indikationen

1. Frakturen des Os metacarpale I
2. Bennettsche Fraktur
3. Tumoren
4. Rhizarthrose (Arthrodese, Endoprothetik)

Operatives Vorgehen

1. Bogenförmige volarradiale Schnittführung entsprechend Abbildung I-175.
2. Erweiterungsmöglichkeit nach distal und proximal.
3. Zur Ablösung der Daumenmuskulatur längsgerichteter radial randständiger Periostschnitt am Metakarpale I. Abschieben der Daumenmuskulatur hohlhandwärts (Abb. I-176).
4. Am dorsoradialen Rand werden die Sehnen der Mm. abductor pollicis longus und pollicis brevis sichtbar.

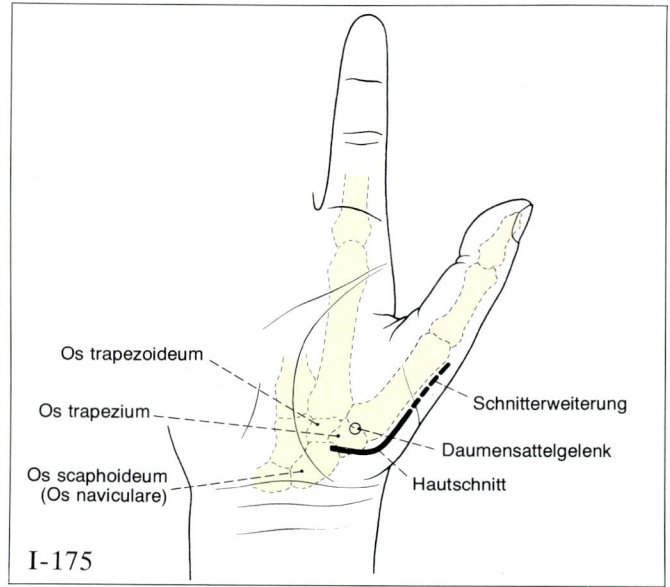

I-175

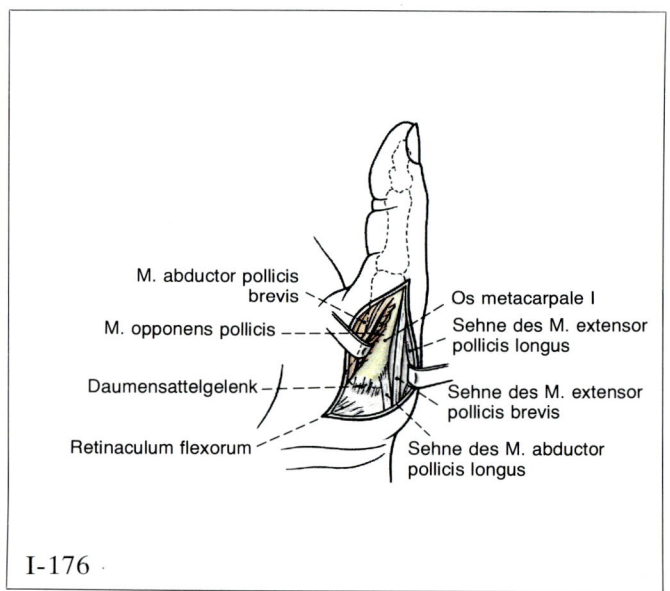

I-176

Lange Daumenbeugersehne

Volarer Zugang

Indikationen

1. Schnellender Daumen (Trigger Daumen)
2. Pollex rigidus

Operatives Vorgehen

1. Kurzer querer Hautschnitt in Höhe der volaren Gelenkfalte des Daumengrundgelenkes (Abb. I-177), möglichst über dem meist zu palpierenden Sehnenknoten der Sehne des M. flexor pollicis longus.
2. Die Schnittführung muß sehr oberflächlich liegen, da sonst bereits beim Hautschnitt das benachbarte mediale oder laterale Gefäßnervenbündel verletzt werden kann (Abb. I-178).
3. Spaltung der ringförmigen Verstärkungszüge (Lig. anulare; anatomisch: Pars anularis vaginae fibrosae) der fibrösen Sehnenscheide und weitere breite Eröffnung in Längsrichtung.

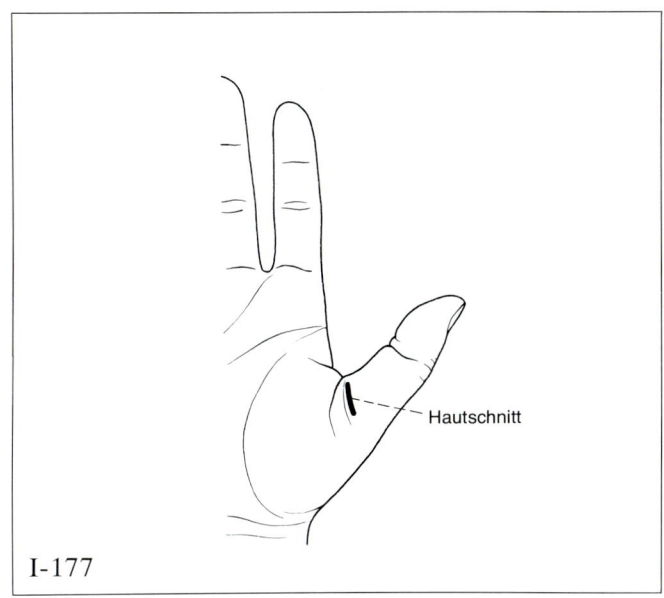

I-177

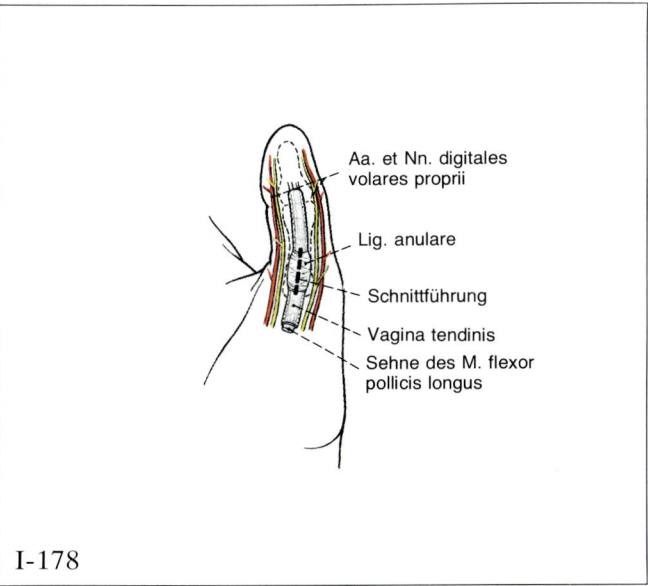

I-178

Spannungslinien der Hohlhand

1. Der Hautschnitt erfolgt in der Hohlhand nach Möglichkeit in der Spannungsrichtung der Haut. Über die Spannungslinien orientiert die Abbildung I-179. Noch wichtiger sind die Beugefalten der Hohlhand und der Finger.
2. Die Berücksichtigung der Spannungslinien führt zu kosmetisch unauffälligen Narben, die auch bei der natürlichen späteren Narbenschrumpfung keine unerwünschte Kontrakturneigung hervorrufen. Am günstigsten ist eine Schnittführung, die parallel zu den Spannungslinien verläuft.

Hohlhand – Palmaraponeurose

3. Bei der nicht vermeidbaren Überkreuzung der Spannungslinien (und der Beugefalten der Finger und der Hohlhand) soll die Schnittführung diese nicht senkrecht, sondern schräg wie bei dem Zickzackschnitt überqueren.
4. Die vom Hautschnitt in der Richtung abweichende Präparation in der Tiefe darf nicht dazu führen, daß bei der Unterminierung, die ohnehin nur sehr begrenzt erfolgen darf, das subkutane Fettgewebe von der Haut abgelöst wird, also auf der Unterlage verbleibt. In diesem Fall bestände Nekrosegefahr für die Haut.
5. Bei Wundverschluß sind im Hand- und Fingerbereich Subkutannähte generell nicht erwünscht.

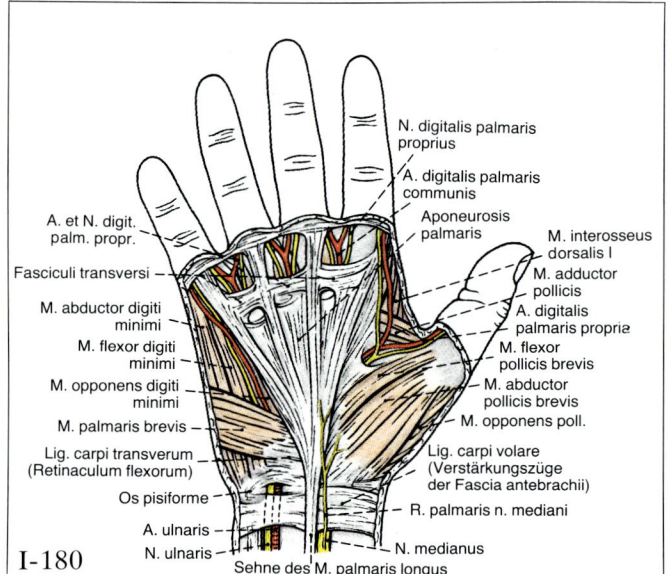

Palmaraponeurose

Praktische Anatomie

1. Die situative Topographie der zweiten Schicht gibt die Abbildung I-180 wieder.
2. Äußere Orientierungslinie ist die ulnar der Sehne des M. extensor carpi radialis palpable Sehne des M. palmaris longus.
3. Das Retinaculum flexorum liegt eine Ebene unter der Sehne des M. palmaris longus bzw. der Palmaraponeurose.
4. Das „Retinaculum flexorum" besteht aus zwei Abschnitten, deren getrennte Bezeichnung in der neuen anatomischen Nomenklatur fallengelassen wurde zu Lasten der operativ didaktischen Bedeutung. (Siehe Retinaculum flexorum in Zusammenhang mit dem Karpaltunnel.)
5. Es ist proximal der ringförmige Verstärkungszug der Fascia antebrachii, das Lig. carpi volare, deren oberflächliche Schicht Verbindungszüge zur Sehne des M. palmaris longus aufweist und distal das Lig. carpi transversum, das von radial zum Os pisiforme bzw. Hamulus ossis hamati zieht (Abb. I-180).

Hohlhand – Palmaraponeurose

Digitopalmarer Zickzack-Schnitt
nach *Bruner*

Indikationen

1. Dupuytrensche Krankheit – Partielle oder radikale Fasziektomie
2. Revision der Beugesehnen

Operatives Vorgehen

1. Der longitudinale Zickzack-Schnitt ist der Standardzugang (Abb. I-181).
   Diese „VW-Inzision" berücksichtigt die Langerschen Spannungslinien der Haut (Abb. I-179) und ermöglicht einen breiten Überblick auf die Palmaraponeurose und deren digitale Ausläufer (Abb. I-180).
2. Im Fingerbereich ist an der Stelle der Richtungsänderung der Schnittführung das jeweilige volare Gefäßnervenbündel zu beachten und zu schonen.
3. Die Abwinkelung der Schnittführung liegt jeweils am Ende einer Beugefalte.
4. Für die begrenzte Darstellung genügen Teilabschnitte der Schnittführung.
5. Eine Erweiterungsmöglichkeit nach proximal bietet die Fortsetzung der Schnittführung über dem Karpaltunnel als Bajonettschnitt (Abb. I-182).

Anmerkung

1. Der Zickzack-Schnitt vermittelt einen übersichtlichen Zugang, der bei Beachtung der volaren seitlichen Gefäßnervenstränge am Finger später keine Gefühlsstörungen und auch keine Narbenkontrakturen hervorruft.
2. Der Zickzack-Schnitt kann nach *Bruner* winkelig oder nach *Littler* mit gerundeten Ecken angelegt werden.

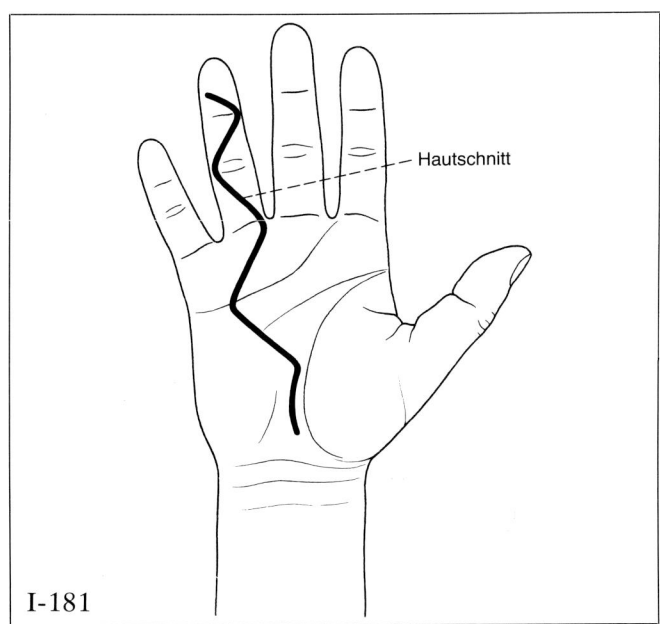

I-181

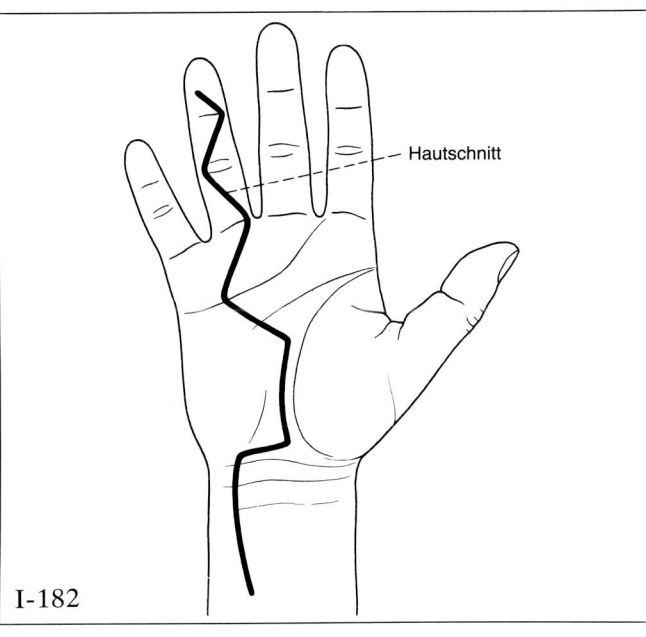

I-182

Hohlhand – Palmaraponeurose — Y-Schnitt

Alternativ

Y-Schnitt
nach *Millesi*

Operatives Vorgehen

1. Im Bereich der Hohlhand ist der Y-Schnitt (Abb. I-183) eine Alternative. Diese Schnittführung berücksichtigt, daß die Gefäßversorgung der Haut der Hohlhand von der Peripherie herkommt. Damit verringert sich insbesondere bei schlechten Hautverhältnissen die Gefahr der Hautnekrose.
2. Die digitale Erweiterung ist durch Zickzack-Schnitte möglich (Abb. I-184).

Anmerkung

1. In der Hohlhand konkurriert der Y-Schnitt mit dem VW-Schnitt und mit den multiplen Z-Schnittplastiken.
2. Z-Schnittplastiken nach *Iselin* sind in der Hohlhand eher selten angezeigt. Sie können aber an den Fingern, besonders über den Gelenken bei Kontrakturen sinnvoll sein. Eine Voraussetzung ist die gute Hautqualität.

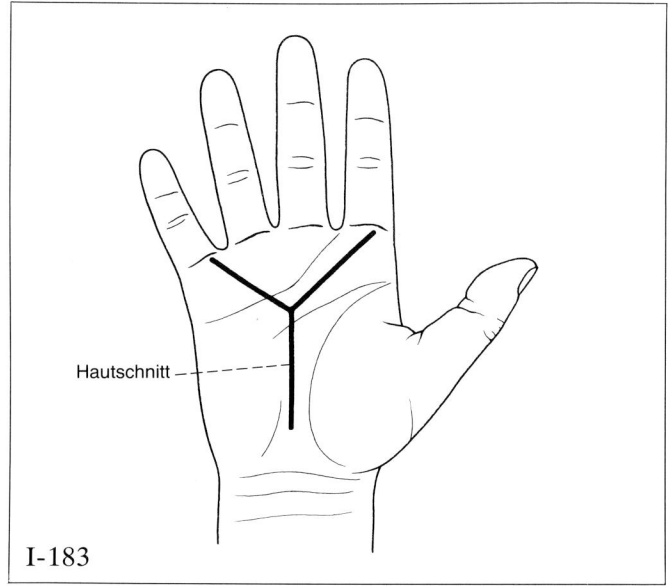

I-183

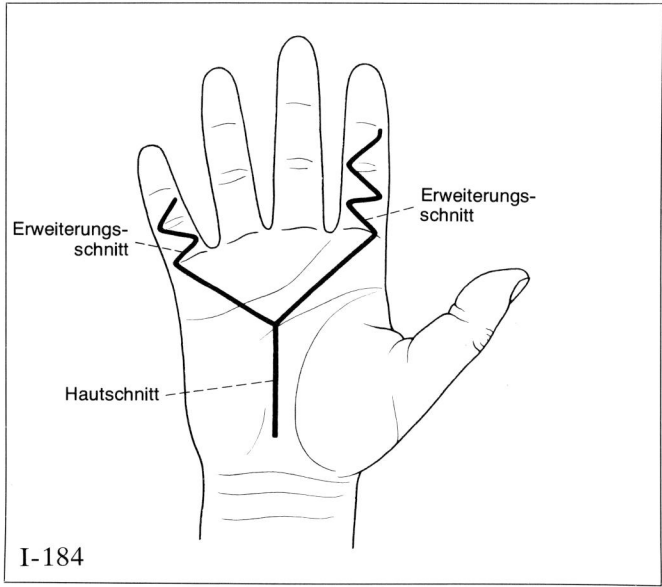

I-184

Weitere volare Zugangswege
Übersicht

Abb. I-185, Nr. *1–7*

1. Schnittführung an der Daumenbasis.
2. Radialständiger medioaxialer Hautschnitt am Daumen (siehe auch Fingerschnitte).
3. Hautschnitt zur Darstellung der Beugesehnenscheide des Daumens, z.B. beim schnellenden Daumen. Man beachte den seitlichen Gefäßnervenverlauf. (Siehe auch lange Daumenbeugersehne.)
4. Hautschnitt zur Darstellung von Strukturen im Bereich des Daumenballens.
5. Hautschnitt zur Darstellung von Strukturen im Bereich der mittleren Handfläche.
6. Bajonettschnitt mit distaler Weiterführung zur ausgedehnten Darstellung von Hohlhand und Karpaltunnel.
7. Querverlaufender Hautschnitt zur Darstellung der distalen Palmaraponeurose. Bei der Dupuytrenschen Krankheit nur noch berechtigt in der „open palm"-Technik, d.h. wenn der Schnitt bei Kontrakturneigung nicht vernäht wird, sonst Verwendung des digitopalmaren Standardzugangs.

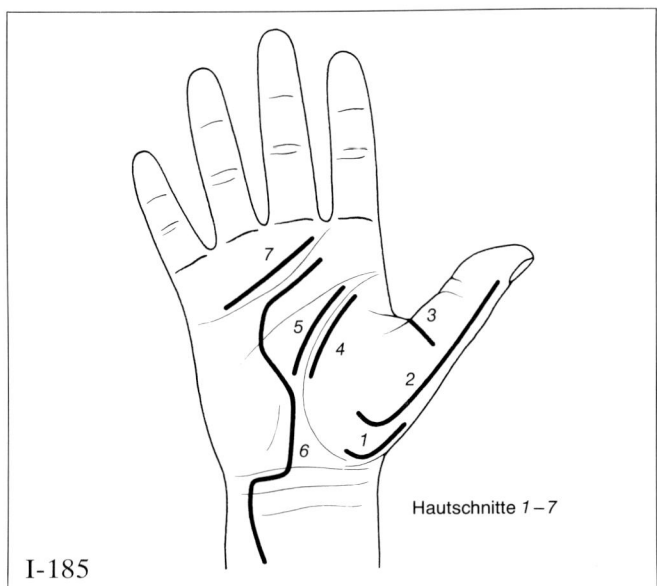

I-185 Hautschnitte *1–7*

Hohlhand

Breiter volarer Zugang nach *Kanavel*

Indikationen

1. Bakterielle Tendovaginitis
2. Tuberkulöses Zwerchsackhygrom

Operatives Vorgehen

1. Eine extensive Darstellung mit breiter Übersicht wird durch den besonderen Bajonettschnitt ermöglicht, der distal in einen leicht schrägen Querschnitt übergeht (Abb. I-186).
2. Auf diese Weise werden 2 Lappen gebildet, proximal ein radialständiger und distal ein ulnarständiger Lappen, die jeweils in Pfeilrichtung (Abb. I-186) mobilisiert und umgeschlagen werden.
3. Die Hautlappen dürfen nicht ausgedünnt werden. Das Subkutangewebe verbleibt am Hautlappen, was besonders bei größerer Entfernung vom Hautschnitt notwendig ist. Es besteht sonst Nekrosegefahr für die Haut.

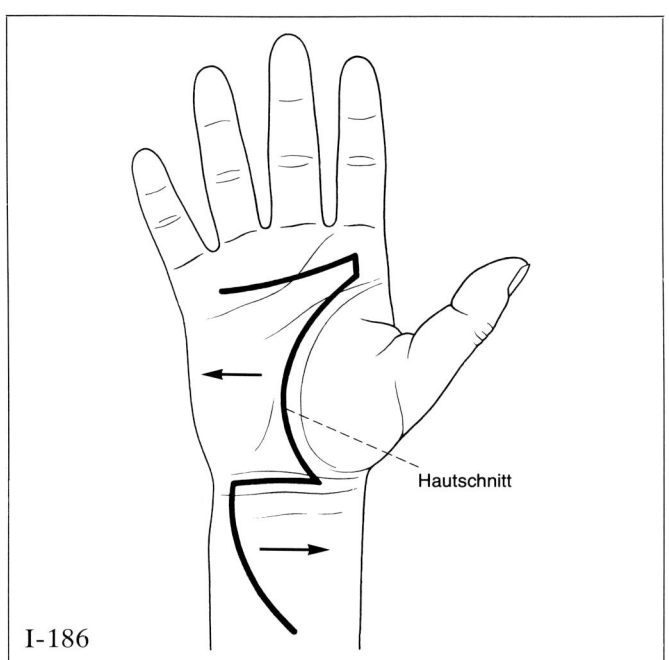

I-186

Distale Hohlhand

Querer Zugang

Indikationen

1. Schnellender Finger
2. Sogenanntes Anularligamentganglion

Operatives Vorgehen

1. Querer Hautschnitt auf halber Höhe zwischen der proximalen Fingerbeugefalte und der distalen Beugefalte der Hohlhand, der Linea mensalis (siehe Abb. I-187, Hautschnitt A).
2. Vorsichtige Präparation des Lig. vaginale (anatomisch: Vagina fibrosa) der Sehnenscheide der Fingerbeugesehnen, da das Gefäßnervenbündel zu beiden Seiten dicht benachbart ist (Abb. I-188).
3. Spaltung des Lig. vaginale entsprechend Abb. I-188. Häufig sind proximal und distal weitere ringförmige Faserstrukturen des Stratum fibrosum (Lig. anulare; anatomisch: Pars anularis vaginae fibrosae) der Sehnenscheide vorhanden, die auch gespalten werden müssen.

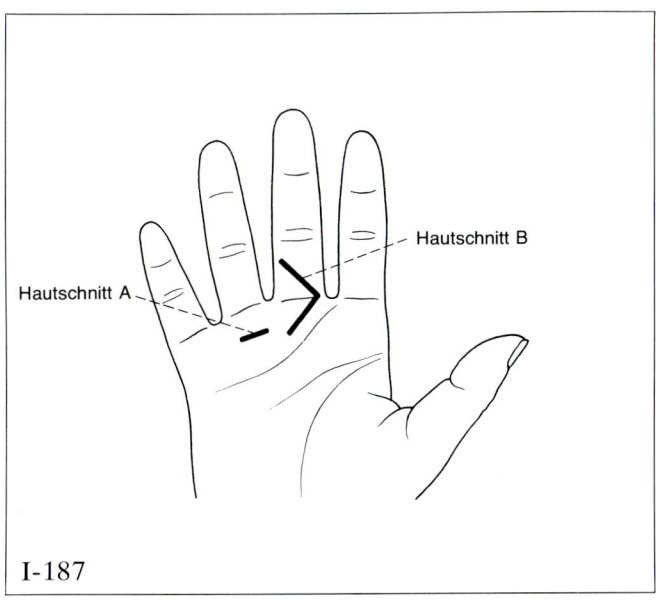

I-187

Alternativ

Für die ausgedehnte Darstellung ist ein Winkelschnitt zweckmäßig, der medial oder lateral die Beugefalte kreuzt (Abb. I-187, Hautschnitt B).

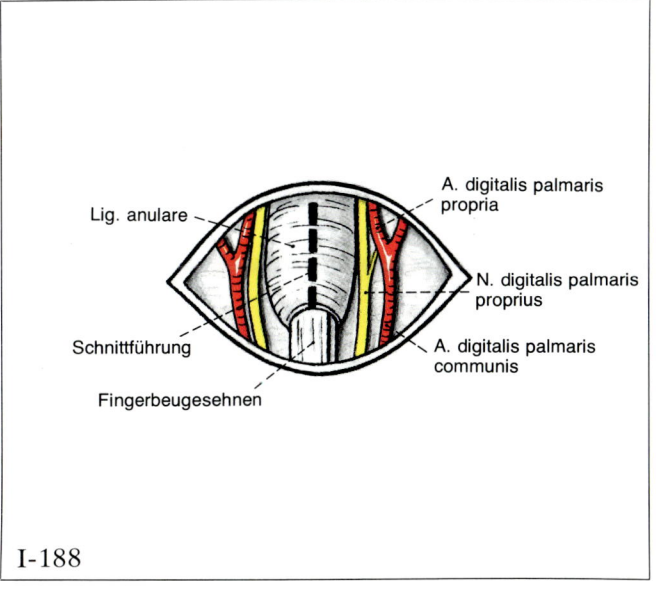

I-188

Handrücken

Spannungslinien der Haut

1. Verlauf der Spannungslinien der Haut entsprechend der Abbildung I-189.
2. Bei der Schnittführung am Handrücken sind die Spannungslinien nach Möglichkeit zu berücksichtigen.
3. Parallel zu den Spannungslinien verlaufende Schnittführungen ergeben unauffällige Narbenverhältnisse.
4. Eine notwendige Überkreuzung der Spannungslinien erfolgt nicht rechtwinklig, sondern schräg.

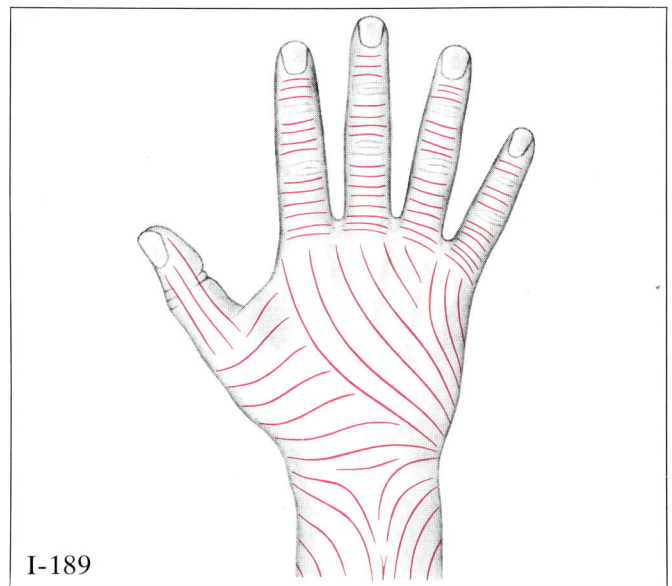

I-189

Mittelhand – Metakarpalia II–V

Dorsaler Zugang

Indikation

Frakturen der Metakarpalia

Operatives Vorgehen

1. Auf dem Handrücken längsverlaufende Schnittführungen entsprechend Abbildung I-190.
2. Die Schnittführung erlaubt die Darstellung von jeweils zwei Metakarpalia.
3. Zur Darstellung des Metakarpophalangealgelenkes ist eine winkelförmige türflügelartige Schnitterweiterung möglich.

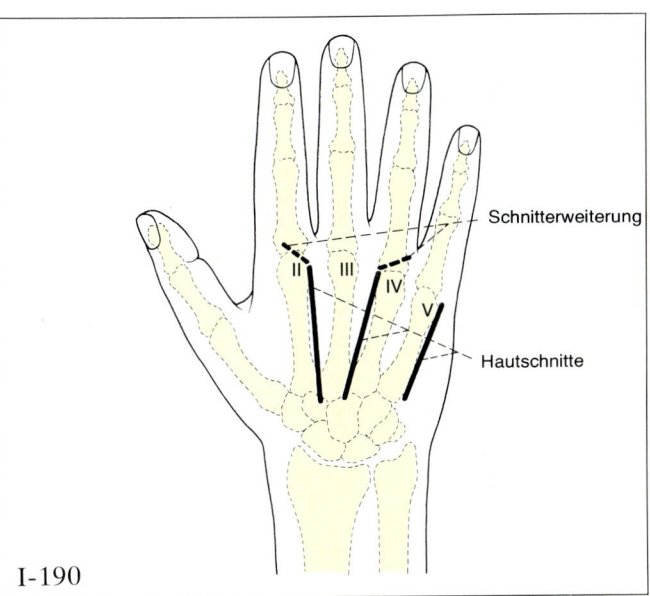

I-190

Handrücken

Dorsale Zugangswege

Übersicht
Abb. I-191, Nr. *1–6*

1. Medioaxialer ulnarer Hautschnitt am Daumen.
2. Hautschnitt an der Basis des Zeigefingers.
3. Kurzer radialer Querschnitt zur Darstellung der Daumenstreckersehnen und der Sehne des M. abductor pollicis longus.
4. Geschwungener querer Hautschnitt zur Darstellung der Metakarpophalangealgelenke. Für ein Gelenk kommt dagegen ein C-förmiger Schnitt in Frage.
5. Längsschnitt zur Darstellung eines Os metacarpale.
6. Zickzack-Schnitt.

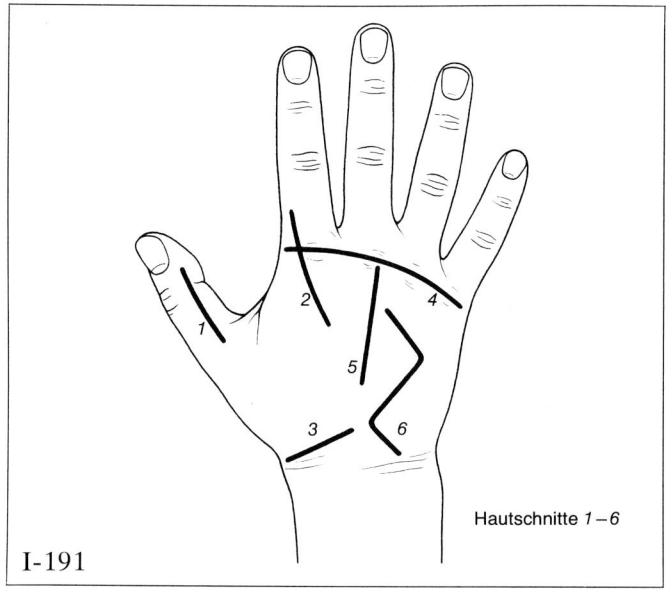

I-191 Hautschnitte *1–6*

H. Finger

Volarer Zugang
Zickzack-Schnitt

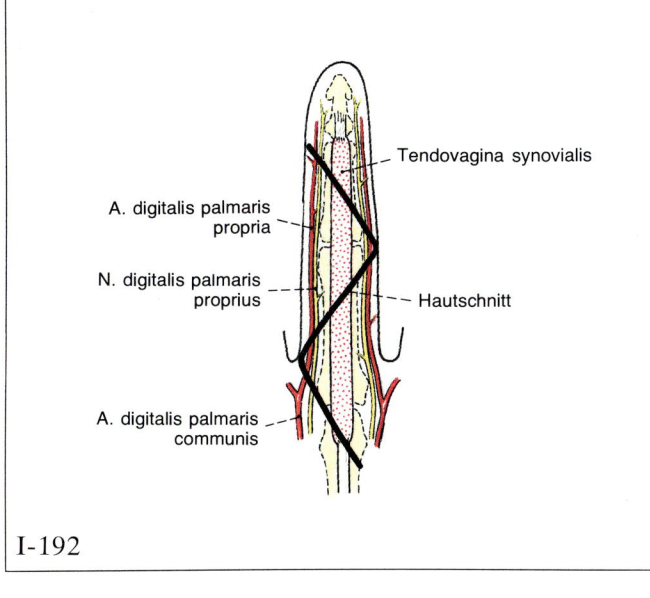

I-192

Indikationen

1. Tendovaginitis
   – Tenosynovektomie
2. Beugesehnenrevision
3. Digitalbetonte Dupuytrensche Krankheit

Operatives Vorgehen

1. Standardzugang ist der digitale Zickzack-Schnitt (Abb. I-192) gegebenenfalls mit palmarer Weiterführung im Bereich der distalen Hohlhand.
2. Die seitlich verlaufenden Gefäßnervenstränge sind zu beachten.

Winkel von etwa 60° liegen, entsprechend Abb. I-193.

3. Das Ende der seitlichen Schrägschnitte liegt nach Möglichkeit in Höhe einer Gelenkbeugefalte, damit beim späteren Austausch der Hautzipfel der quere Schenkel in der Beugefalte zu liegen kommt.
4. Mobilisierung der Hautzipfel mit dem gefäßversorgenden Subkutangewebe.
5. Beachtung des zu beiden Seiten randständig verlaufenden Gefäßnervenstranges.

Alternativ
Digitopalmare Z-Schnittplastik nach *Iselin*

Indikation

Digitalbetonte Dupuytrensche Kontraktur

Operatives Vorgehen

1. Auf der Höhe der palpablen Strangbildung mittelständige Längsschnittführung (Abb. I-193).
2. Für die Z-Schnittführung Plazierung der vom Hauptschnitt abgehenden kleinen Schrägschnitte, die im

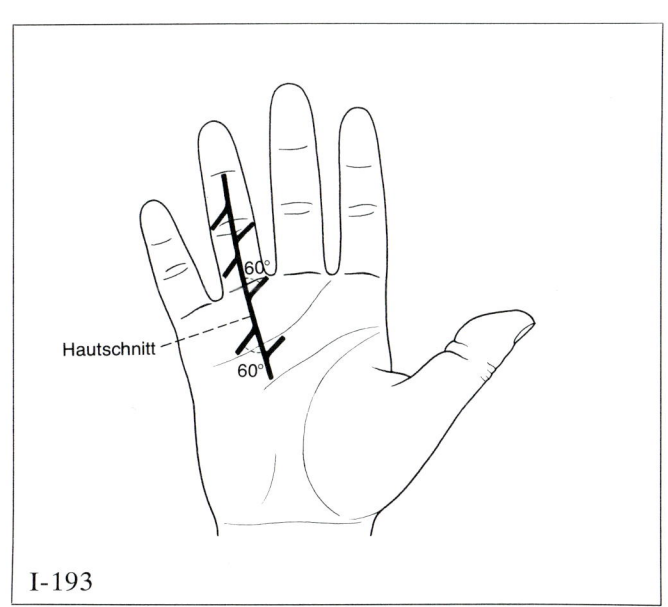

I-193

Volardigitale Zugangswege

Übersicht

a) Abbildung I-194, Nr. *1–6*

1. S-förmiger Hautschnitt an der Fingerbasis.
2. L-förmiger Winkelschnitt an der Fingerbasis.
3. u. 4. Zickzack-Schnitt über den Phalangen.
5. u. 6. Türflügelartiger Schnitt zur Freilegung des Fingerkanals, der gegebenenfalls distal der Beugefalte des Endgliedes beginnt und am Zeige- und Kleinfinger bis zur distalen Hohlhandfalte führt. Am Mittel- und Ringfinger reicht der Türflügelschnitt nur bis zur proximalen Fingerbeugefalte (Abb. I-195, Nr. 4) um die Schwimmhaut zu schonen. Beim Hochklappen des Hautlappens verbleibt der volare Gefäßnervenstrang am Finger.

b) Abbildung I-195, Nr. *1–6*

1. Z-Plastik.
2., 4., 6. Winkelschnitte von seitenständigen Längsschnitten ausgehend.
3. Kurzer randständiger Längsschnitt.
5. Große türflügelartige Schnittführung entsprechend Abb. I-194, Nr. 5 und 6.

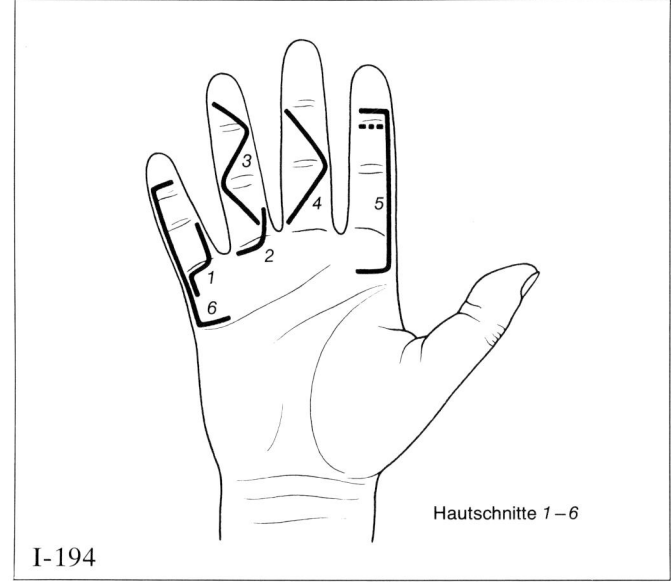

I-194 Hautschnitte *1–6*

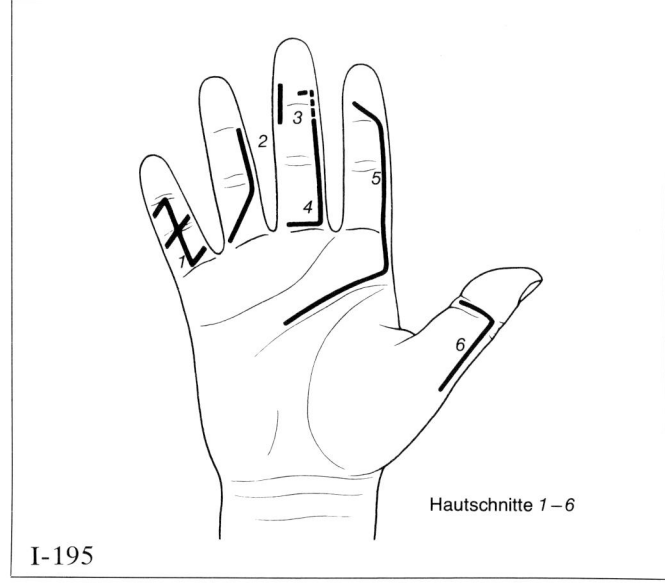

I-195 Hautschnitte *1–6*

c) Abbildung I-196, Nr. *1–5*

1. Lange digitopalmare Schnittführung nach *Tubiana*.
2. Kurzer S-förmiger Schnitt.
3. Kurzer Z-Schnitt. Der spitze Winkel beträgt jeweils etwa 60°.
4. Kurze schräge Schnittführung zwischen 2 Beugefalten entsprechend einem Teilausschnitt der Zickzack-Schnittführung.
5. Radialständige Schnittführung am Daumen.

d) Abbildung I-197, Nr. *1–7*

1. Kurzer Winkelschnitt.
2. S-förmige Schnittführung mit Schnitterweiterung in der Hohlhand.
3. Kurze quere Schnittführung in der proximalen Fingerbeugefalte.
4. Kurzer Z-Schnitt.
5. Kurzer Winkelschnitt.
6. Kurzer Ausschnitt der Zickzack-Schnittführung.
7. Breite volare Darstellung des Daumens.

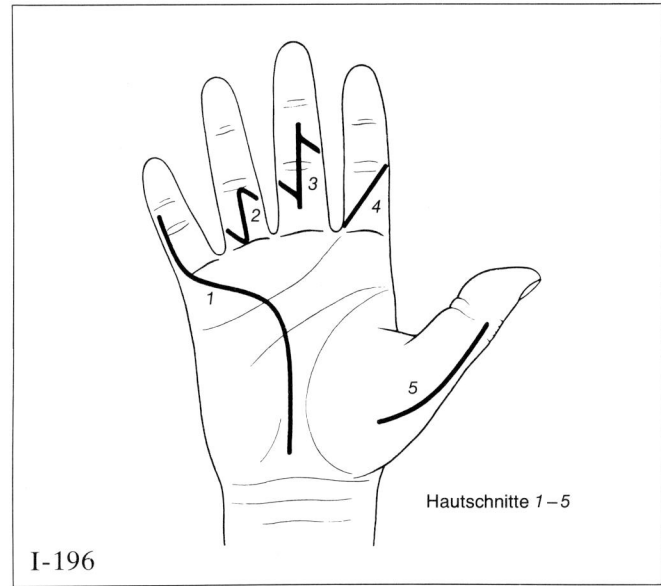

Hautschnitte *1–5*

I-196

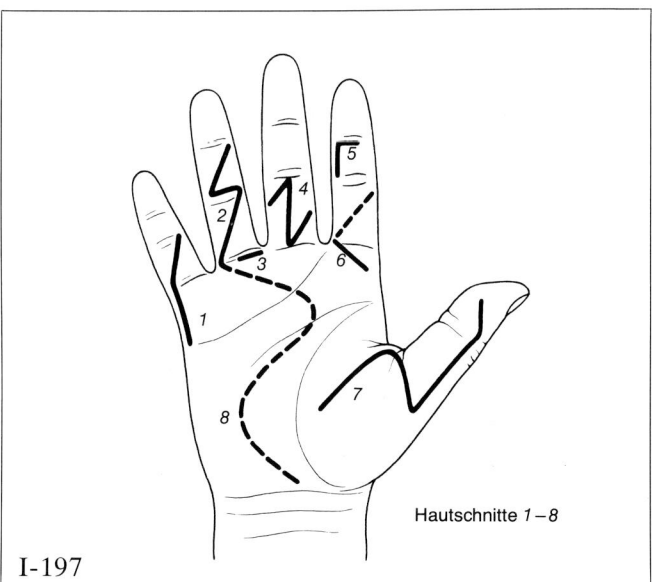

Hautschnitte *1–8*

I-197

Finger — Dorsale Zugangswege

Dorsale Zugangswege

Übersicht

a) Abb. 1-198, Nr. *1–6*

1. C-förmiger Schnitt zur Synovektomie der Fingergelenke.
2. Umgekehrter V-Schnitt für die Athrodese des distalen Interphalangealgelenkes.
3. S-förmiger Schnitt zur Darstellung des distalen Endes der Strecksehne.
4. S-förmiger Schnitt zur Darstellung der Strecksehnenaponeurose.
5. Zickzack-Schnitt zur breiten Darstellung des Strecksehnenapparates.
6. Kurzer Schrägschnitt über einer Phalanx.

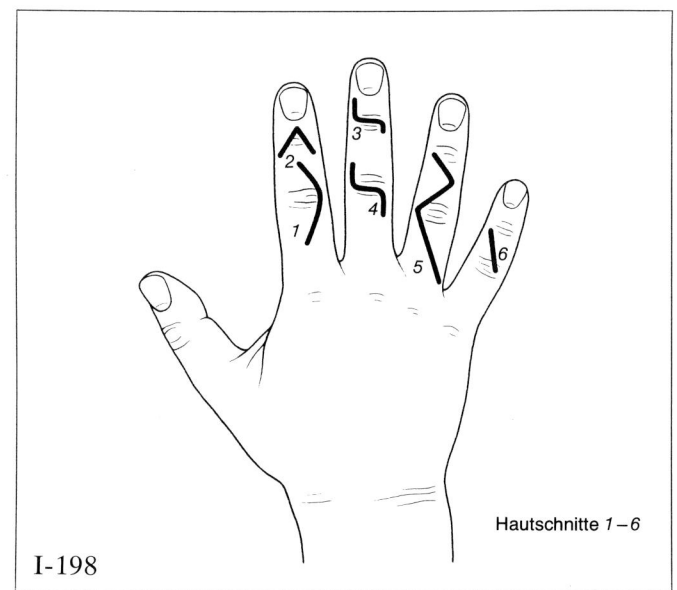

Hautschnitte *1–6*

I-198

b) Abb. I-199, Nr. *1–6*

1. Türflügelschnitt am Daumen.
2. Zickzack-Schnitt mit gerundeten Ecken zur kompletten Darstellung des Strecksehnenapparates am Finger.
3. Türflügelschnitt über einer Phalange.
4. C-förmiger Schnitt zur Darstellung eines Metacarpophangealgelenkes.
5. C-förmiger Schnitt zur Darstellung des proximalen Interphalangealgelenkes.
6. Türflügelschnitt am Kleinfinger.

Anmerkung

Beim Türflügelschnitt verbleibt der seitliche Gefäßnervenstrang auch bei der Mobilisierung des Lappens am Finger.

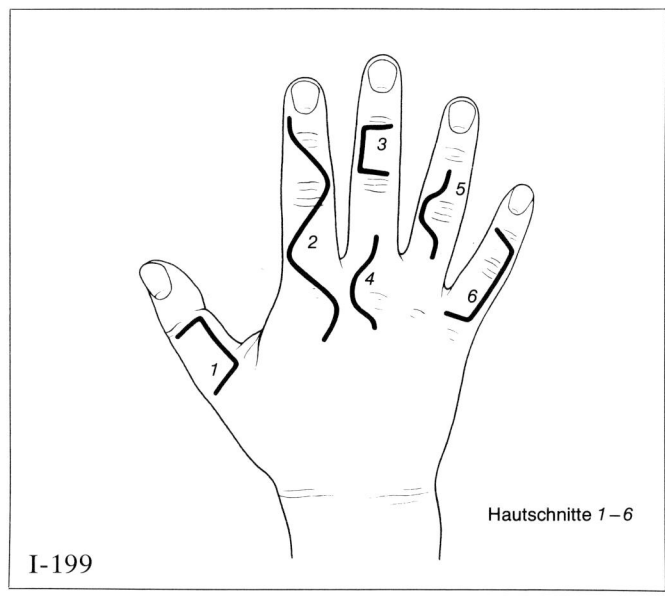

Hautschnitte *1–6*

I-199

Finger — Dorsolateraler Zugang

Dorsolateraler Zugang

1. Radial- oder ulnarständiger Seitenschnitt mit türflügelartiger Schnitterweiterung (Abb. I-200, Hautschnitt A).
2. Alternativ: S-förmig geschwungene Schnittführung (Abb. I-200, Hautschnitt B).
3. Mobilisierung des Hautlappens. Das dorsolaterale Gefäßnervenbündel verbleibt am Finger.
4. Längsspaltung des Strecksehnenapparates und Darstellung der Phalange durch Unterfahren mit Hohmann-Hebeln (Abb. I-201).

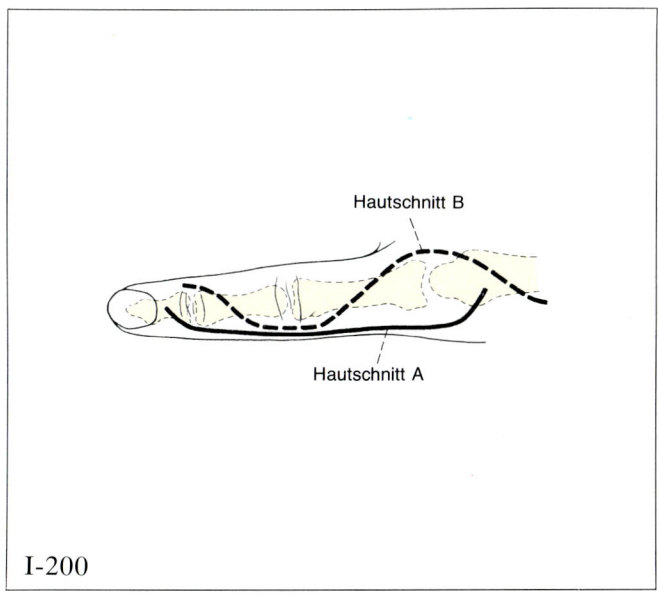

I-200

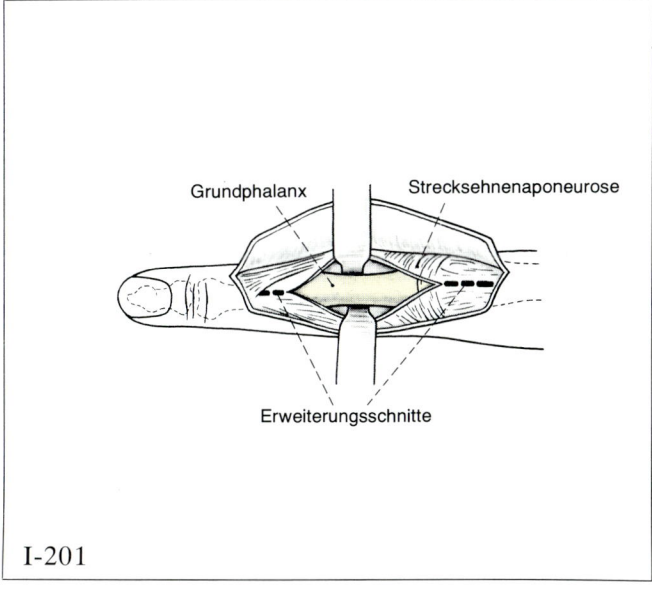

I-201

Fingerendglied – Nagelbett

Zugangswege

Hautschnitte A bis C bei Paronychie (Abb. I-202).

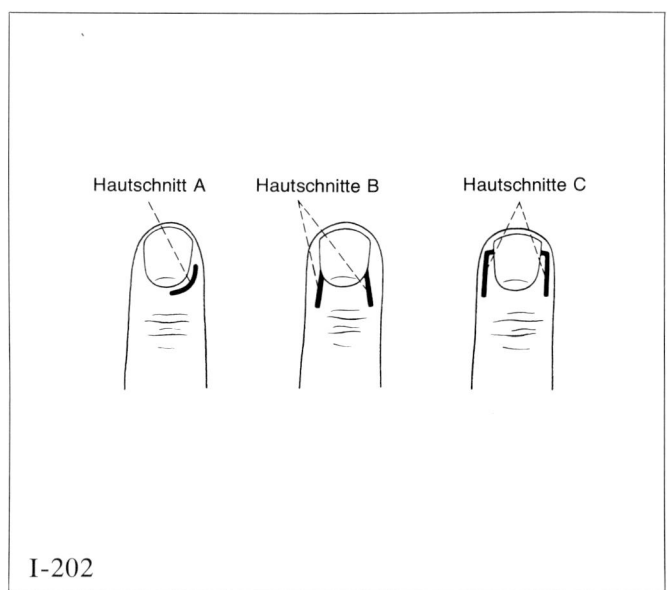

I-202

Fingerkuppe

Zugangswege

Hautschnitte A und B beim Fingerkuppenpanaritium (Abb. I-203).
A. Seitlicher Hockeyschlägerschnitt.
B. Hockeyschlägerschnitt bis in die Fingerkuppe.
C. Hockeyschlägerschnitt mit Klaffen der Wundränder.

Anmerkung

1. Die Ähnlichkeit mit einem Hockeyschläger ergibt sich erst beim Klaffen der Wundränder.
2. Wichtig ist, daß der Schnitt im Bereich der Fingerkuppe nahe am Fingernagel verläuft. Sonst kann eine berührungsempfindliche Narbe entstehen.
3. Froschmaulschnitte sind an der Fingerkuppe obsolet geworden.

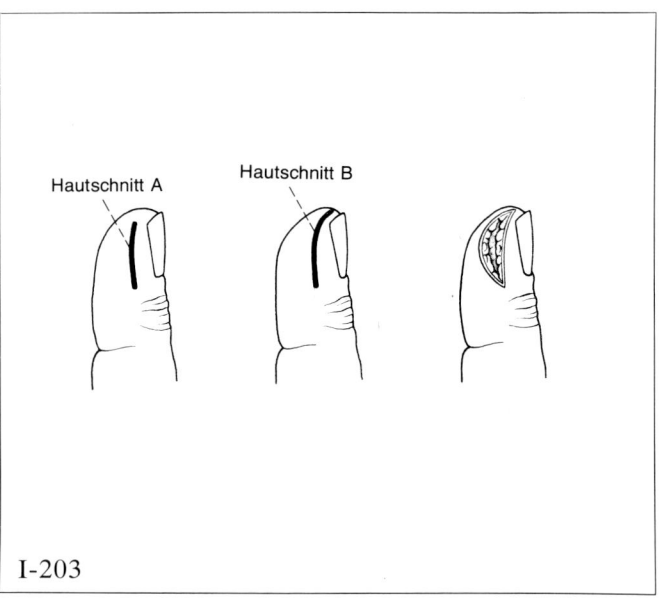

I-203

Finger

Medioaxialer Zugang

Mediolateraler Zugang

Mittseitiger Zugang

1. Praktische Anatomie. Der volare und dorsale Verlauf des seitlichen Gefäßnervenstranges läßt die seitliche Fingerpartie bis auf feine Nervenausläufer frei, so daß ein seitlicher Mittelschnitt möglich ist (Abb. I-204).
2. Der axiale Querschnitt orientiert über die Lage der Gefäßnervenstränge (Abb. I-205).
3. Der Medioaxialschnitt liegt in der seitlichen Neutralzone und verläuft an den Enden der Fingerbeugefalten. Die Schnittführung ist also leicht nach dorsal versetzt (Abb. I-206, Abb. I-207).

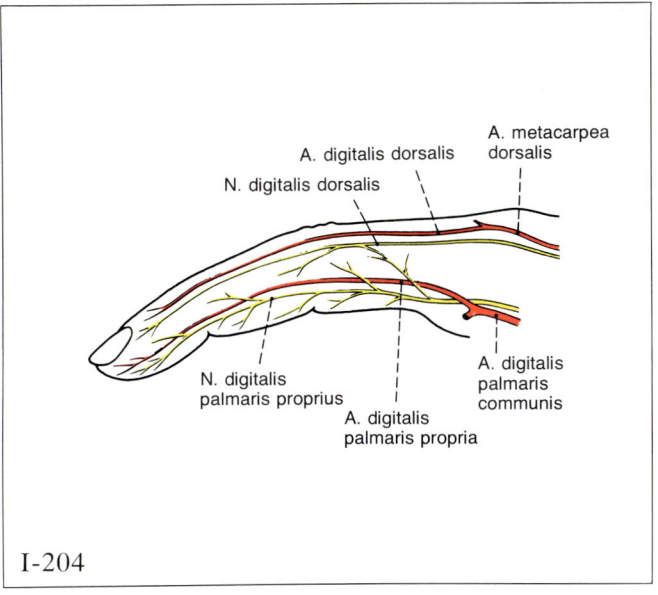

I-204

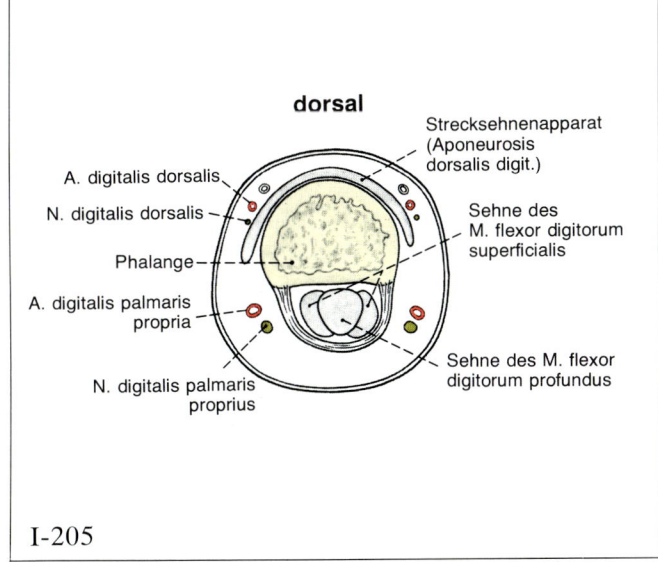

I-205

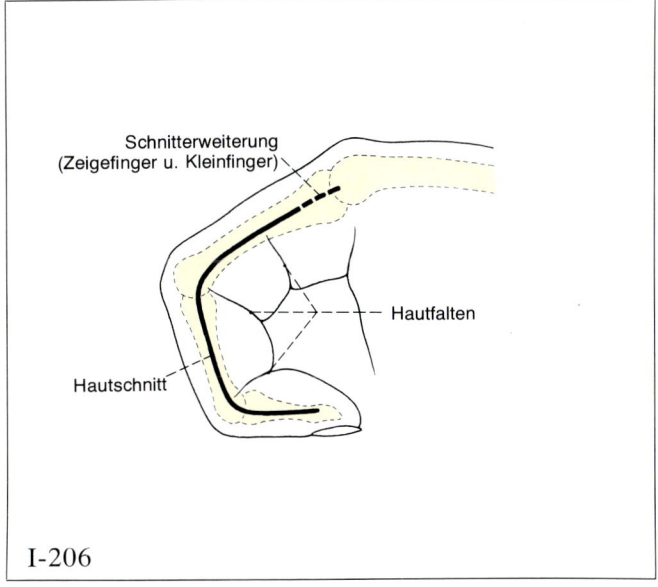

I-206

Finger Medioaxialer Zugang

4. Über die situative Topographie orientiert die Abbildung I-208.
5. Zugang zur Mittelphalanx (Abb. I-209).

Anmerkung

1. Bei dieser Schnittführung mangelt es oft an Übersicht.
2. Außerdem werden die zu den Beugesehnen ziehenden zarten Gefäße leicht geschädigt.
3. Im allgemeinen ist der digitopalmare Zickzack-Schnitt nach *Bruner* vorzuziehen.

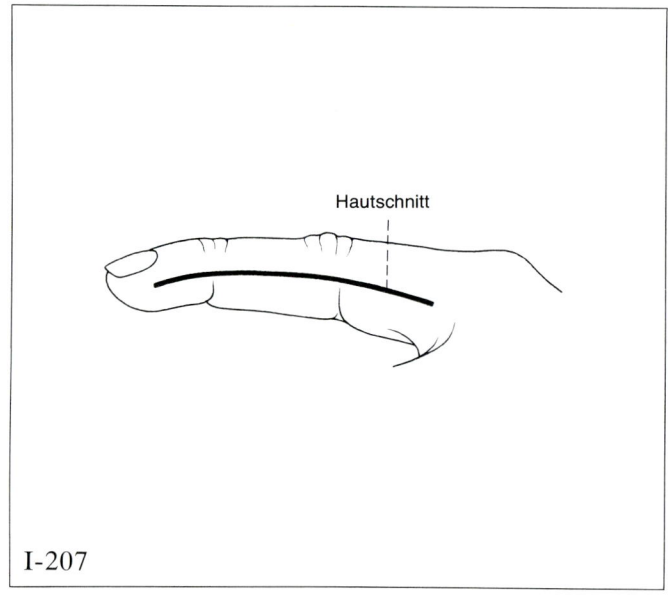

I-207

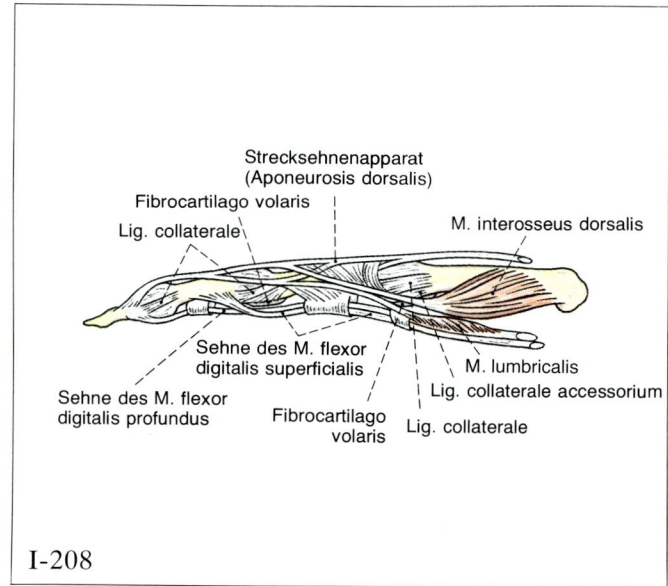

I-208

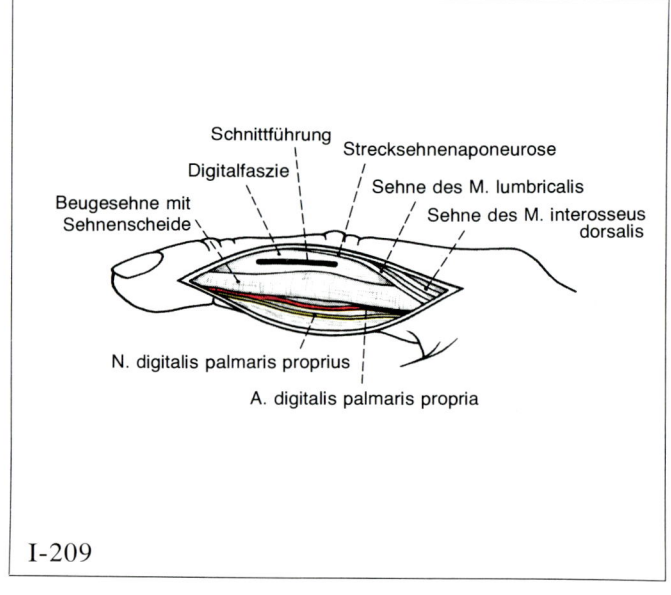

I-209

Alternativ

Medioaxialer Türflügelschnitt

Mediolateraler Türflügelschnitt

1. Diese Schnittführung ermöglicht den Zugang zu den Beugesehnen (Abb. I-210).
2. Der Zugang hat aber erhebliche Nachteile. Er führt leicht zu Sensibilitätsstörungen an der Greiffläche der Finger.
3. Vorzuziehen ist daher der digitopalmare Zickzack-Schnitt nach *Bruner*.

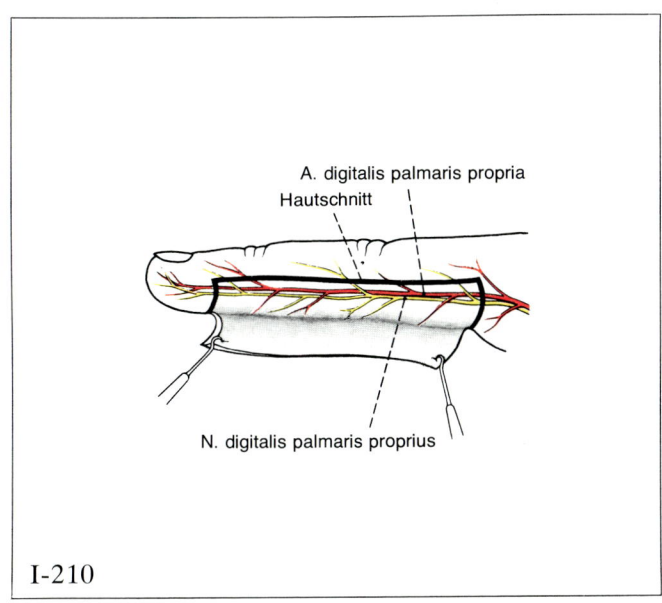

I-210

Fingersyndaktylie

Zickzack-Schnitt
nach *Blauth*

1. Dorsal und volar zickzackförmige Schnittführung unter Berücksichtigung der Funktion und der späteren Deckung (Abb. I-211a).
2. An der Fingerbasis erfolgt palmar eine sattelförmige Schnittführung zur Deckung der Kommissur (Abb. I-211b).

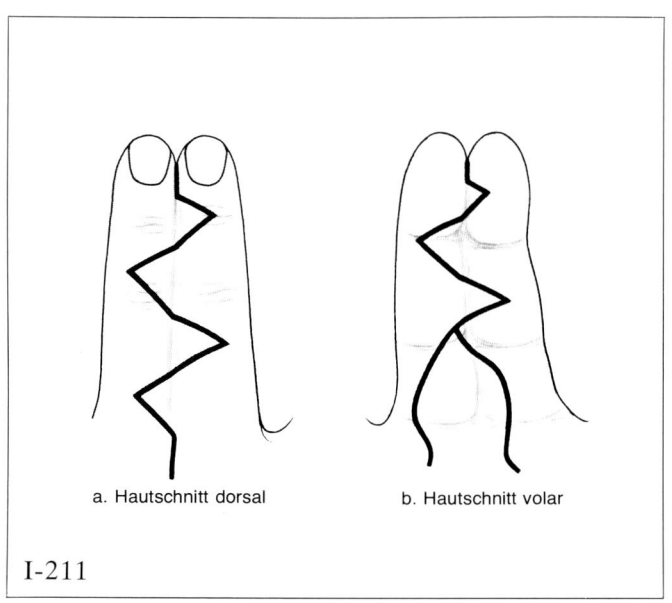

a. Hautschnitt dorsal   b. Hautschnitt volar

I-211

Amniotische Schnürfurche

Z-Schnittplastik
nach *Iselin*

1. Das Aneinanderreihen multipler Z-Plastiken ermöglicht das Ausschneiden der Schnürfurche mit Verminderung des Rezidivrisikos (Abb. I-212).
2. Die Schnittführung ist auch für Schnürfurchen anderer Lokalisation geeignet.

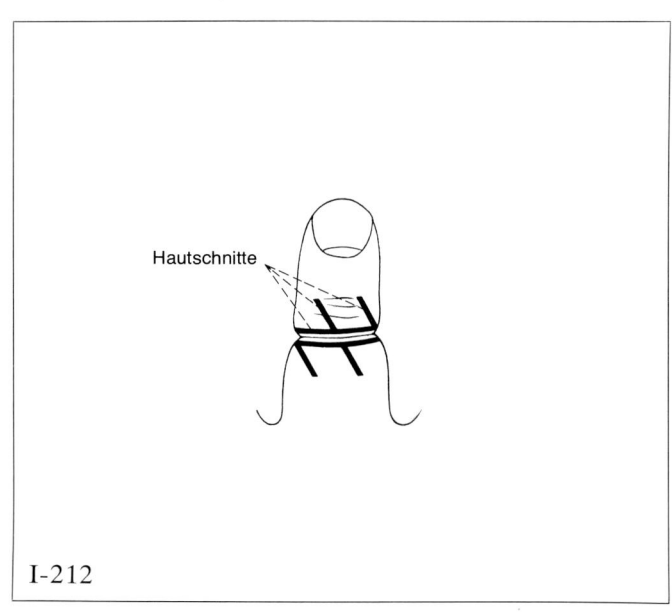

I-212

Teil II
Hals und Rumpf

Inhaltsverzeichnis Teil II

Hals und Rumpf

A. Allgemeines 112
    Praktische Anatomie 112
    Lagerungshinweise bei Bauchlagerung . . . 113

B. Hals-Nackenregion 114
    Halswirbelsäule 114
        Extension am Kopf 114
    Obere Halswirbelsäule 115
        Transoraler Zugang 115
    Okziput bis erster Brustwirbel 117
        Posteriorer Zugang 117
    3. Halswirbel bis 1. Brustwirbel 119
        Anteromedialer Zugang 119
        Variante für Arteria vertebralis
        und Spinalnervenwurzel 122
    Oberflächliche Halslymphknoten,
    laterales Halsdreieck 123
        Querer Zugang 123
    Halsrippe 124
        Vorderer Zugang 124

C. Brustwirbelsäule 126
    Posteromedialer Zugang 126
    Posterolateraler Zugang 128
    Kostotransversektomie 128

D. Lendenwirbelregion 130
    Lendenwirbelsäule 130
        Posteromedialer Zugang
        (mit Lagerungshinweisen) 130
        Variante 134
        Lumbale Vertebrotomie 135
        Posterolateraler Zugang 135
    Lumbosakraler Übergang 136
        Anteriorer Zugang 136
    Iliosakralgelenk 138
        Posterolateraler Zugang 138
    Lumbosakrales Wirbelbogengelenk
    und Iliosakralgelenk 139
        Posteriorer Zugang 139
    Bilaterale lumbosakrale Wirbelbogengelenke
    und beide Iliosakralgelenke 140

E. Becken 141
    Os ilium: Außenfläche 141
        Lateraler Zugang 141
    Fossa iliaca 142
    Crista iliaca 144
        Anterolateraler Zugang 144
        Posteriorer Zugang 145
        Zugang nach *Louis* 146
    Os ischii 147

A. Allgemeines

Praktische Anatomie

Topographie der oberflächlichen Muskelschicht des Rückens (Abb. II-1).

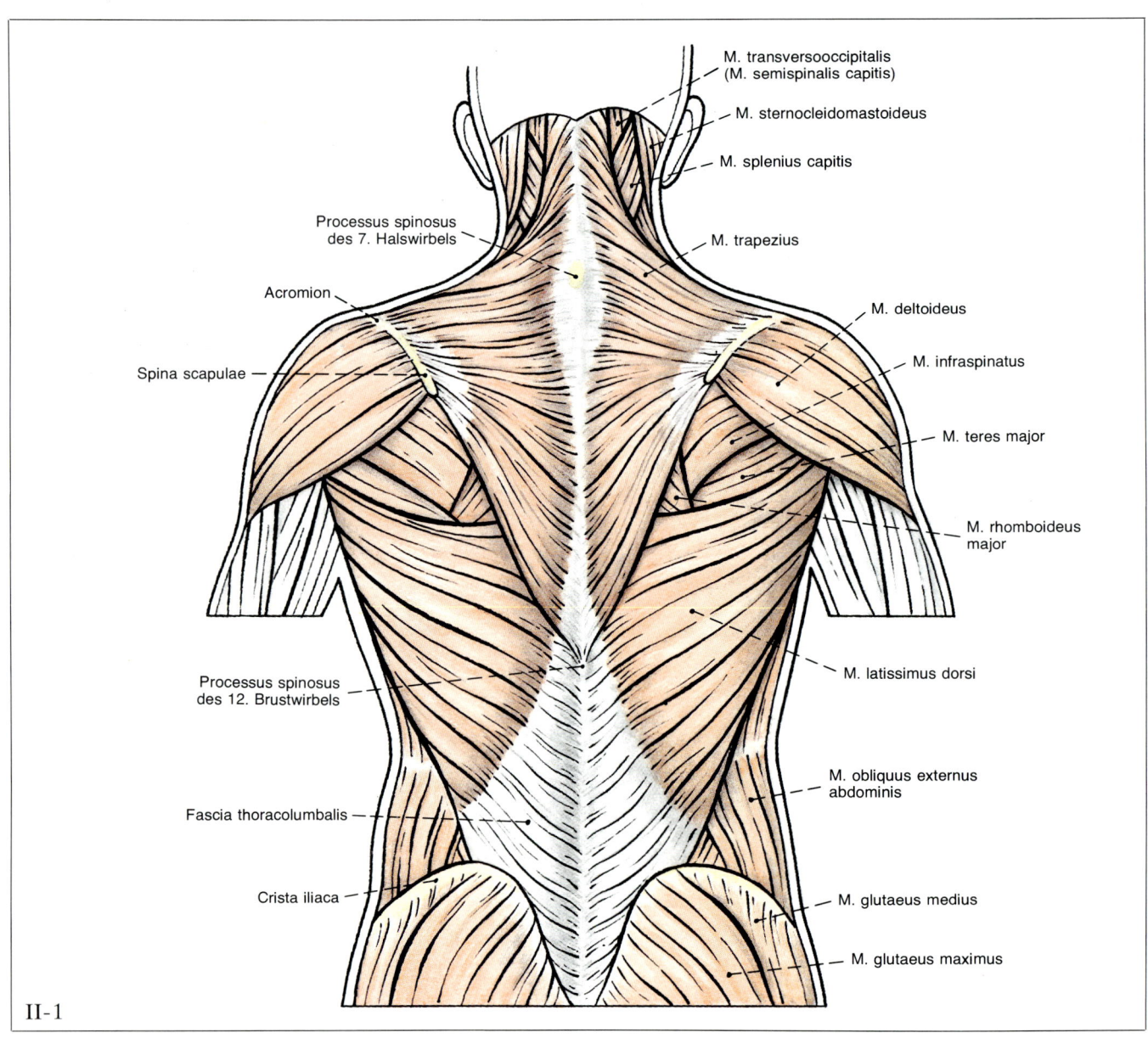

II-1

Lagerungshinweise bei Bauchlagerung

1. Bei Bauchlagerung ist auf das kompressionsfreie Abdomen zu achten, um venöse Stauungen zu vermeiden.
2. Die leichte Schräglage des Operationstisches verbessert den venösen Abfluß des Operationsfeldes. Bei Operationen an der Hals- und Brustwirbelsäule wird der Tisch kopfwärts angehoben, umgekehrt bei Operationen an der Lendenwirbelsäule.
3. Durch Unterlegen einer Rolle unter den Thorax in Höhe dicht unterhalb der Schultern ist die Exkursionsfreiheit des Rippenkorbs zu erhalten.
4. Der endotracheale Tubus ist präoperativ gegen ein Herausrutschen zu sichern, da er intraoperativ bei Operationen an der Hals- und Brustwirbelsäule nur schwer zugänglich ist.
5. Die Stirnlagerung auf der Kopfstütze muß genügend gepolstert sein. Das gilt bei der Anteflexionshaltung auch für das Kinn.
6. Die Augen sind vor dem Austrocknen durch präoperative Salbenapplikation zu schützen.
7. Die Druckfreiheit der Augen ist präoperativ zu kontrollieren.
8. Die Lagerung muß die häufig notwendige intraoperative Röntgenkontrolle oder Durchleuchtung ermöglichen.

B. Hals-Nackenregion

Halswirbelsäule

Extension am Kopf
(mit der Crutchfield-Zange)

Indikationen

1. Zervikale Luxation
2. Zervikale Luxationsfrakturen

Operatives Vorgehen

Der Lokalisationspunkt für die Durchbohrung der Lamina externa der Schädelkalotte (mit dem Spezialbohrer) liegt oberhalb des äußeren Gehörganges auf einer gedachten Linie, die 1–1½ Querfinger oberhalb der Augenbrauen verläuft (Abb. II-2). Das entspricht etwa 6–8 cm über dem äußeren Gehörgang.

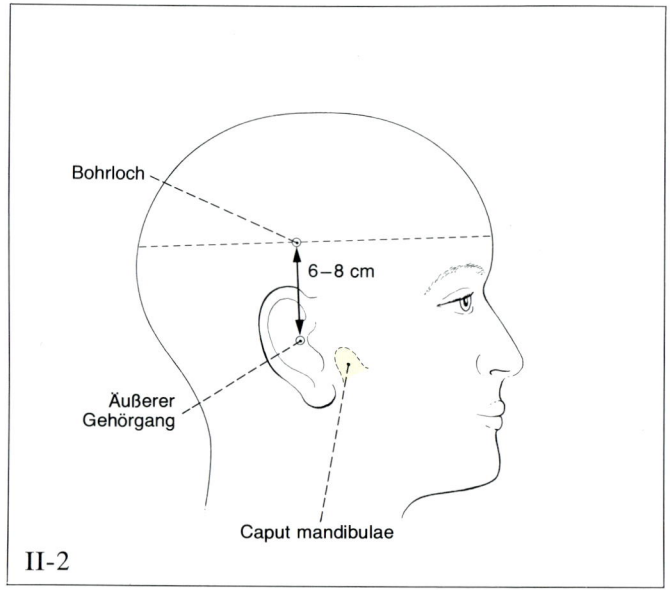

II-2

Obere Halswirbelsäule

Atlas-Axis-C 3

Transoraler Zugang

Indikationen

1. Tumoren
2. Entzündliche Prozesse
3. Fusionierungsoperationen

Operatives Vorgehen

1. Plazierung des Patientenkopfes in leichter Hyperextension (Abb. II-3).
2. Zum Offenhalten des Mundes wird ein selbsthaltender HNO-Retraktor benutzt, der sich am Ober- und Unterkiefer jeweils an der Zahnreihe abstützt und gleichzeitig mit einem spatelförmigen Haken die Zunge herunterdrückt.
3. Durch einen schmalen Gummischlauch, der durch die Nase eingeführt und durch den Mund wieder herausgeleitet wird, kann der weiche Gaumen hochgehalten werden. Zum Weghalten kann ebenso ein Haken benutzt werden.
4. Über die topographischen Beziehungen orientiert die Abbildung II-4.
5. Der Hypopharynx wird mit Gazestreifen abgestopft, damit Blut und Spülflüssigkeit nicht in die Trachea kommen.
6. Nach Palpation des Tuberculum anterius des vorderen Atlasbogens als Ausgangspunkt strikt mittelständige Längsinzision der hinteren Pharynxwand von etwa 5 cm Länge bis C 2, ggf. bis C 3 (Abb. II-5). Dabei werden die vier Schichten (1) Schleimhaut (mit Bindegewebs- und Muskelschicht der hinteren Pharynxwand), (2) der M. constrictor pharyngis superior, (3) die prävertebrale Faszie und (4) das Lig. longitudinale anterius durchtrennt.

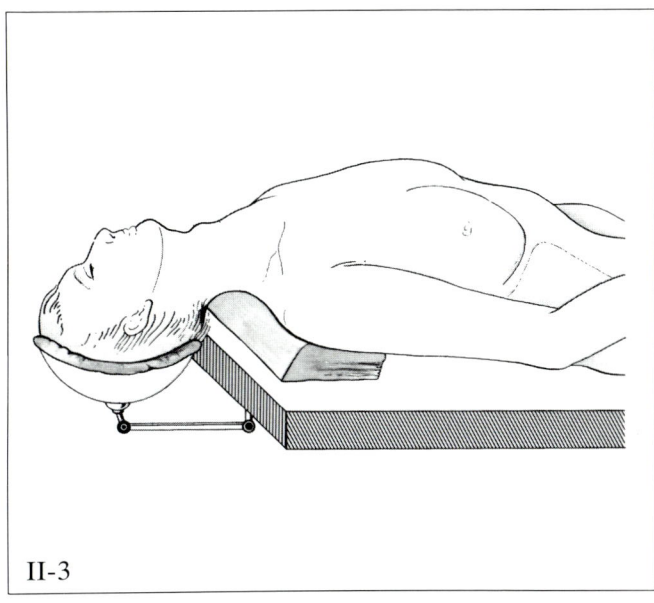

II-3

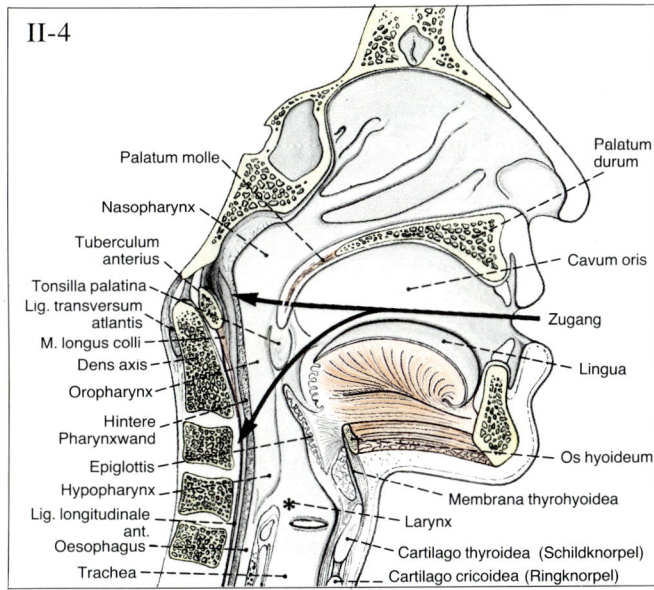

II-4

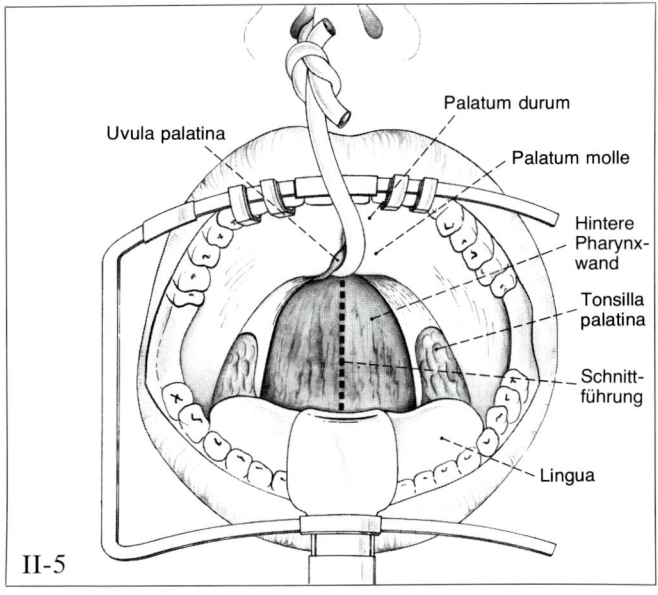

II-5

Obere Halswirbelsäule — Transoraler Zugang

7. Stumpfes Beiseiteschieben der Weichteile nach links und rechts. Eine allfällige Blutung an der Basis des Dens axis wird mit dem Mikrokauter (Bipolator) kontrolliert.
8. Die Darstellung kann bis zu 2 cm nach lateral, d.h. bis zu den lateralen Atlantoaxialgelenken erfolgen (Abb. II-6).
9. Der M. longus colli inseriert am Tuberculum anterius des vorderen Atlasbogens und kann dort abgelöst werden.
10. Durch Haltefäden, die oberflächlich liegen sollen, oder durch schmale Haken, wird die Pharynxwand zu beiden Seiten weggehalten.

Anmerkung

1. Eine präoperative Erhebung des Zahnstatus im Hinblick auf kariöse, sanierungsbedürftige Zähne ist nützlich.
2. Aus Sicherheitsgründen kann zwei Tage vor der Operation und intraoperativ vor dem eigentlichen Eingriff mit dem Wattestäbchen eine Kultur von der Pharynxwand abgenommen werden.
3. Häufig wird für den transoralen Eingriff eine Tracheotomie für erforderlich gehalten. Tatsächlich kann man jedoch neben dem liegenden Tubus operieren; das gilt besonders für den endonasalen Trachealtubus.
4. Der Gazestreifen im Hypopharynx darf nicht vergessen werden. Aus Sicherheitsgründen kann er mit einem herausgeleiteten und armierten Faden stets sichtbar sein.
5. Präoperativ können Mundhöhle und Oropharynx mit Hexoral®-Spülungen vorbereitet werden. Ob die Resultate dadurch günstiger sind, ist nicht entschieden.
6. Eine perioperative systemische Antibiotikaprophylaxe wird angeraten.
7. Die intraoperative Röntgenkontrolle der Höhenlokalisation mit dem elektronischen Bildverstärker sollte vorbereitet sein.
8. Vor der Inzision der hinteren Pharynxwand ist die submuköse Injektion eines handelsüblichen Lokalanästhetikums (0,5–1%) mit Epinephrinzusatz zur Blutungskontrolle nützlich.
9. In Höhe der Bodenplatte von C 2 und bei C 3 ist es ratsam, nicht weiter als 10 mm nach lateral zu präparieren, um eine Läsion der A. vertebralis zu vermeiden (Abb. II-7).
10. Der Wundverschluß der hinteren Pharynxwand erfolgt in zwei Schichten mit resorbierbarem Nahtmaterial.

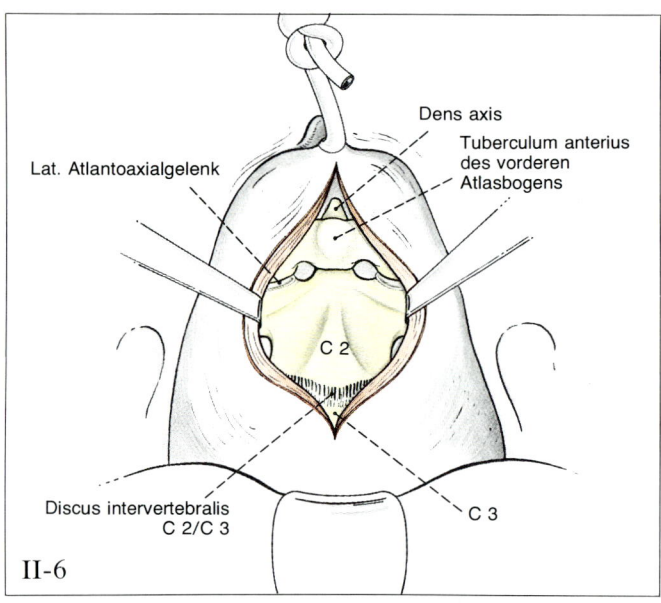

II-6

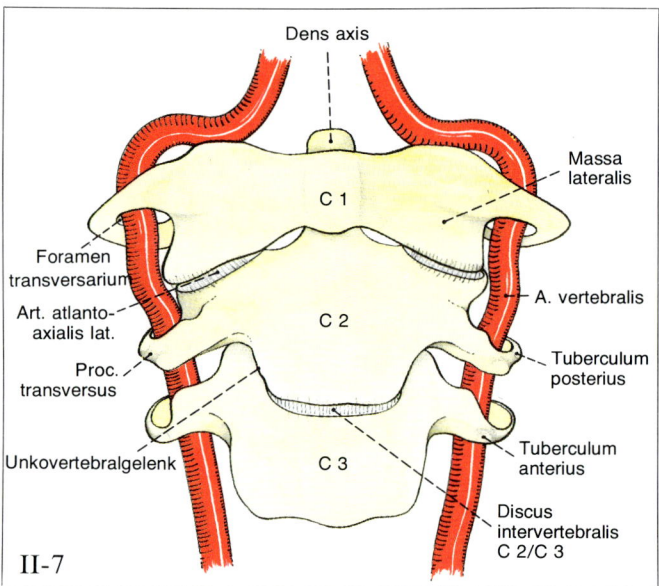

II-7

11. Nach größeren transoralen Eingriffen wird für zwei bis drei Tage parenteral ernährt, sonst genügt in den ersten postoperativen Tagen zunächst Flüssig- und anschließend Breikost.

Okziput bis erster Brustwirbel

Posteriorer Zugang
Dorsaler Zugang
Hinterer Zugang

Indikationen

1. Posteriore Fusionierungsoperation
2. Operation des Diskusprolapses
3. Hemilaminektomie – Laminektomie
4. Revision bei Frakturen und Luxationen

Operatives Vorgehen

1. Etwa 12 cm langer Längsschnitt in der Mittellinie über den Dornfortsätzen, der an der Basis des Hinterhauptes beginnt und bis zum prominenten Dornfortsatz des 7. Halswirbels verläuft (Abb. II-8).
2. Bei Bedarf werden nur Teilabschnitte der Schnittführung benutzt, die durch punktförmige Unterbrechung des Hautschnitts auf der Abbildung II-8 angedeutet werden.
3. Durch Weghalten der Haut stellt sich die das Ligamentum nuchae bedeckende Faszie dar, die durchtrennt wird (Abb. II-9).
4. Das Lig. nuchae wird bis auf die Dornfortsätze gespalten. Danach Abschieben der Halsmuskulatur zu beiden Seiten der Dornfortsätze und der Wirbelbögen mit einem breiten Raspatorium oder einem geraden Meißel.
5. Durch Weghalten der Muskulatur wird eine breite Darstellung der Wirbelbögen einschließlich der seitlich gelegenen Wirbelbogengelenke erreicht (Abb. II-10), deren Gelenkfacetten jeweils dachziegelartig angeordnet sind.
6. Das weitere Vorgehen richtet sich nach der Operationsintention.
7. Zur Darstellung der Nervenwurzel werden die benachbarten Wirbelbögen nahe am Wirbelbogengelenk gefenstert (Hemilaminotomie). Das geschieht

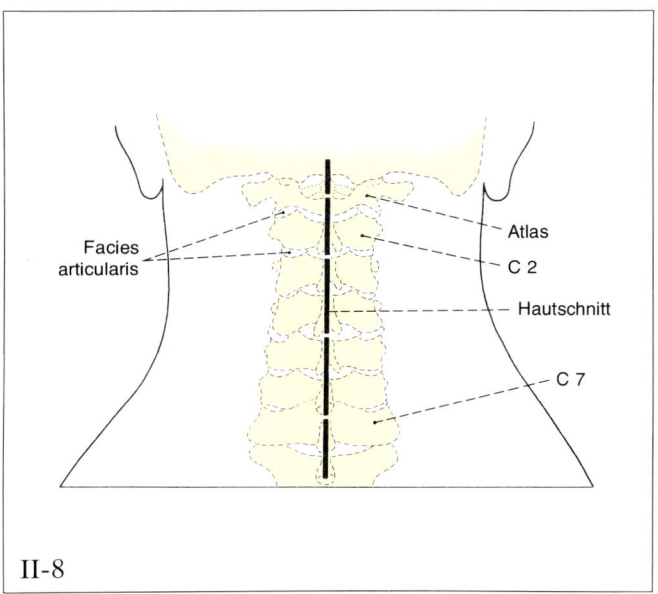

II-8

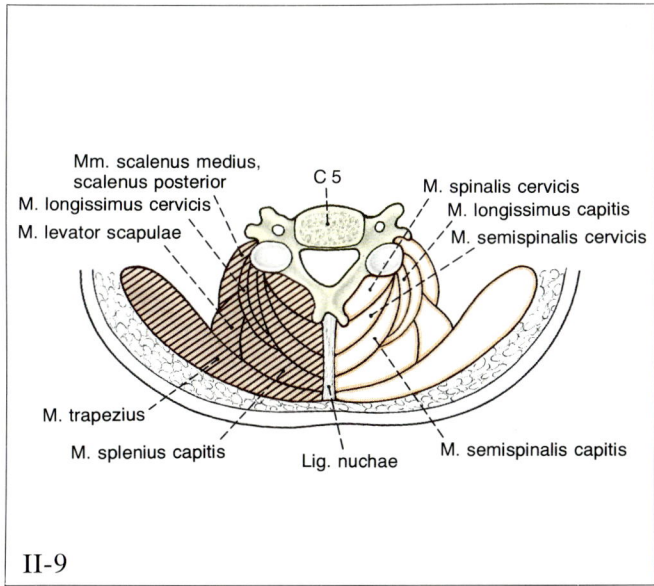

II-9

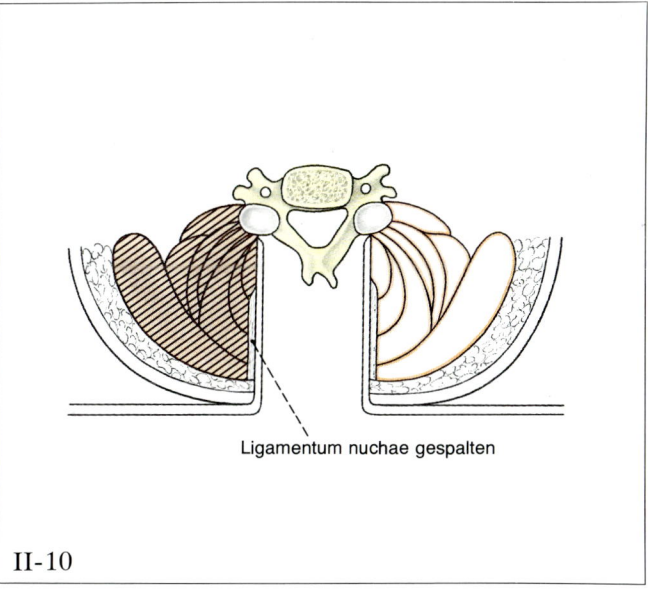

II-10

Okziput bis erster Brustwirbel — Posteriorer Zugang

durch vorsichtiges Setzen kleiner Bohrlöcher in Kreisform mit dem Air-Drill (Kugelfräse), die durch Stanzung der Knochenbrücken zum erwünschten Fenster erweitert werden. Bei genügender Entfernung der Wirbelbögen voneinander kann auch gleich die Stanze benutzt werden.

8. Das darunterliegende gelbe Band (Lig. flavum) wird angehoben und nach vorsichtiger Inzision mit dem spitzen Messer mit der Stanze entfernt. Damit ist die Fenestration beendet (Abb. II-11).
9. Durch Beiseitehalten des epiduralen Fettgewebes (mit epiduralen Venen) kommen Dura mater und Spinalnervenwurzel zur Darstellung (Abb. II-11).
10. Durch Hemilaminektomie, Foraminotomie und Facettektomie kann ggf. der Eingriff und damit die Darstellung erweitert werden (Abb. II-12, Abb. II-13).

Anmerkung

1. Im Regelfall erfolgt die Lagerung zur Entfaltung der Dornfortsätze und Wirbelbögen in mittlerer bis maximaler Anteflexion (Kyphosierung) des Kopfes entweder in Bauchlage oder in sitzender Position.
2. Im Liegen wird eine Schräglage des Tisches mit angehobenem Kopf und Oberkörper zur Verbesserung des venösen Abflusses bevorzugt. Im Sitzen besteht die Gefahr positionsbedingter zerebraler Minderdurchblutung; erhöht ist auch das Risiko venöser Luftembolie.
3. Die mediane Schnittführung ist auch zur Revision des okzipitozervikalen Überganges (Okziput-Atlas-Axis) geeignet, ggf. mit winkel- oder T-förmiger seitlicher Erweiterung am Hinterhaupt zur Ablösung der Nackenmuskulatur.
4. Bei einseitiger Darstellung genügt an der Halswirbelsäule ein paraspinaler Längsschnitt. Dementsprechend werden auch die Weichteile nur einseitig abgeschoben und weggehalten.
5. Die Verwendung eines zu schmalen Raspatoriums zum Abschieben der Weichteile kann zu einem interlaminaren Abrutschen der Instrumentenspitze führen mit Verletzungsgefahr differenter Strukturen.
6. Bei einer Fusionierungsoperation, insbesondere wenn mehretagig geplant, ist auf die später erwünschte Funktionsstellung zu achten. Zur Vermeidung intraoperativer Umlagerung ist daher die primäre Lagerung in leichter Anteflexion des Kopfes sinnvoll.

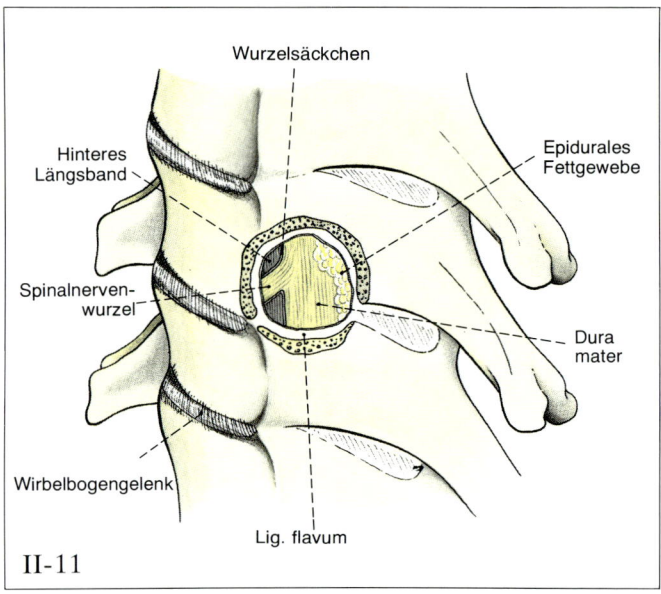

II-11

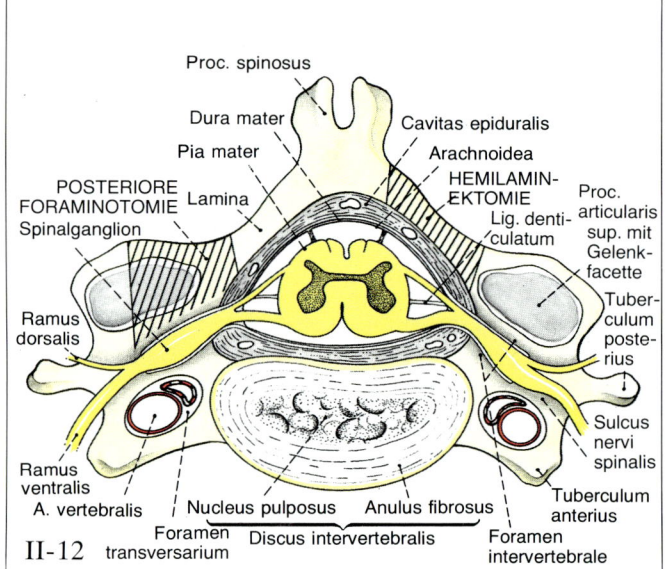

II-12

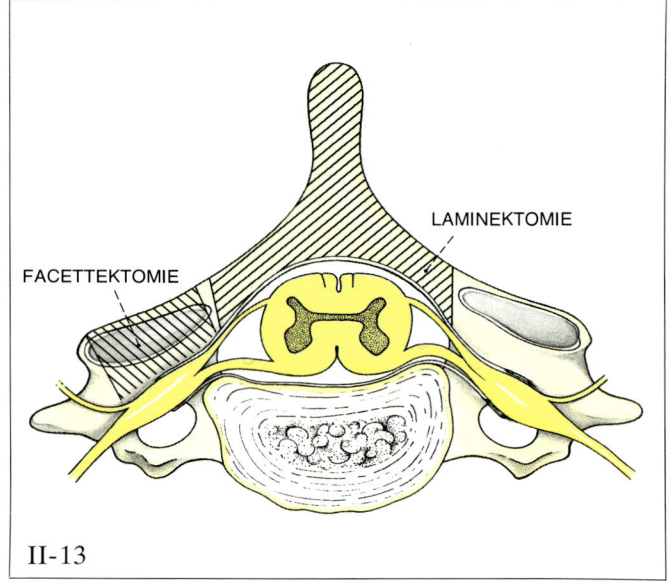

II-13

3. Halswirbel bis 1. Brustwirbel

Anteromedialer Zugang

Indikationen

1. Entzündliche oder tumoröse Prozesse der Halswirbelkörper
2. Degenerative Veränderungen
   – Diskusprolaps, Randwülste, Kompression der Arteria vertebralis
3. Anteriore Fusionierungsoperationen
4. Revision bei Frakturen und Luxationen

Operatives Vorgehen

1. Der Kopf wird auf einer Kopfstütze in leichter bis mäßiger Hyperextension gelagert, wobei das Kinn leicht von der Operationsseite weggedreht wird.
2. Die Vorbereitung des Operationsgebietes erfolgt von der Unterkieferfläche bis weit unterhalb der Claviculae.
3. Im allgemeinen ist es vorzuziehen, den Zugang von der linken Halsseite aus zu wählen, da auf diese Weise die Möglichkeit der Verletzung des N. recurrens geringer ist.
4. Querer Hautschnitt von 8–10 cm Länge etwa in Höhe des Krikoids (Ringknorpel) in einer Hautfalte (Abb. II-14, Hautschnitt A). Siehe hierzu Anmerkung. Die Vena jugularis anterior und ihre Queranastomosen sind zu beachten. Beginn des Schnittes in der Mittellinie und Verlängerung bis über den Muskelbauch des M. sternocleidomastoideus hinaus.
5. Alternativ kann der Hautschnitt auch in Längsrichtung am medialen Rand des M. sternocleidomastoideus erfolgen. Kosmetisch ist diese Schnittführung später allerdings auffälliger (Abb. II-14, Hautschnitt B).

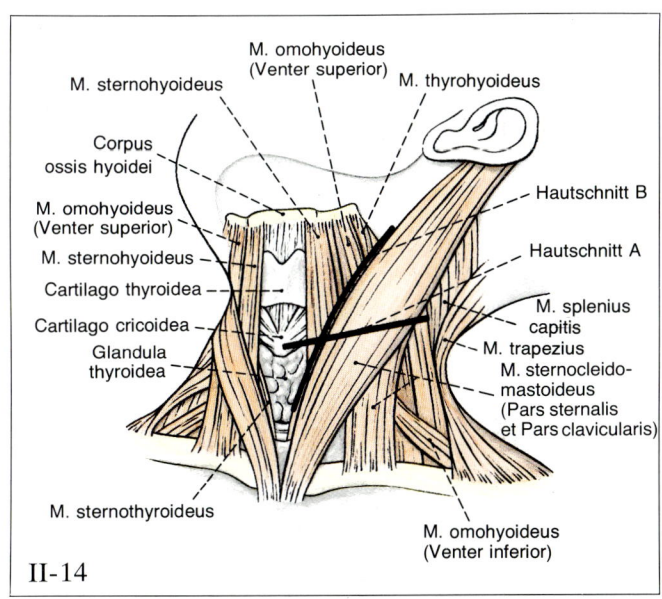

II-14

3. Halswirbel bis 1. Brustwirbel — Anteromedialer Zugang

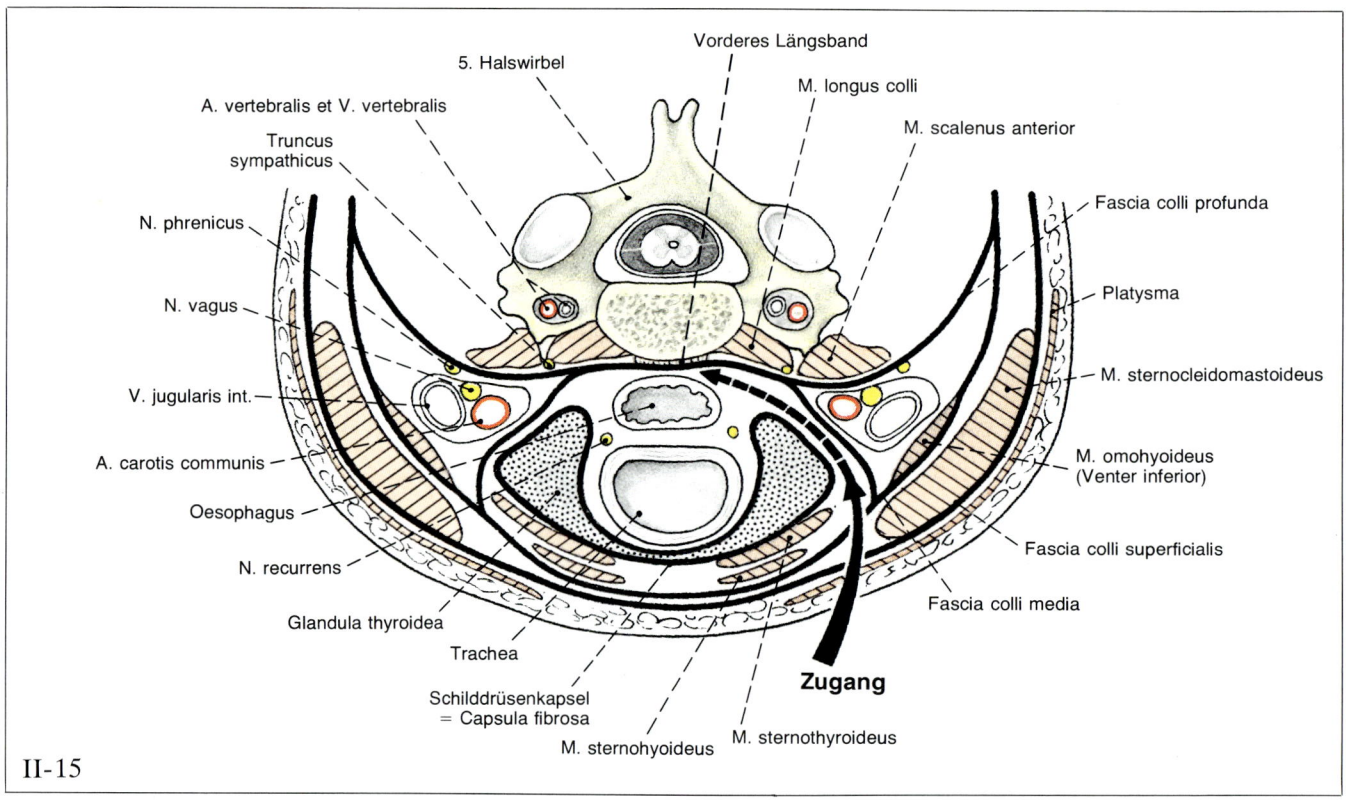

II-15

6. Quere Durchtrennung des Platysmas entsprechend dem Hautschnitt. Der Eingang erfolgt medial vom M. sternocleidomastoideus (Abb. II-15).
7. Längsdurchtrennung der prätrachealen Faszie, etwas lateral von der Mittellinie neben den Mm. sternohyoideus und sternothyroideus, großzügig nach oben und unten, medial vom Gefäßnervenbündel verlaufend. Das Gefäßnervenbündel mit der Arteria carotis läßt sich leicht tasten, ebenso wie der vordere Anteil der Halswirbelkörper. Weiteres stumpfes Vorgehen mit Hilfe eines Spreizers, wobei ein Finger den Karotispuls fühlt und die Gefäßscheide schützt.
8. Der N. recurrens verläuft mit seinem absteigenden Ast entlang dem Gefäßnervenbündel und mit seinem aufsteigenden Ast in der Furche zwischen Trachea und Ösophagus.
9. Trachea, Ösophagus und Schilddrüse werden vorsichtig nach medial, das Gefäßnervenbündel vorsichtig nach lateral weggehalten (Abb. II-16).
10. Palpation der Wirbelkörper medial des Gefäßnervenbündels.
11. Längsspaltung der prävertebralen Faszie mit den Scherenbranchen über den Wirbelkörpern.
12. Längsschnitt in das vordere Längsband mit einem Skalpell. In der Mittellinie findet sich keine Muskelbedeckung der Wirbelkörper. Lateral werden die Wirbelkörper sowie die Querfortsätze vom M. longus colli bedeckt. Die Fasern dieses Muskels sollten nicht verletzt werden, da in dem Gebiet das sympathische Nervengeflecht (Truncus sympathicus) verläuft.
13. Lokalisation des Wirbelkörpers durch seitliche Röntgenaufnahmen. Das Krikoid (Ringknorpel) liegt meist in Höhe des 6. Halswirbelkörpers.

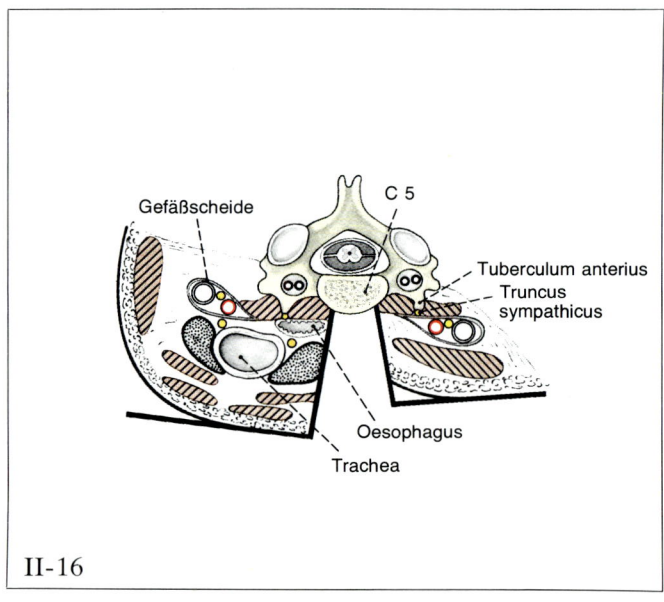

II-16

3. Halswirbel bis 1. Brustwirbel — Anteromedialer Zugang

Anmerkung

1. In der Höhenlokalisation des queren Hautschnittes kann man sich wie folgt orientieren:
   Inzision im oberen Halsdrittel für C 3 – C 4,
   Inzision im mittleren Halsdrittel für C 5 und C 6,
   Inzision im unteren Halsdrittel für C 7 – Th 1.
2. Lagerungshinweise:
   Ein kleines Kissen quer unter den Schultern entfaltet den Hals besser. Der Tisch ist kopfwärts leicht erhöht, also leicht schräggestellt. Das verbessert den venösen Abfluß und verringert die Blutungsneigung.
3. Die Vertikalinzision in Längsrichtung (Hautschnitt B der Abb. II-14) wird in erster Linie für die mehretagige Darstellung benutzt.
4. Platysmainzision in Faserrichtung ist kosmetisch günstiger.
5. Ist es erforderlich, den M. omohyoideus zu teilen, so erfolgt dies zwischen zwei Haltefäden, um die spätere Wiedervereinigung zu erleichtern. Schluckstörungen können auftreten, wenn die Wiedervereinigung unterbleibt.
6. Die V. thyroidea medialis (Abb. II-17) muß häufig unterbunden werden; ggf. auch die Venae thyroideae mediales. Der Verlauf der V. thyroidea inferior ist inkonstant.
7. Im unteren Halsbereich kann die A. thyroidea inferior bei Bedarf mobilisiert und kaudalwärts weggehalten oder notfalls doppelt unterbunden werden. Im oberen Halsdrittel ist es gelegentlich erforderlich – im Regelfall aber zu vermeiden – die Äste der A. carotis externa, die A. thyroidea superior, die A. lingualis (unter Umständen sogar die A. facialis) zu unterbinden. Über den rechtsseitigen Arterien- und Venenverlauf orientiert die Abbildung II-17.
8. Der wichtigste Schritt der anteromedialen Darstellung ist der Zugang *medial* vom M. sternocleidomastoideus, also nach klarer Identifikation des medialen Randes des Muskels.

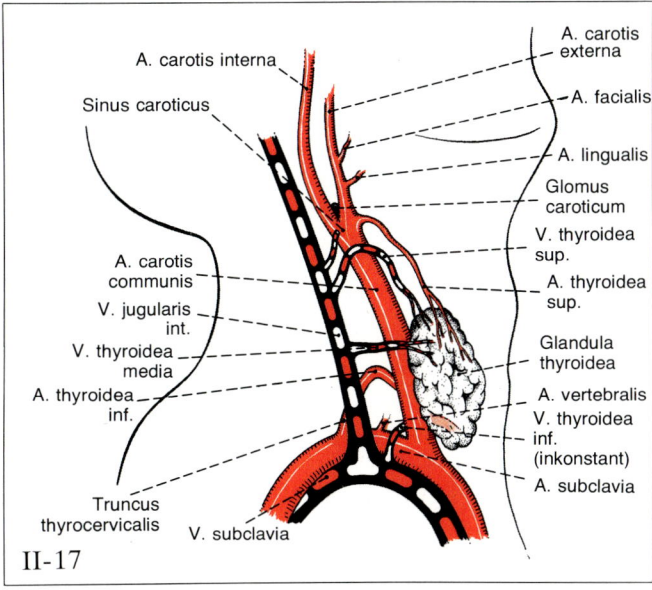

II-17

Variante für Arteria vertebralis – Spinalnervenwurzel

Indikationen

1. Dekompression der A. vertebralis
2. Revision der Spinalnervenwurzel

Operatives Vorgehen

1. Vorgehen wie bei dem anteromedialen Zugang – medial des M. sternocleidomastoideus. In der Tiefe hält man sich jedoch etwas lateral.
2. Richtungsziel ist das Tuberculum anterius (Abb. II-16) des Querfortsatzes.
3. Zur Höhenlokalisation dient im unteren Halsbereich das im Regelfall sehr prominente Tuberculum anterius des 6. Halswirbels, das Tuberculum caroticum.
4. Der Zugang zur A. vertebralis erfolgt (nach *Jung* und *Kehr*) durch Transversotomie und partielle Transversektomie (Abb. II-18a), ggf. auch durch zusätzliche vordere Unkusresektion (II-18a).
5. Die Darstellung der Nervenwurzel von vorn (nach *Verbiest*) gelingt durch Unkoforaminotomie mit Resektion des Processus uncinatus (Abb. II-18b).

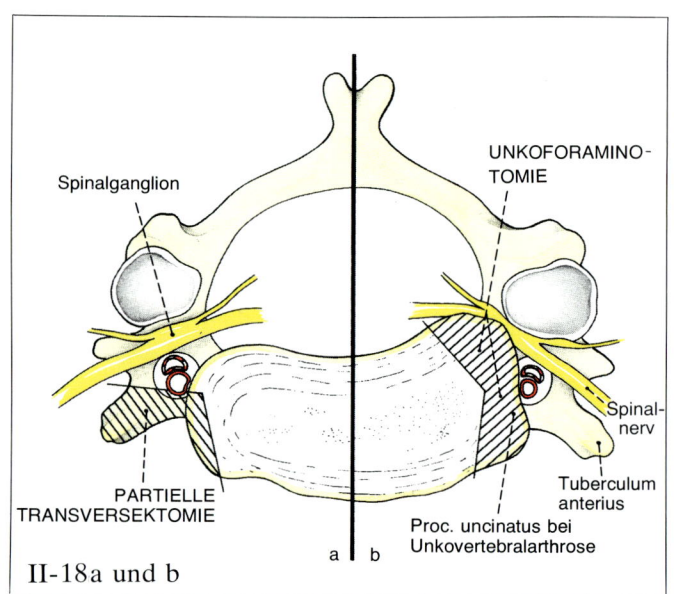

II-18a und b

Anmerkung

1. Der Truncus sympathicus liegt vor dem Querfortsatz entweder in der hinteren Scheide des Gefäßnervenbündels mit der A. carotis oder zwischen der Gefäßscheide und dem M. longus colli (Abb. II-15). Zusammen mit der längs verlaufenden Portion des M. longus colli wird der Truncus sympathicus nach medial weggehalten. Die Schrägportion des M. longus colli wird am Tuberculum anterius abgelöst.
2. Der M. scalenus anterior wird am Tuberculum anterius von C 5 und C 6 abgetrennt.
3. Blutungen aus dem venösen Begleitplexus der A. vertebralis werden nur durch Kompression und Fibrinschaumauflagen gestillt.

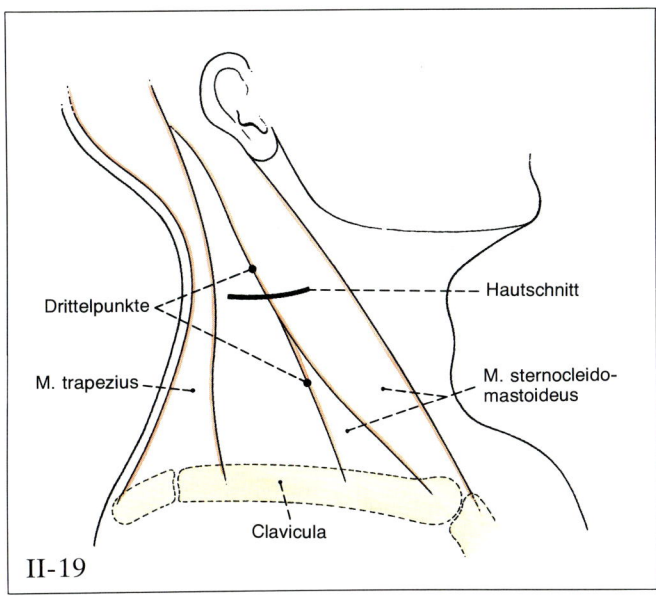

II-19

Oberflächliche Halslymphknoten
Laterales Halsdreieck

Querer Zugang

Indikationen

1. Probeexstirpation von Lymphknoten
2. Revision des N. accessorius

Operatives Vorgehen

1. Kurzer, knapp 5 cm langer querer Hautschnitt dicht unterhalb des oberen Drittelpunktes vom Hinterrand des M. sternocleidomastoideus ausgehend und sich nach dorsal erstreckend (Abb. II-19).
2. Weiteres Vorgehen mit vorsichtiger Präparation der Lymphknoten *unter Sicht* und mit exakter Blutstillung (Abb. II-20).

Anmerkung

1. In Nachbarschaft der Vena jugularis zieht der N. accessorius im Trigonum caroticum kaudalwärts und gibt dabei Äste zur Innenseite des M. sternocleidomastoideus ab. Variabel, aber etwa in Höhe dicht unterhalb des oberen Drittelpunktes, tritt der Nerv dann in das seitliche Halsdreieck in unmittelbare Nachbarschaft zur Gruppe der oberflächlichen Halslymphknoten. Danach zieht der Nerv weiter schräg abwärts zur Innenseite des M. trapezius (Abb. II-20).
2. Äste der Zervikalnerven (C 2 – C 4) beteiligen sich variabel an der Versorgung des M. trapezius (Abb. II-20). Teilweise gehen sie vorher eine Verbindung zum N. accessorius ein (Plexus accessoriocervicalis).
3. Bei der Präparation der oberflächlichen Halslymphknoten im seitlichen Halsdreieck entsteht leicht als typische Komplikation eine Läsion des N. accessorius und/oder der zarten Äste der Zervikalnerven, die sich an der Versorgung des M. trapezius beteiligen.

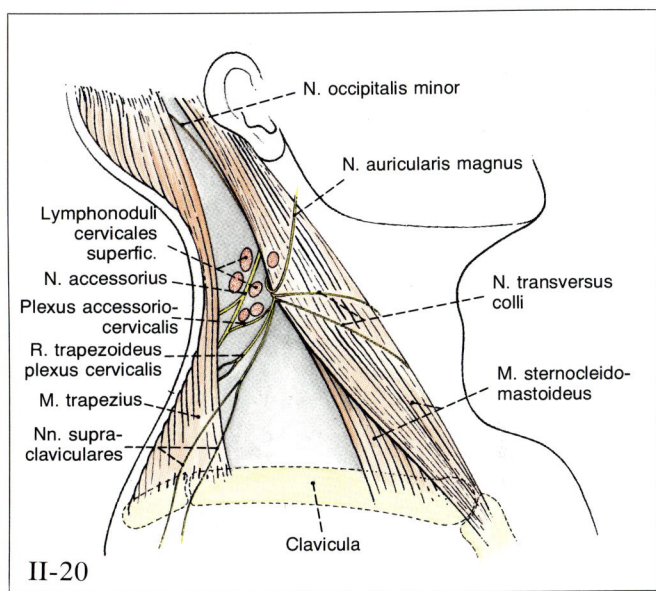

II-20

4. Bei der Läsion des N. accessorius im Trigonum caroticum entsteht eine Parese des M. sternocleidomastoideus und eine Lähmung des M. trapezius. Die Schädigung des N. accessorius im seitlichen Halsdreieck und/oder der motorischen Äste der Zervikalnerven ruft eine isolierte Trapeziuslähmung von unterschiedlichem Ausmaß hervor, die sich klinisch in der aufgehobenen oder gestörten Abduktion des Armes über die Horizontale äußert.
5. Der N. accessorius endigt gelegentlich schon im M. sternocleidomastoideus.

Halsrippe

Vorderer Zugang

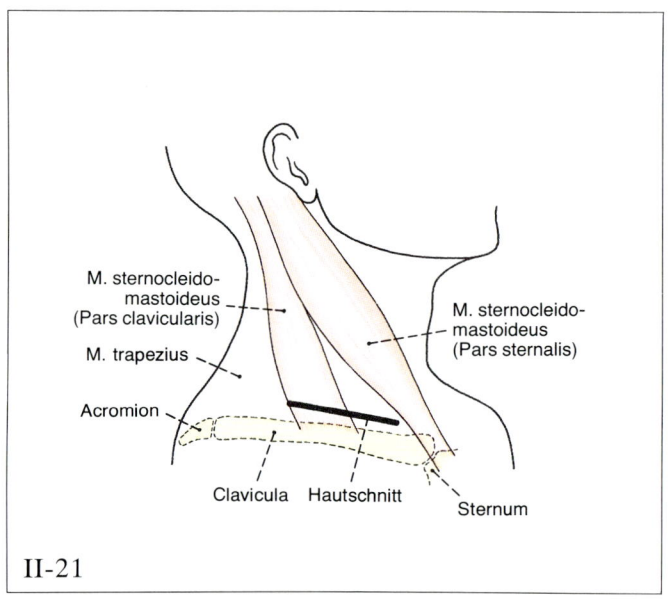

II-21

Indikationen

1. Exstirpation einer Halsrippe
2. Skalenussyndrom

Operatives Vorgehen

1. Der Hautschnitt beginnt in der Fossa supraclavicularis und verläuft vom vorderen Rand des M. trapezius bis zum sternalen Ansatz des M. sternocleidomastoideus. Der Schnitt folgt etwa derselben Richtung wie die Hautfalte des Halses (Abb. II-21).
2. Das sich nach Weghalten der Haut darstellende Platysma wird etwas kaudalwärts des Hautschnittes, jedoch in gleicher Richtung wie dieser durchtrennt. Nach Zurückhalten des Platysmas werden die darunterliegenden Muskeln, Nerven und Gefäße sichtbar.
3. Durchtrennung der lateralen Hälfte des klavikulären Ansatzes des M. sternocleidomastoideus zwischen zwei Klemmen (Abb. II-22). Die Blutungsneigung wird dadurch reduziert.
4. Dann wird dieser Muskel nach medial weggehalten, wobei sich die Sehne des M. omohyoideus sowie der sehnige Ansatz des M. scalenus anterior darstellen (Abb. II-23).
5. Der N. phrenicus kreuzt diesen Muskel von lateral nach medial.
6. Durch Weghalten des M. omohyoideus nach kranial wird der M. scalenus anterior besser dargestellt. Eine Verletzung des N. phrenicus muß vermieden werden.
7. Die Pleura, das Gefäßnervenbündel sowie die Vertebralarterie liegen medial vom M. scalenus anterior.

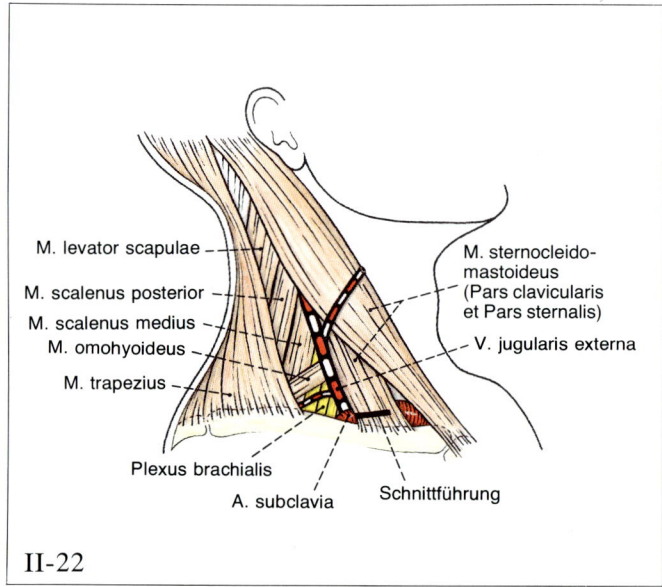

II-22

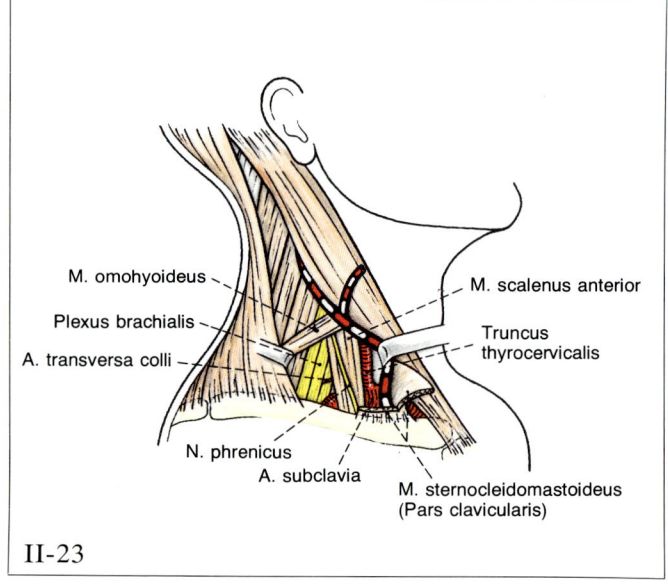

II-23

8. Bevor der N. phrenicus nach medial weggehalten wird, muß er freipräpariert werden.
9. Durchtrennung des M. scalenus anterior zwischen zwei Klemmen. Auf die A. subclavia sowie die Pleura, die hinter und medial dieses Muskels auf einer tieferen Ebene liegen, muß geachtet werden (Abb. II-23, Abb. II-24).
10. Nach Durchtrennung des M. scalenus anterior fällt die A. subclavia, zusammen mit den kaudalen Strängen des Plexus brachialis, etwas nach vorn (Abb. II-26). Dadurch gelangt die Halsrippe zur Darstellung.
11. Dieser vordere Zugang zur Halsrippe ist dem lateralen oder posterioren Zugang vorzuziehen, da er operativ einfacher ist und weniger leicht zu einer Verletzung des Plexus brachialis führt.

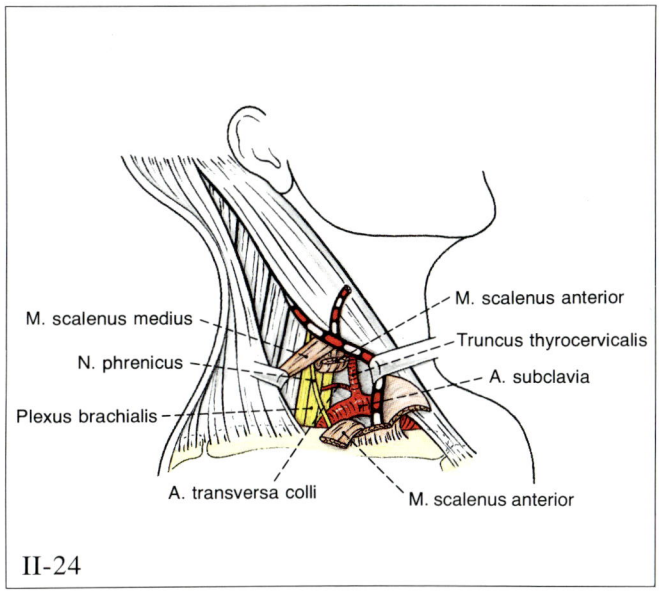

II-24

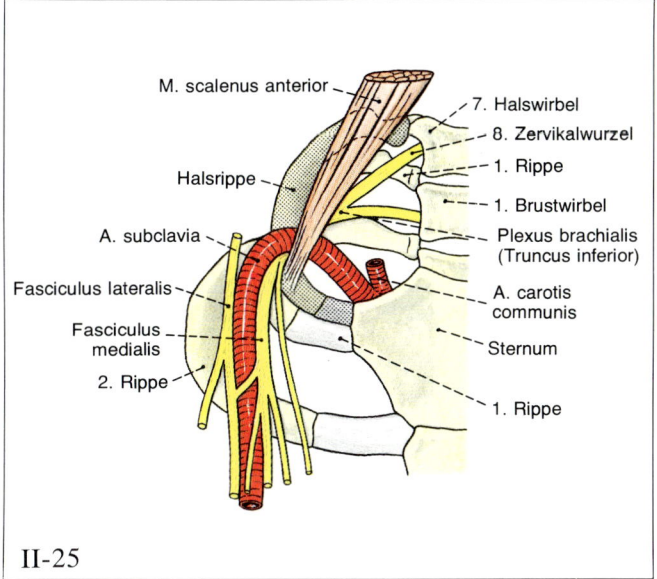

II-25

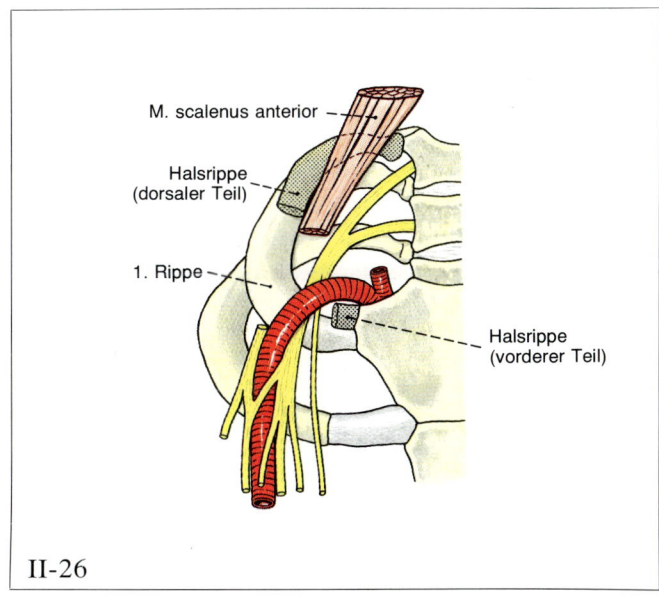

II-26

C. Brustwirbelsäule

Posteromedialer Zugang

Dorsaler Zugang

Hinterer Zugang

Indikationen

1. Wirbelsäulenfusionierung
2. Laminektomie
3. Entzündliche Prozesse im Bogen- oder Dornfortsatzbereich
4. Thorakaler Diskusprolaps

Operatives Vorgehen

1. Bauchlage oder Seitenlage (leicht schräg nach vorne), evtl. auch vornübergeneigt sitzend. Im Regelfall wird die Bauchlage bevorzugt.
2. Hinterer Längsschnitt über den Dornfortsätzen der darzustellenden Wirbelsäulenabschnitte von Th 1 – Th 12 (Abb. II-27, Hautschnitt A). In der Regel werden nur Teilabschnitte der Schnittführung benutzt, was auf der Abbildung II-27 durch Unterbrechungen angedeutet wird.
3. Alternative Hautschnitte sind der paraspinale Längsschnitt (Abb. II-27, Hautschnitt B) und der paraspinale Bogenschnitt (Abb. II-27, Hautschnitt C). Erweiterungsmöglichkeiten nach lateral sind durch kurzen Querschnitt oder türflügelartige Schnittführung gegeben.
4. Nach Zurückhalten der Haut wird die tiefe Faszie über den Dornfortsätzen sichtbar. Sie wird bis auf die Dornfortsätze gespalten.
5. Ablösen der in der Mittellinie fixierten Muskulatur (Abb. II-28) und Abschieben derselben von den Dornfortsätzen und den Wirbelbögen mit Hilfe eines Meißels oder eines Raspatoriums. Es ist günstiger, jeweils nur eine Seite abzulösen, diese abzustopfen und dann die andere Seite freizupräparieren. Auf diese Weise wird die Blutung verringert.

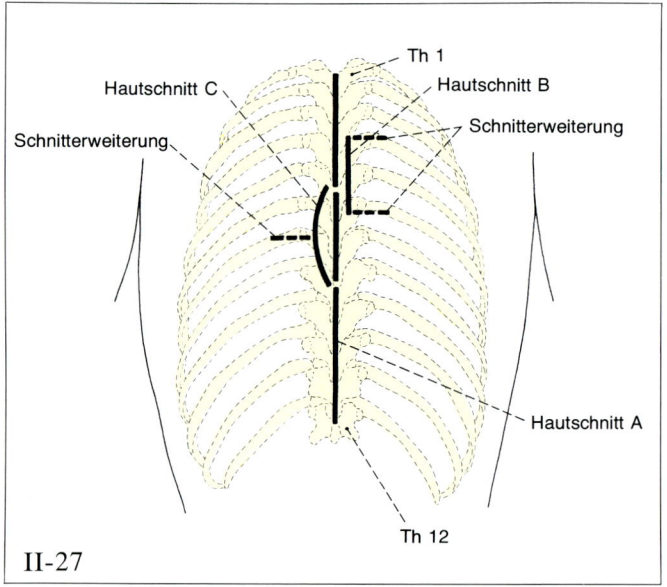

II-27

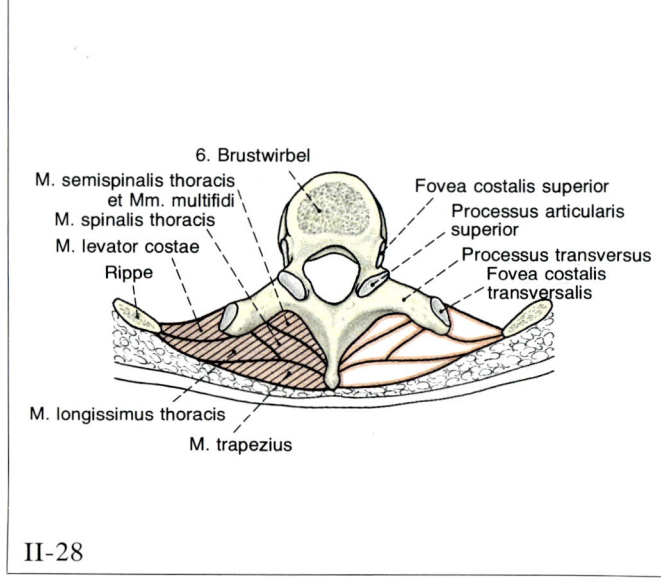

II-28

Brustwirbelsäule — Posteromedialer Zugang

6. Weghalten der paraspinalen Muskulatur jeweils nach lateral (Abb. II-29).
7. Unter Benutzung der queren Erweiterungsschnitte (s. Punkt 3) werden im Bedarfsfall auch die Faszie und die Muskulatur quer inzidiert.
8. Zur erweiterten Darstellung wird der Querfortsatz des Wirbelkörpers reseziert. Vergleiche hierzu den posterolateralen Zugang.
9. Zur Revision des Discus intervertebralis wird bei Bedarf der halbseitige Bogen, ggf. auch mit der Bogenwurzel, entfernt.
10. Topographische Leitlinie für den Spinalnerven bzw. den Discus intervertebralis ist das am unteren Rippenrand verlaufende interkostale Gefäßnervenbündel. Der Interkostalnerv zieht zum Foramen intervertebrale.

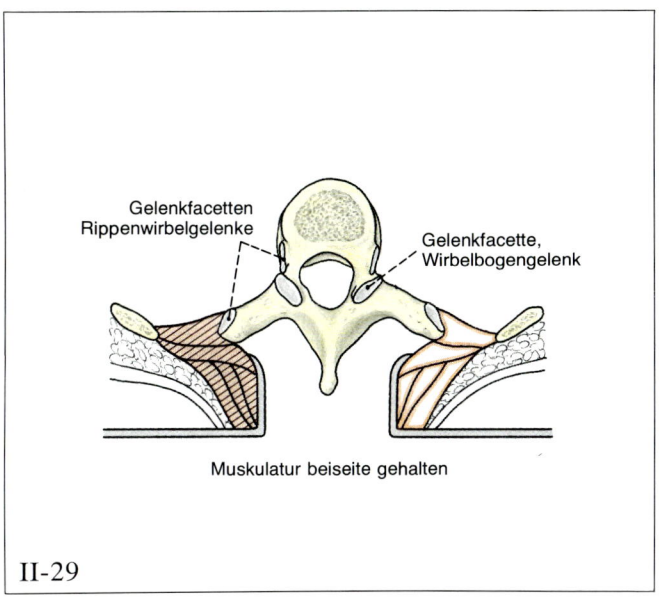

II-29

Anmerkung

1. Die Verwendung eines schmalen Meißels oder eines zu feinen Raspatoriums kann zu einem interlaminaren Abrutschen der Instrumentenspitze mit Läsion der Medulla spinalis führen. Ein Abrutschen zwischen den Querfortsätzen ruft einen Hämatothorax hervor, der ggf. eine breite Darstellung mit Gefäßunterbindung verlangt.
2. Wichtig ist die präoperativ kontrollierte Lagerung des Patienten mit kompressionsfreiem Bauchraum, um unnötige Blutungen zu vermeiden.
3. Der direkte paramedulläre Zugang zum Discus intervertebralis ist im Bereich der Brustwirbelsäule ungleich schwieriger als an der Lendenwirbelsäule, weil die Medulla spinalis mit der Dura den Spinalkanal nahezu vollständig ausfüllt, wenig mobil und sehr empfindlich ist.
4. Bei Erweiterung des Eingriffs vergleiche für Details den posterolateralen Zugang.

Posterolateraler Zugang
Kostotransversektomie

Indikationen

1. Darstellung des anterolateralen Wirbelkörperanteils.
   – Herdausräumung, Revision des Diskus, Probeexzision –
2. Abszeßeröffnung und Drainage
3. Tumorrevision und -exstirpation

Operatives Vorgehen

1. 12–15 cm messender paravertebraler Längsschnitt neben den Dornfortsätzen, 3–6 cm von der Mittellinie entfernt. Der Schnittmittelpunkt liegt gegenüber dem darzustellenden Wirbelkörper (Abb. II-30). Dabei ist zu beachten, daß die Spitze der Dornfortsätze im Brustwirbelsäulenbereich ungefähr 5 cm unterhalb der Wirbelkörperhöhe liegt.
2. Zweiter Hautschnitt vom Mittelpunkt des ersten ausgehend und weiterführend über der Rippe, die teilweise exstirpiert werden soll.
3. Nach Zurückhalten der Haut wird die tiefe Faszie, die die hintere Spinalmuskulatur einscheidet, sichtbar.
4. Durchtrennung dieser Muskeln bis auf die Rippe in der gleichen Richtung wie die Hautschnitte.
5. Weghalten der durch diese Schnitte entstandenen Muskelanteile, wodurch der Wirbelbogen, der Processus transversus und die Rippe sichtbar werden.
6. Zur Höhenlokalisation: beispielsweise zur Revision des Discus intervertebralis Th 5/6 ist die Darstellung der 5. Rippe erforderlich.
7. Nach Einschneiden und Lösen der Kapsel des Kostotransversalgelenkes Abschlagen des Querfortsatzes an seiner Basis mit einem Meißel und Entfernung desselben. Subperiostale Darstellung und Resektion der Rippe etwa 7–8 cm von ihrem vertebralen Ende entfernt.
8. Eine vorhergehende Orientierung über den Verlauf des interkostalen Gefäßnervenbündels ist zweckmäßig.
9. Anschließend kann das Rippenköpfchen gelöst (nicht herausgedreht) werden. Dabei muß man sich strikt subperiostal halten, um unnötige Blutungen zu vermeiden. Das Periost vor (anterior) dem Rippenköpfchen wird zusammen mit den Interkostalmuskeln, der endothorakalen Faszie und der Pleura parietalis nach vorne weggedrängt.

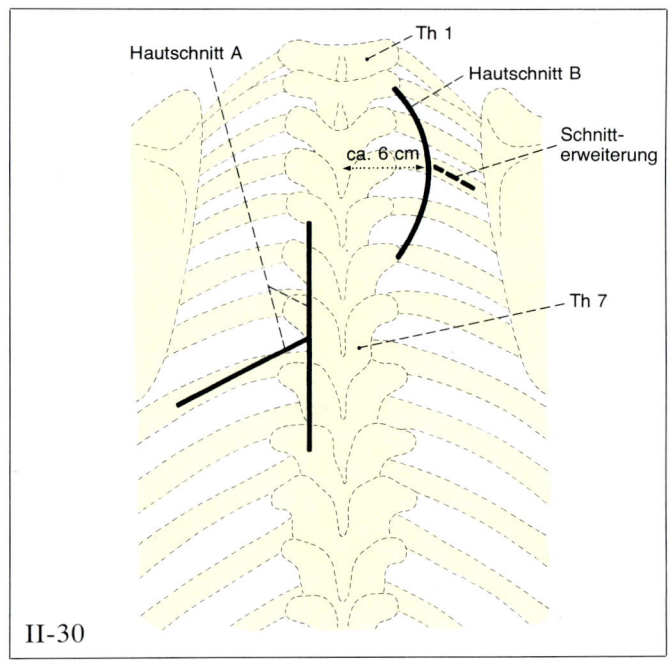

II-30

Brustwirbelsäule

Posterolateraler Zugang

10. Nach Entfernung des Querfortsatzes und der ca. 10 cm langen wirbelsäulennahen Rippe werden linksseitig die Wirbelkörper, der laterale Diskusanteil, die Aorta und die durchschimmernde Pleura parietalis sichtbar (Abb. II-31).
11. Zur Revision der posterioren Diskusanteile (Diskusprolaps) können laterale Bogenanteile und ggf. auch die Bogenwurzel reseziert werden.
12. Die Präparation des am unteren Rippenrand und unterhalb des Querfortsatzes verlaufenden interkostalen Gefäßnervenbündels dient der Orientierung. Die Verfolgung des Interkostalnervs nach medial führt über das Intervertebralloch zum Spinalkanal. Nach der Rippenresektion ist das nächsthöhere interkostale Gefäßnervenbündel unerwartet nahe.
13. Die Inzision der Pleura costalis zur Erweiterung der Darstellung oder die akzidentelle Läsion führen zum Kollaps des Lungenflügels. Mit einem Stieltupfer kann die Lunge weggehalten werden. Vor Wundverschluß ist das Anlegen einer Bülaudrainage erforderlich.
14. Die Pleura costalis muß bei Wundverschluß in diesem Bereich nicht unbedingt vernäht werden.
15. Eine akzidentelle kleine Pleuraläsion kann sofort vernäht werden, während der Lungendruck aufrechterhalten wird.

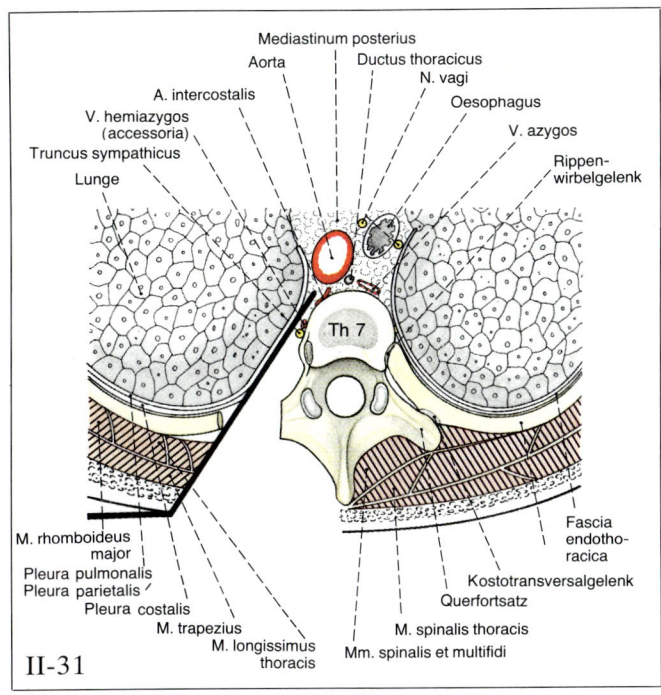

II-31

Alternativ

1. Bogenförmiger Hautschnitt (Abb. II-30, Hautschnitt B), der mit seinen Ausläufern am Rande der paraspinalen Muskulatur endigt.
2. Subperiostales Abschieben der paraspinalen Muskulatur und Weghalten derselben nach medial.
3. Bei Bedarf quere Schnitterweiterung.

Anmerkung

1. Wichtig ist der großzügige Hautschnitt. Zur besseren Übersicht werden meistens zwei oder drei Rippen gleichzeitig dargestellt.
2. Im Bereich der oberen und mittleren Brustwirbelsäule müssen der M. trapezius und teilweise der M. rhomboideus in Schnittrichtung durchtrennt werden, in der mittleren und unteren Brustwirbelsäule teilweise der M. latissimus dorsi. Über den Muskelverlauf orientiert die Abb. II-1.
3. Es ist zweckmäßig, das Abschieben des Periosts an den Rippen in der oberen Hälfte der Brustwirbelsäule von medial nach lateral, in der unteren Hälfte von lateral nach medial vorzunehmen.
4. Im Bedarfsfall werden zwei (bis drei) posteriore Rippenenden reseziert. Die Interkostalgefäße können unterbunden werden. Dies ist jedoch im Bereich der mittleren Brustwirbelsäule nicht völlig unproblematisch, da sie sich an der Versorgung der Medulla spinalis beteiligen können.
5. Im Regelfall werden die Interkostalnerven geschont; wenn erforderlich, können aber zwei (maximal bis drei) Interkostalnerven neurotomiert werden.
6. Bei Wahlfreiheit ist der linksseitige posterolaterale Zugang vorzuziehen, da die Aorta sich leichter mobilisieren läßt.
7. Fließt postoperativ Lymphe ab, so wurde der Ductus thoracicus oder in Zwerchfellhöhe die Cisterna chyli lädiert. Im allgemeinen schließt sich die Läsionsstelle von allein, so daß das Drain nach ca. fünf Tagen entfernt werden kann, sonst muß eine Revision erfolgen.
8. Die Kostotransversektomie ist in der oberen Brustwirbelsäulenhälfte operationstechnisch einfacher, da die paraspinale Muskulatur weniger mächtig entwickelt ist.

D. Lendenwirbelregion

Lendenwirbelsäule

Posteromedialer Zugang

Dorsomedialer Zugang

Hinterer Zugang

Indikationen

1. Laminektomie bzw. Hemilaminektomie
2. Diskusprolaps – Hemilaminotomie
3. Wirbelsäulenfusionierung
4. Frakturen

Lagerungshinweise

1. Die Operation erfolgt in Bauchlage. Zur Vermeidung venöser Stauungen im Operationsgebiet muß das Abdomen kompressionsfrei gelagert werden. Vergleiche auch Lagerungshinweise Teil II Abschnitt A.
2. Dafür werden vorderer Beckenkamm und Thorax mit Unterlegkissen unterstützt. Zweckmäßig ist auch ein festes Bauchkissen mit mittelständiger großer Aussparung. Zum Ausgleich der Lordose sind die Beine im Hüftgelenk mäßig gebeugt. Die Kniegelenke werden durch Polster unterstützt. Die Abb. II-32 gibt die Lagerung wieder. Ebenso benutzt werden kann ein verstellbares Lagerungsbänkchen, das sich zu beiden Seiten abstützt und mit dem sich die erwünschte Entlordosierung einstellen läßt.
3. Durch die leichte Schrägstellung des Operationstisches – Kopf tiefer, Gesäß oben – kann der venöse Abfluß verbessert werden.
4. Gelegentlich wird die Knie-Brustlage („Häschenstellung") bevorzugt (Abb. II-33). Sie hat bei kompressionsfreiem Bauchraum den Vorzug maximaler Kyphosierung und damit maximaler interlaminarer Aufspreizung.
5. Die vorgenannte Position hat aber erhebliche Nachteile. Die Nervenwurzel ist vermehrt gespannt; damit weniger verschieblich und leichter verletzlich. Durch die Aufspreizung, die auch den Bandscheibenraum betrifft, kann ein noch nicht perforierter Diskuspro-

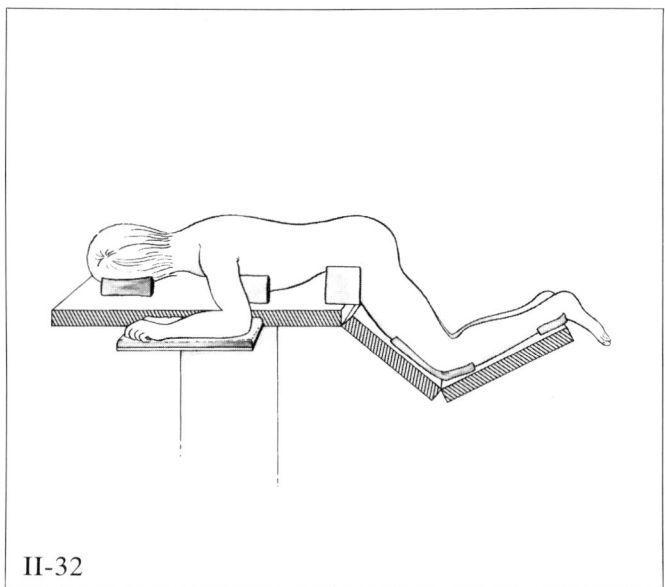

II-32

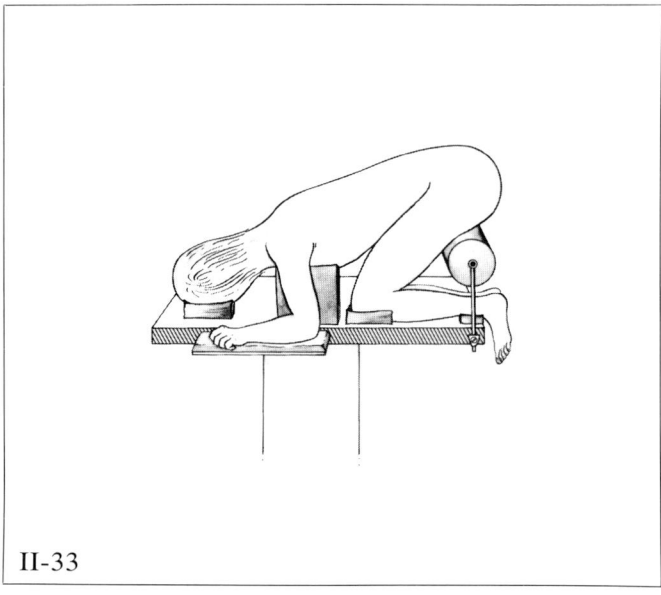

II-33

Lendenwirbelsäule — Posteromedialer Zugang

laps (Gleitprolaps) zurückgleiten, so daß er intraoperativ nicht mehr entdeckt wird. Die unnatürliche Stellung erschwert auch die Beurteilung etwaiger Lumbalstenose (Fornix- und Rezessusstenose). Durch die stark gewinkelte Knielagerung können die Unterschenkel gestaut werden.

6. Für die Fusionierungsoperation ist die einfache Bauchlagerung, die der erwünschten Haltung bei aufrechter Position entspricht, zweckmäßig (Abb. II-34). Beckenkämme und Thorax werden durch Kissenunterlagen unterstützt. Die Leistenregion sollte druckfrei sein.
7. Für sehr adipöse Patienten ist die stabile Seitlagerung sinnvoll. Durch Anziehen der Beine kann die erwünschte Entlordosierung im Lendenwirbelsäulenbereich erreicht werden. Eine Kissenunterlage in der Flanke oder die entsprechende Abknickung des Operationstisches ermöglichen eine zusätzliche interlaminare Aufspreizung der tischfernen Seite.

Operatives Vorgehen

1. Hinterer Längsschnitt in der Mittellinie über den Dornfortsätzen des darzustellenden Wirbelabschnittes – im vorliegenden Beispiel L 4/L 5 (Abb. II-35).
2. Nach Weghalten der Haut stellt sich das hintere Blatt der Fascia thoracolumbalis dar. Spaltung derselben in der Mittellinie bis auf die Dornfortsätze. Über die Topographie orientiert die Abbildung II-36.
3. Alternativ wird die Faszie mit zwei parallelen Schnitten paraspinal durchtrennt.
4. Dann wird mit Hilfe eines breiten Meißels oder eines Raspatoriums die Muskulatur von beiden Seiten der Wirbelbögen abgeschoben, wobei man entlang den Dornfortsätzen nach lateral vorgeht. Es ist zweckmäßig, zunächst jeweils eine Seite des Wirbelbogens von der Muskulatur zu befreien und dann während des Vorgehens auf der anderen Seite diese auszutamponieren. An den Dornfortsätzen bleiben Reste der Fascia thoracolumbalis stehen, um die spätere Wiederanheftung zu erleichtern.

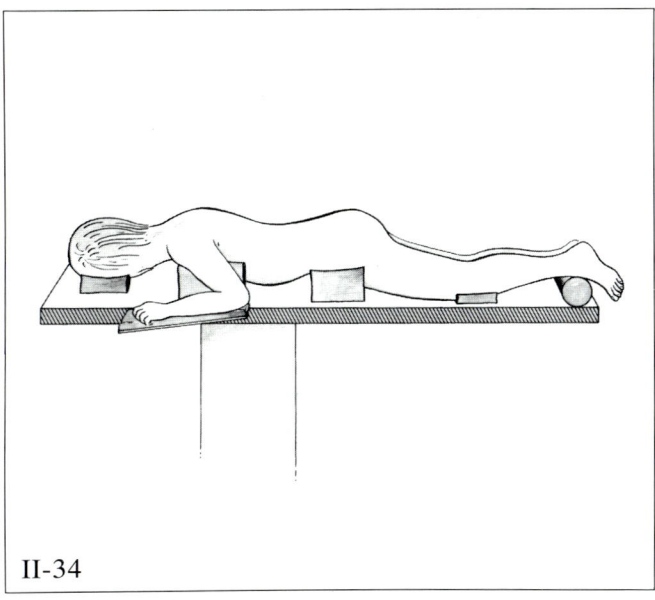
II-34

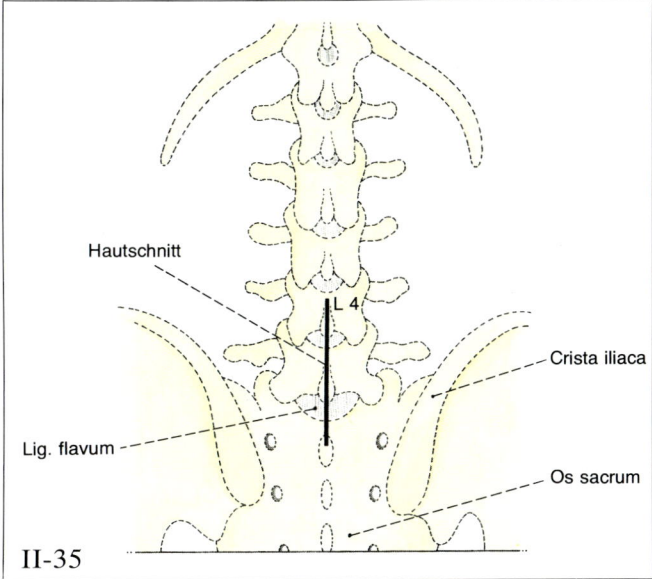
II-35

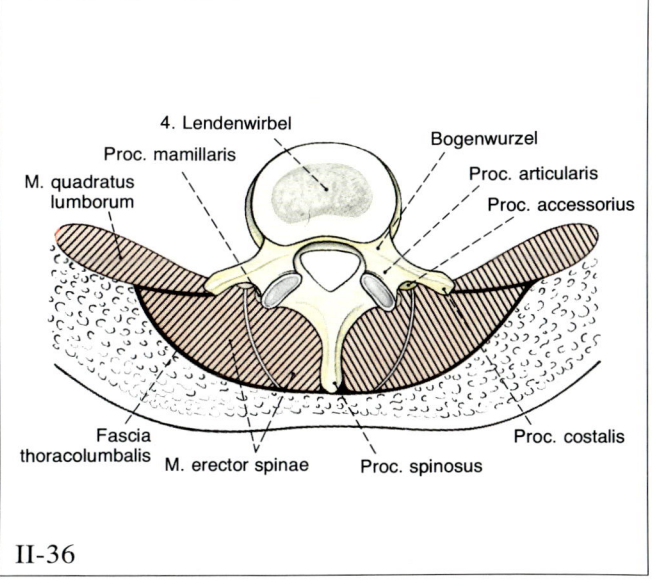
II-36

Lendenwirbelsäule — Posteromedialer Zugang

5. Die paraspinale Muskulatur wird kräftig zu beiden Seiten weggehalten, am zweckmäßigsten unter Benutzung eines Selbsthalters. Dadurch stellen sich die Wirbelbögen, die Wirbelbogengelenke und das Lig. flavum dar (Abb. II-37, Abb. II-38).
6. Beginn der unilateralen Fensterung des Spinalkanals durch vorsichtige Inzision des Lig. flavum mit einem spitzen Skalpell am unteren Bogenrand von L 4, von medial nach lateral in Richtung des Verlaufes des Spinalnervs. Dabei wird das Ligament mit einer kleinen Faßzange oder einem Durahäkchen angehoben.
7. Unterfahren des Lig. flavum mit dem rechtwinkligen Porushäkchen, um die Dura abzuschieben und ggf. auch vorsichtig zu lösen.
8. Unter Benutzung kleiner Stanzinstrumente wird das Ligament schrittweise reseziert oder es erfolgt zunächst die Vervollständigung der Ligamentinzision am oberen Bogenrand von L 5.
9. Häufig muß in Höhe L 4/5 und bei höheren Lumbalabschnitten das Fenster weiter vergrößert werden. Es erfolgt die Wegstanzung (oder Wegmeißelung mit einem sichergehaltenen Hohlmeißel) des unteren Bogenanteils von L 4 mit medialem Anteil des Wirbelbogengelenkes, ggf. auch des oberen Bogenrandes von L 5 (Laminotomie).
10. Nach Wegschieben des epiduralen Fettgewebes stellen sich im Fenster die Dura und die Nervenwurzel L 5 mit der Durascheide, dem Wurzelsäckchen, dar (Abb. II-39). Ggf. wird über der Schulter oder in der Achsel der Wurzel (nach vorsichtiger Neurolyse) ein Diskusprolaps sichtbar.
11. Die Nervenwurzel kann auch weiter in den lateralen Rezessus des Spinalkanals abgedrängt sein, was eine Vergrößerung des Fensters nach lateral bis zur Foraminotomie erfordert.
12. Durch Weghalten der Spinalnervenwurzel nach medial wird das hintere Längsband und nach lochförmiger Inzision desselben der Discus intervertebralis begrenzt dargestellt.

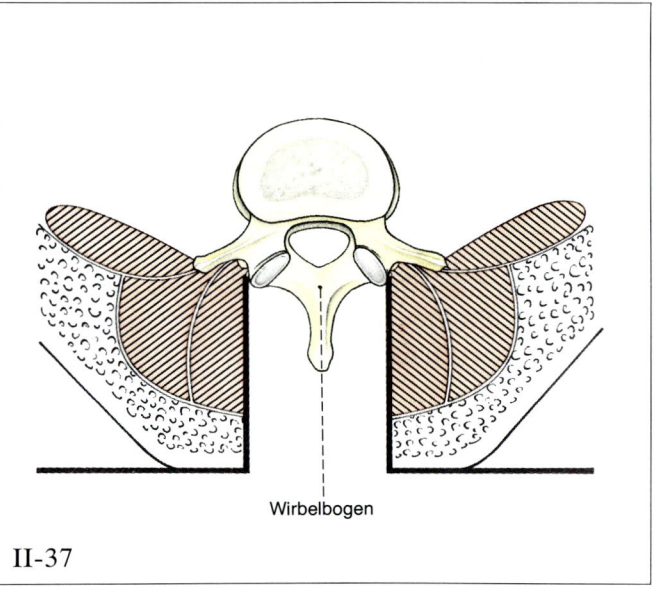

II-37

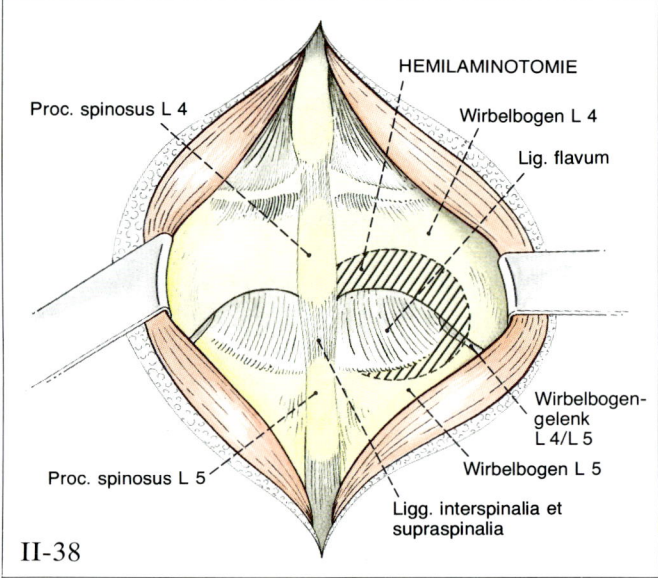

II-38

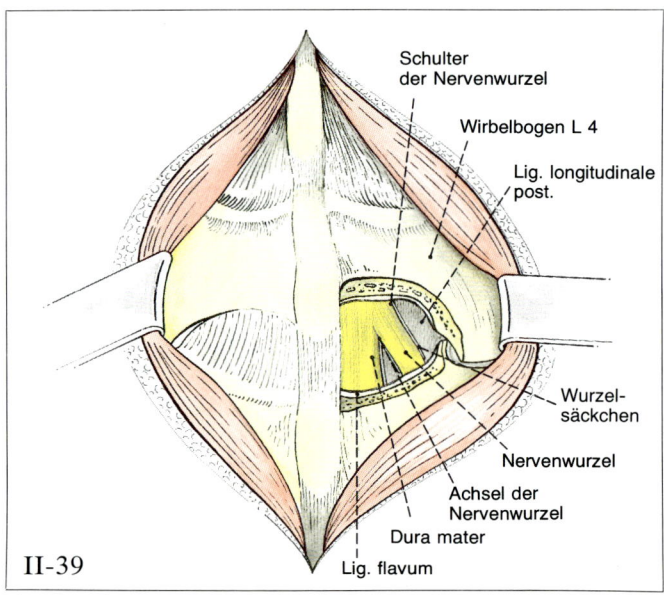

II-39

Lendenwirbelsäule — Posteromedialer Zugang

13. Über die praktische Anatomie orientieren die Abbildungen II-40 und II-41.

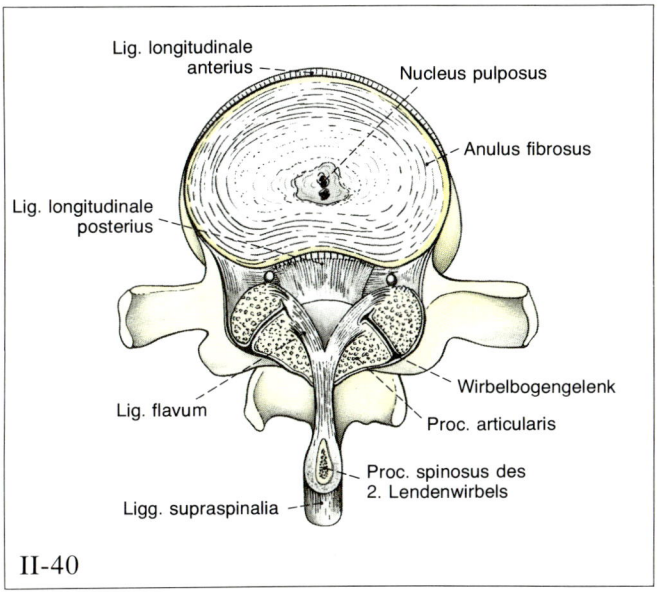

II-40

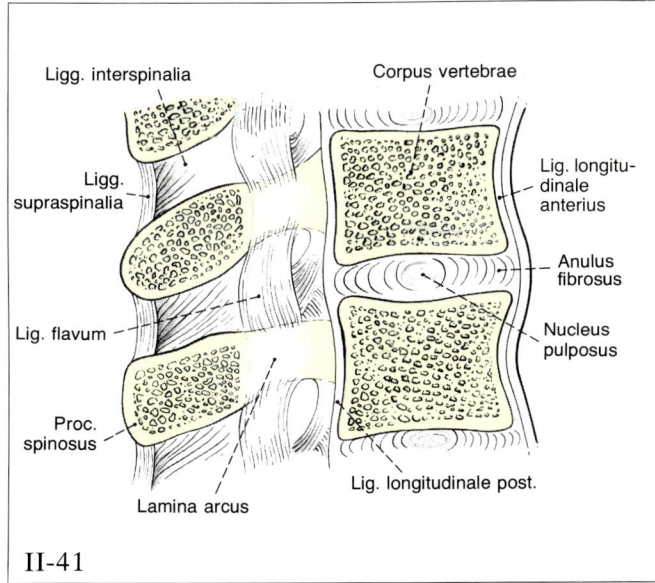

II-41

Alternativ

1. Bei stärkerer Überlappung der Wirbelbögen (insbesondere bei älteren Patienten) und bei Rezidivoperationen mit Ausbildung einer Narbenplatte oder bei erforderlicher großzügiger Fensterung kann der Zugang zum Lig. flavum erleichtert werden, indem mittelständig keilförmige und korrespondierende Segmente der Dornfortsätze mit den interspinalen Bändern entfernt werden.
2. Die mehr flächenhafte Darstellung des Lig. flavum erlaubt auch eine lappenbildende Inzision des Ligaments (nach *Cloward*), so daß es für die spätere Abdeckung des Fensters erhalten bleibt (Abb. II-42).

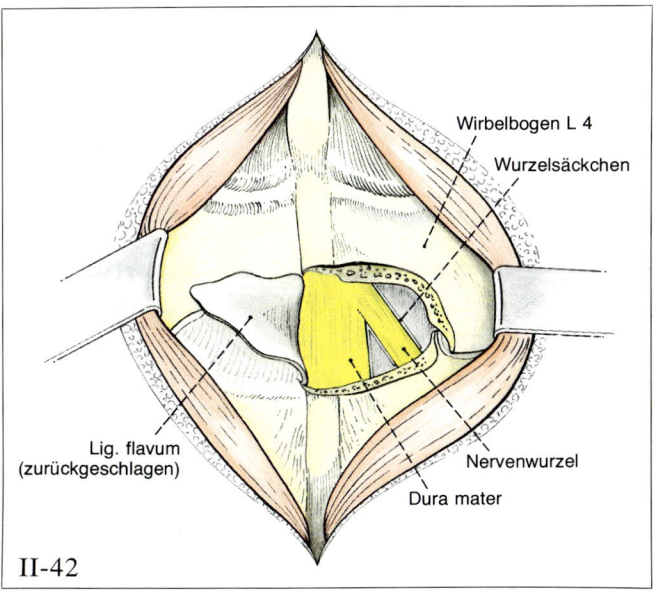

II-42

Lendenwirbelsäule — Posteromedialer Zugang/Variante

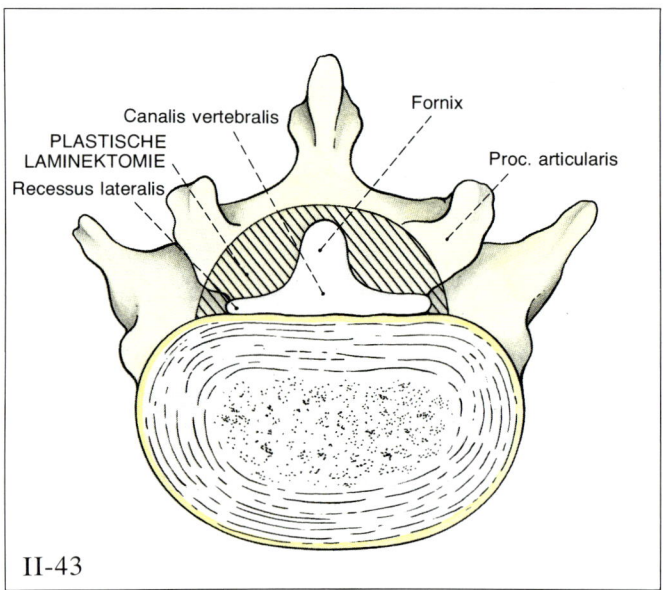

II-43

Variante

1. Bei einer Lumbalstenose gelingt die Darstellung der Spinalwurzel oft nicht, ohne daß Anteile des Wirbelbogens als Hemilaminektomie, Laminektomie und/oder Foraminotomie mit partieller Facettektomie reseziert werden.
2. Für viele Fälle bietet die plastische Laminektomie, d.h. die innere Ringresektion des Wirbelbogens eine Alternative, die die Bogenkontinuität und damit die Stabilität erhält (Abb. II-43). Ggf. genügt auch das unilaterale Vorgehen (plastische Hemilaminektomie). Dabei kann der Bogen auch in seiner kraniokaudalen Breite verschmälert werden. Gelegentlich ermöglicht allein die breite Resektion des insbesondere bei Hyperlordose dachziegelartig vorspringenden kranialen Randes des Wirbelbogens (Arkokristektomie) den breiten Zugang und beseitigt den stenosierenden Effekt des Oberrandes des Bogens.
3. Die Untertunnelung des Wirbelbogens bis zur freien Instrumentenpassage und Darstellung der kompressionsfreien Nervenwurzel gelingt mit dem rechtwinkligen Air-Drill, dem gebogenen kleinen Meißel, der Stanze und der gebogenen feinen Raspel.

Anmerkung

1. Zur Orientierung über die Segmenthöhe dient die Palpation des letzten Wirbelbogens der Lendenwirbelsäule. Dieser ist als gratförmige querverlaufende Erhebung fühlbar mit Absatz gegenüber dem Kreuzbein, das selbst eine glatte Rückfläche aufweist.
2. Der mit einer Tuchklemme angehakte präsakrale Dornfortsatz kann beim Anheben und Wackeln, zusammen mit dem Wirbelbogen, leicht bewegt werden und zu Minimalbewegungen im Wirbelbogengelenk führen, während beim Dornfortsatz S 1 natürlich keine Bewegungen möglich sind.
3. Zur Höhenlokalisation ist stets ein Vergleich mit den Röntgenbildern notwendig wegen nicht seltener Assimilationsstörungen des lumbosakralen Überganges.
4. Bei einem Lokalisationsirrtum wird fast regelhaft die nächsthöhere Etage aufgesucht!
5. Die paraspinale Muskulatur wird vom Ramus dorsalis des Spinalnervs versorgt, der von lateral kommt. Daher gefährdet das Abschieben der Muskulatur bis zu den Wirbelbogengelenken die Innervation dieser Muskulatur nicht.
6. Im lumbosakralen Übergang (L 5/S 1) ist im Regelfalle eine breite Darstellung des Lig. flavum zur Fensterung ohne partielle Wirbelbogenresektion möglich.
7. Blutungen aus den epiduralen Venen werden mit dem Bipolator mikrokoaguliert. Häufig genügt auch temporärer Druck durch Fibrinschaumauflage.
8. Bei epiduralen Blutungen, die die sichere Darstellung der Nervenwurzel behindern, kann kranial- und kaudalwärts temporär mit feuchten Filzplättchen abgestopft werden, die mit einem Faden armiert sind.
9. Bei einer akzidentellen Duraläsion sollte diese vernäht oder mit Gelatine- oder Fibrinschaum abgedeckt werden. Bei nicht vernähbaren Läsionen ist das Auflegen eines kleinen Muskelläppchens aus der paraspinalen Muskulatur zweckmäßig. Ein Redon-Drain wäre in diesem Fall nicht sinnvoll.

Lumbale Vertebrotomie
Posterolateraler Zugang

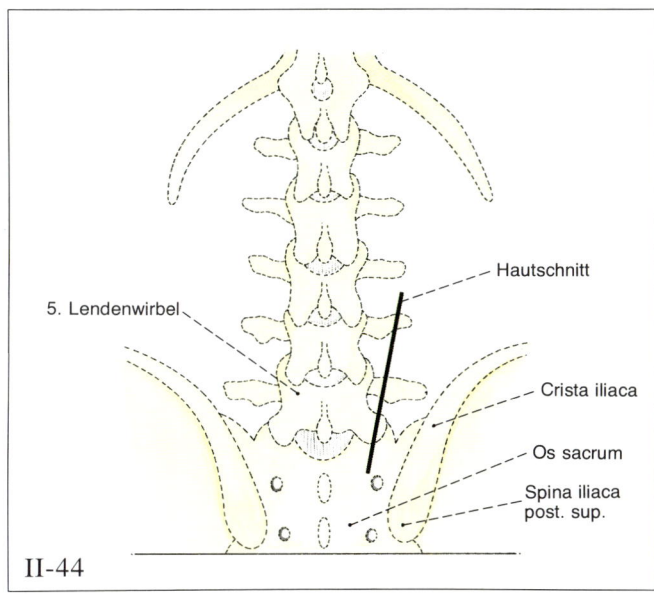

Indikationen

1. Tumoren im Bereich der Lendenwirbelkörper
2. Entzündliche Prozesse
3. Probebiopsien
4. Posterolaterale Wirbelfusionierung

Operatives Vorgehen

1. 10 cm langer Längsschnitt etwa 4 cm lateral der Dornfortsätze, der kaudalwärts leicht zur Mitte strebend verläuft (Abb. II-44). Der Mittelpunkt des Schnittes sollte über dem darzustellenden Wirbelkörper liegen. Er endigt dicht medial der Spina iliaca posterior superior.
2. Nach Weghalten der Haut Spaltung des hinteren Blattes der Fascia thoracolumbalis über den Mm. iliocostalis und longissimus thoracis.
3. Spaltung dieser Muskeln in Längsrichtung bis auf die Querfortsätze.
4. Abschlagen der Querfortsätze an ihrer Basis mit einem scharfen Meißel.
5. An diesem Punkt wird der M. psoas major sichtbar. Dieser wird vorsichtig zusammen mit dem Processus transversus und den daran fixierten Muskeln nach lateral gehalten.
6. Die V. cava inferior verläuft direkt vor dem M. psoas major auf der rechten Seite, die Aorta abdominalis auf der linken Seite (Abb. II-45).
7. Während dieses Stadiums der Operation kommen die lumbalen Gefäße und Nerven in das Blickfeld. Diese verlaufen diagonal zum Operationsgebiet und werden weggehalten.
8. Danach wird der Lendenwirbelkörper seitlich dargestellt. Für einen guten Überblick werden tiefe Haken eingesetzt.

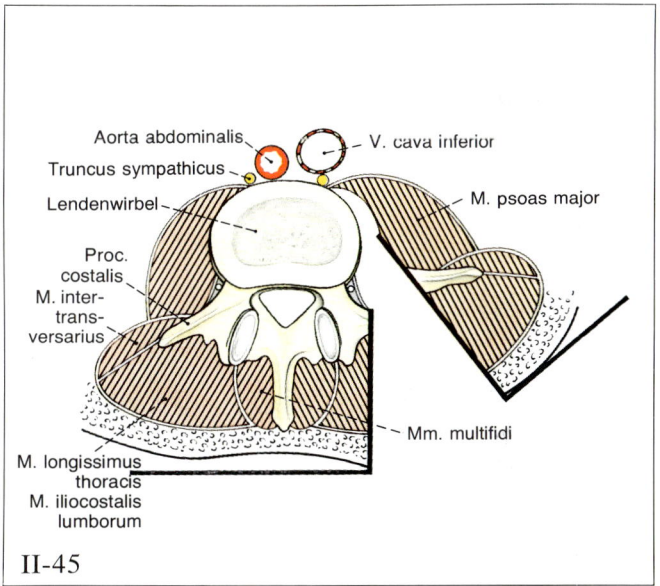

Anmerkung

1. Diese Schnittführung hat gegenüber dem posteromedialen Zugang den Vorteil, den Wirbel ohne Eröffnung des Spinalkanals zu erreichen, verläuft aber transmuskulär durch die langen Rückenstrecker.
2. Der Wirbelkörperüberblick ist bei diesem Zugang recht begrenzt. Verletzungsmöglichkeiten der Vena cava inferior und der Aorta abdominalis sind gegeben. Tückisch sind insbesondere von der Vena cava abgehende rückwärtige (posteriore) Äste.
3. Der paraspinale Zugang kann für die posterolaterale Fusionierung benutzt werden. Dann ist eine bilaterale parallele Schnittführung erforderlich.
4. Von diesem Schnitt aus kann auch das gleichseitige Wirbelbogengelenk erreicht werden. Ebenso ist die Darstellung des Foramen intervertebrale mit dem Austritt des Spinalnervs möglich.

Lumbosakraler Übergang

Anteriorer Zugang
Transperitonealer Zugang
Vorderer Zugang

Indikationen

1. Entzündliche Prozesse und Tumoren L 4 – S 1
2. Reposition der Spondylolisthesis L 5/S 1
3. Lumbosakrale Instabilität
4. Fusionierung L 5/S 1

Operatives Vorgehen

1. Abdominaler vorderer Medianschnitt, der etwa 2 cm über dem Bauchnabel beginnt und bis zum Os pubis reicht (Abb. II-46, Hautschnitt A).
2. Nach Zurückhalten der Haut stellt sich die Linea alba dar.
3. Durchtrennung der Linea alba und des darunterliegenden Peritoneums strikt mittelständig dicht unterhalb des Nabels beginnend.
4. Senken des Kopfteils des Tisches, damit der Dünndarm nach kranial mit feuchten Kompressen weggehalten werden kann.
5. Das Promontorium stellt sich dar (Abb. II-47).
6. Dabei muß auf die Aortenbifurkation und die linke V. iliaca communis geachtet werden.
7. Inzision des Peritoneums über dem lumbosakralen Übergang. Dabei ist eine Verletzung der etwas lateral verlaufenden Nerven, Gefäße und des Grenzstranges zu vermeiden.
8. Weghalten des Peritoneums und des N. praesacralis nach lateral zur Darstellung des lumbosakralen Überganges. Die A. und V. sacralis mediana werden unterbunden, um unnötige Blutungen zu vermeiden.
9. Ein Steinmann-Nagel, der in den Wirbelkörper eingeschlagen wird, hält die Iliakalgefäße zurück.

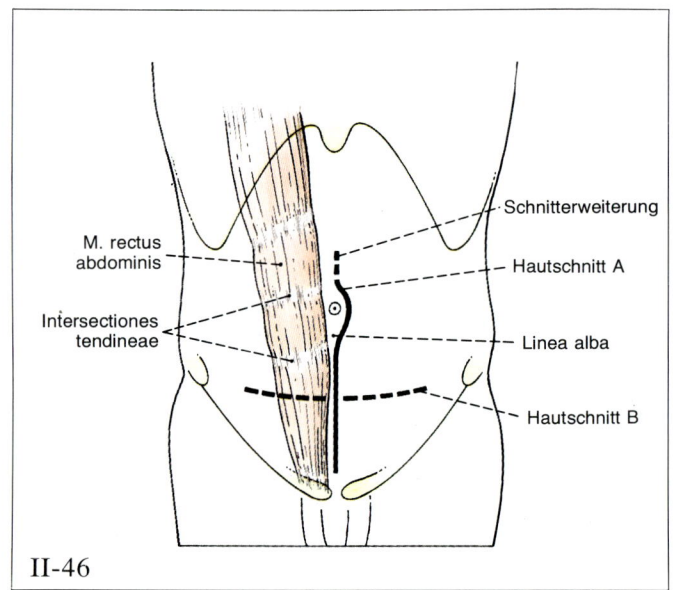

II-46

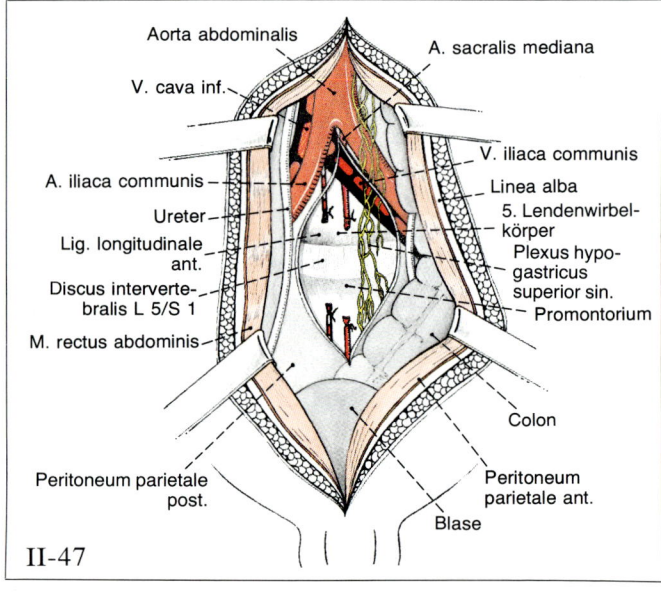

II-47

Lumbosakraler Übergang — Anteriorer Zugang/Transversalschnitt

Alternativ
Transversalschnitt

1. Der Transversalschnitt verläuft in Höhe der Verbindungslinie der beiden vorderen oberen Darmbeinstacheln (Abb. II-46, Hautschnitt B). Diese Schnittführung kann entsprechend dem Pfannenstielschnitt auch weiter kaudalwärts gelegt werden.
2. Dabei muß der M. rectus abdominis beiderseits quer durchtrennt werden.
3. Die transversale Schnittführung erlaubt eine breite Darstellung, und das kosmetische Ergebnis ist günstiger als bei dem Longitudinalschnitt.

Anmerkung

1. Bei dem anterioren Zugang kann der prävertebral, hauptsächlich vor dem 5. Lendenwirbelkörper und der präsakralen Bandscheibe, gelegene Plexus hypogastricus superior (N. praesacralis) leicht lädiert werden. Dieser geht eine geflechtartige Verbindung mit Nervenästen des lumbalen Sympathikus ein.
2. Zur Vermeidung einer Läsion darf prävertebral und präsakral nicht kauterisiert werden. Eine eventuelle retroperitoneale Blutung muß durch Kompressendruck, allenfalls durch Ligatur, zum Stillstand gebracht werden.
3. Potenzstörungen und retrograde Ejakulation sind eventuelle Folgen einer Läsion der prävertebralen Nervengeflechte und Ganglien.
4. Das anteriore Peritoneum liegt direkt dem hinteren Blatt der dünnen Rektusscheide an, was zu berücksichtigen ist.
5. Nach der vorsichtigen Eröffnung des posterioren Peritoneums ist in der Aortenbifurkation besonders die linke V. iliaca communis zu beachten, die häufig den Diskus L 5/S 1 wie ein unauffälliges Band überkreuzt.
6. Die Gefäßpräparation wird erleichtert durch prävertebrale Injektion physiologischer Kochsalzlösung.
7. Der Zugang zum Wirbelkörper L 4 erfolgt von linkslateral. Dabei ist die segmentale Lumbalvene zu unterbinden.
8. Die Aortenbifurkation und die Aufzweigung der Vena cava inferior sind nach Höhenlokalisation und Morphologie recht variabel. An der V. iliaca communis geht häufig dorsalwärts eine segmentale Vene ab, die beim Beiseitehalten der V. iliaca communis ein- oder abreißen kann.

Iliosakralgelenk

Posterolateraler Zugang

Indikationen

1. Entzündliche Prozesse
2. Tumoren
3. Irreponible Frakturen

Operatives Vorgehen

1. Geschwungener Hautschnitt entlang der äußeren Begrenzung des hinteren Drittels des Darmbeinrandes bis zur Spina iliaca posterior superior, dann nach kaudal und lateral weiterführend etwa in einer Linie, die dem Muskelverlauf des M. glutaeus maximus entspricht (Abb. II-48).
2. Schnitt bis auf die Crista iliaca und Abschieben der Fascia thoracolumbalis vom Darmbeinrand.
3. Ablösen der Aponeurose und des M. sacrospinalis zusammen mit dem Periost und Weghalten desselben nach medial.
4. Dadurch wird der dorsale Rand des Iliosakralgelenkes dargestellt.
5. Türflügelartiges Ablösen des M. glutaeus maximus. Der kraniale Anteil des Schnittes verläuft zwischen den Rändern von M. glutaeus maximus und M. glutaeus medius und hat die Verlaufsrichtung der Fasern des M. glutaeus maximus (Abb. II-49).
6. Der M. glutaeus maximus wird nach lateral und distal weggehalten, wobei sich der hintere Anteil des Os ilium darstellt.
7. Die untere Begrenzung des Iliosakralgelenkes kann lokalisiert werden, indem man mit dem Finger die Begrenzung des Foramen ischiadicum majus abtastet.
8. In diesem Bereich stellt sich der M. piriformis zusammen mit der A. glutaea superior oberhalb und dem N. ischiadicus unterhalb davon dar (Abb. II-50).
9. Durch Entfernung eines Darmbeinsegmentes von etwa 1 cm × 2 cm wird das Iliosakralgelenk eröffnet. Ggf. kann das Fenster erweitert werden.

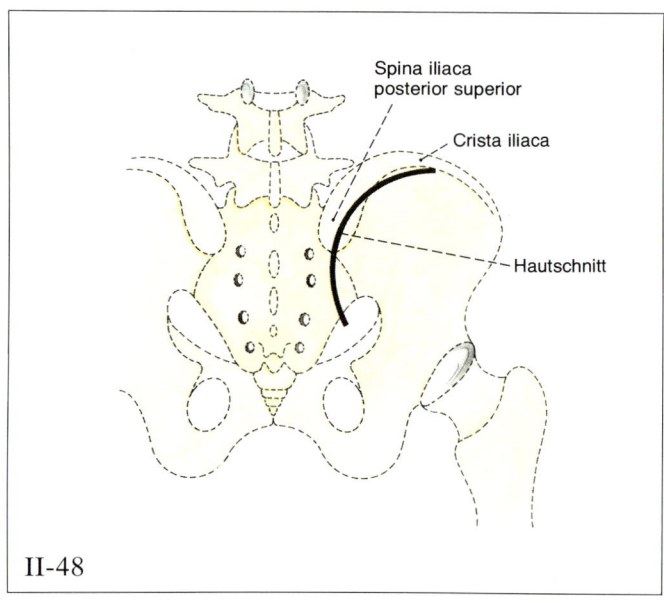

II-48

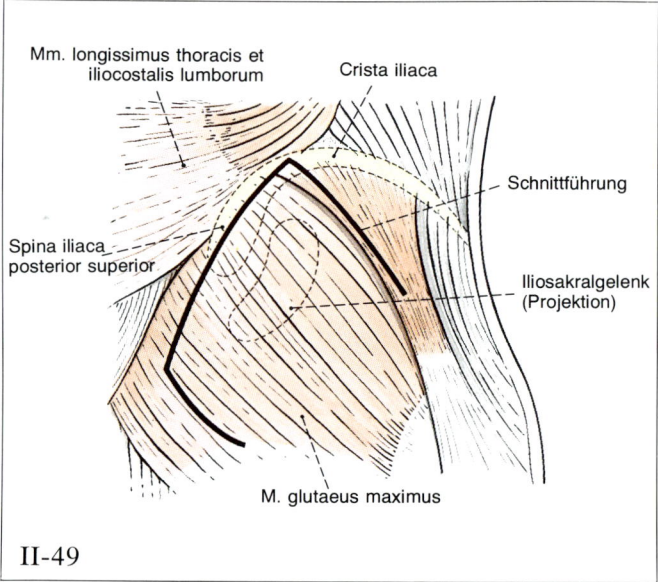

II-49

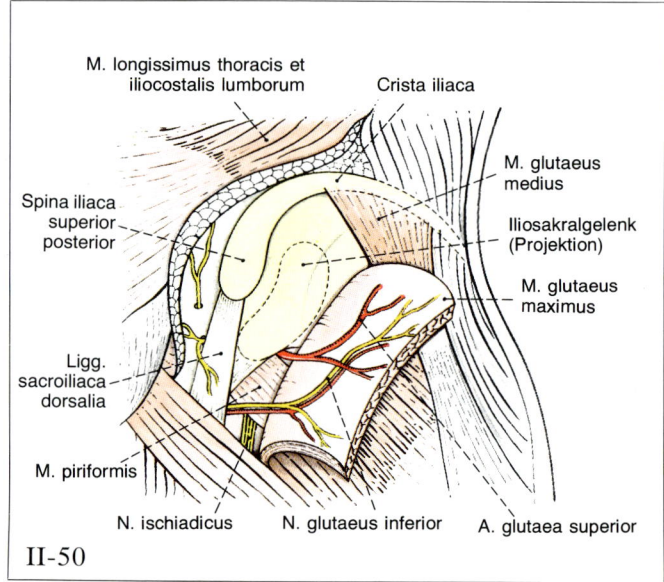

II-50

Lumbosakrales Wirbelbogengelenk und gleichseitiges Iliosakralgelenk

Posteriorer Zugang

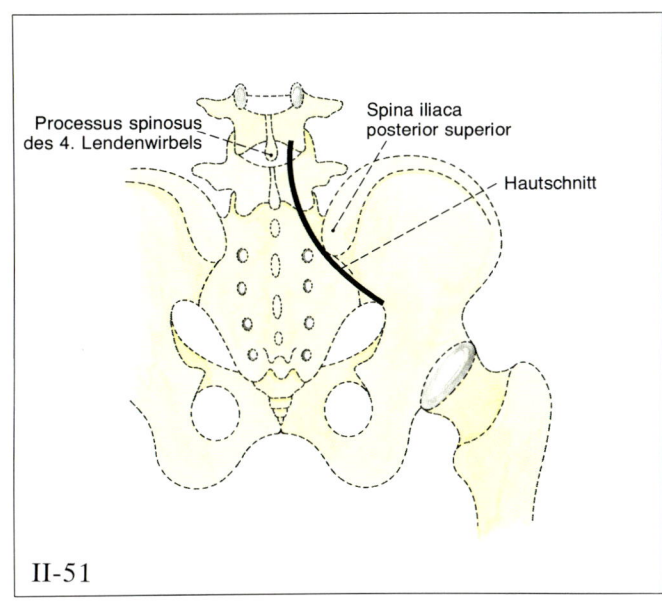

II-51

Indikationen

1. Lockerung des Wirbelbogen- und Iliosakralgelenkes
2. Entzündliche Prozesse im Bereich des Wirbelbogen- bzw. des Iliosakralgelenkes
3. Irreponible Frakturen im Bereich des Wirbelbogen- bzw. des Iliosakralgelenkes

Operatives Vorgehen

1. Geschwungener, etwa 12 cm langer Hautschnitt, der seitlich des Dornfortsatzes des vierten Lumbalwirbels beginnt und dann nach kaudal und lateral unterhalb der Spina iliaca posterior superior verläuft (Abb. II-51).
2. Nach Zurückhalten der Haut werden zwei weitere Inzisionen durchgeführt (Abb. II-52).
3. Die erste Inzision verläuft in der Mittellinie vom Dornfortsatz des vierten Lendenwirbels bis zum Dornfortsatz des zweiten Kreuzbeinwirbels (Abb. II-52).
4. Abschieben der Muskulatur von der Seite der Dornfortsätze und Wirbelbögen mit einem Meißel oder einem breiten Raspatorium.
5. Die zweite Inzision erfolgt entlang dem Ursprung des M. glutaeus maximus, in Höhe des Dornfortsatzes des dritten Kreuzbeinwirbels beginnend und weiter nach kranial und lateral entlang dem dorsalen Rand der Crista iliaca verlaufend bis zum M. glutaeus medius. Von dort geht die Schnittführung hakenförmig umschlagend nach kaudal und lateral zwischen M. glutaeus maximus und M. glutaeus medius weiter (Abb. II-52).
6. Nach Zurückhalten der Muskulatur stellt sich das Wirbelbogen- bzw. das Iliosakralgelenk dar (Abb. II-53).

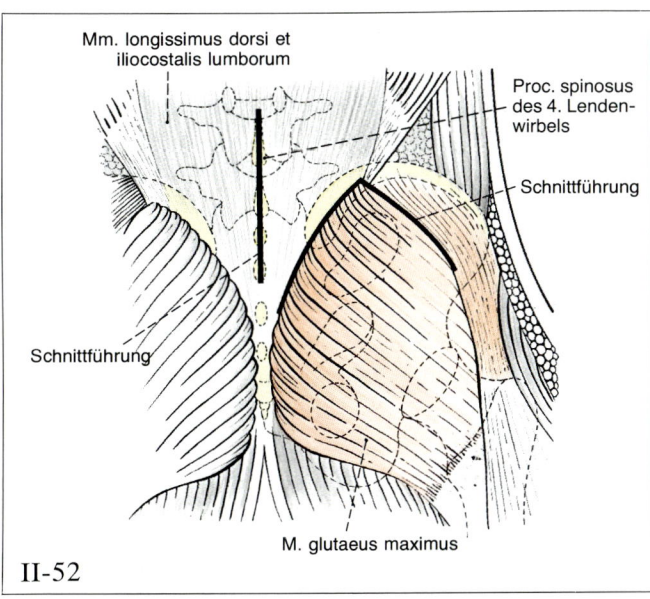

II-52

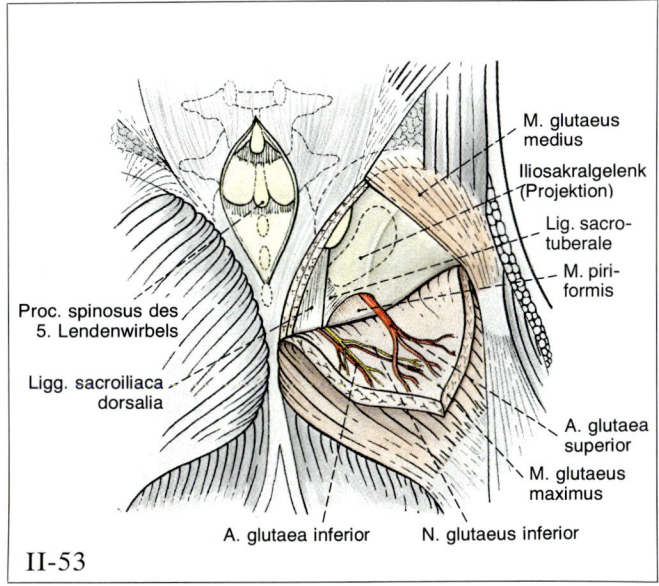

II-53

Bilaterale lumbosakrale Wirbelbogengelenke und beide Iliosakralgelenke

Indikationen

1. Instabilität der lumbosakralen Wirbelbogengelenke und Iliosakralgelenke
2. Entzündliche Prozesse im Bereich der lumbosakralen Wirbelbogengelenke und der Iliosakralgelenke
3. Irreponible Frakturen im Bereich der lumbosakralen Wirbelbogengelenke und der Iliosakralgelenke

Operatives Vorgehen

1. Geschwungener, etwa 15 cm langer Hautschnitt mit nach kaudal zeigender Konvexität über der Rückfläche des Os ilium beginnend. Der Schnitt kreuzt die Mittellinie etwa in Höhe der Spinae iliacae posteriores superiores und endet auf der gegenüberliegenden hinteren Begrenzung des anderen Os ilium (Abb. II-54, Hautschnitt A).
2. Nach Zurückhalten der Haut werden drei Inzisionen entsprechend Abbildung II-55 ausgeführt.
   a) Längsschnitt vom Dornfortsatz des vierten Lendenwirbels bis zum Dornfortsatz des zweiten Kreuzbeinwirbels (Abb. II-55).
   b) Schnitt zunächst auf der rechten Seite entlang dem Ursprung des M. glutaeus maximus in Höhe des Dornfortsatzes des dritten Kreuzbeinwirbels beginnend, dann weiter nach kranial und lateral entlang dem hinteren Anteil der Crista iliaca bis zum M. glutaeus medius verlaufend. Der Schnitt schlägt dann nach kaudal um zwischen M. glutaeus maximus und M. glutaeus medius (Abb. II-55).
   c) Wiederholung von b) auf der linken Seite.
3. Nach Zurückhalten der Muskulatur stellen sich die lumbosakralen Wirbelbogengelenke und beide Iliosakralgelenke dar (Abb. II-56).

Alternativ

1. Der Hautschnitt kann auch als medialer Längsschnitt von L 4 – S 2 erfolgen (Abb. II-54, Hautschnitt B).
2. Die Präparation nach lateral erfolgt subkutan.

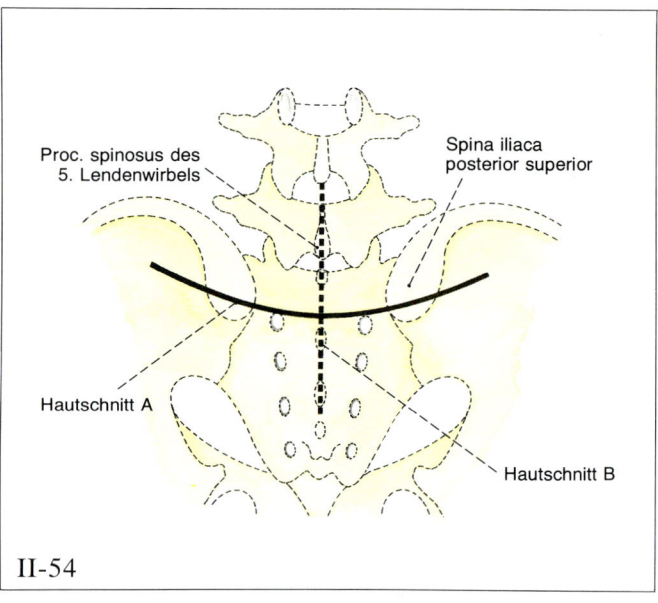

II-54

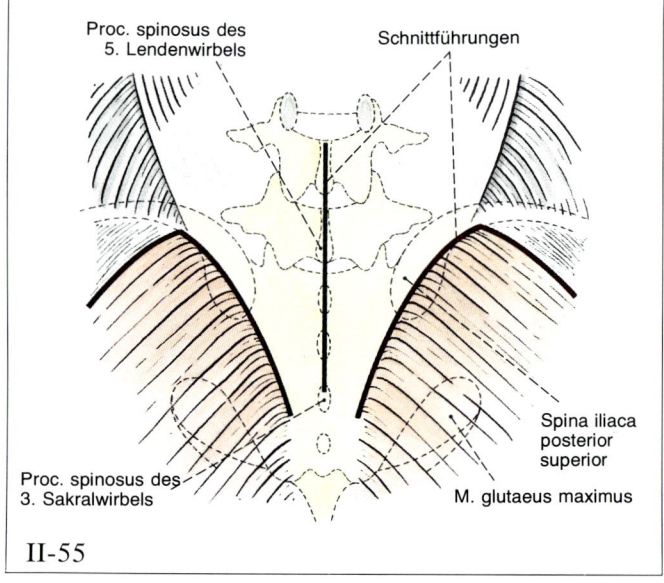

II-55

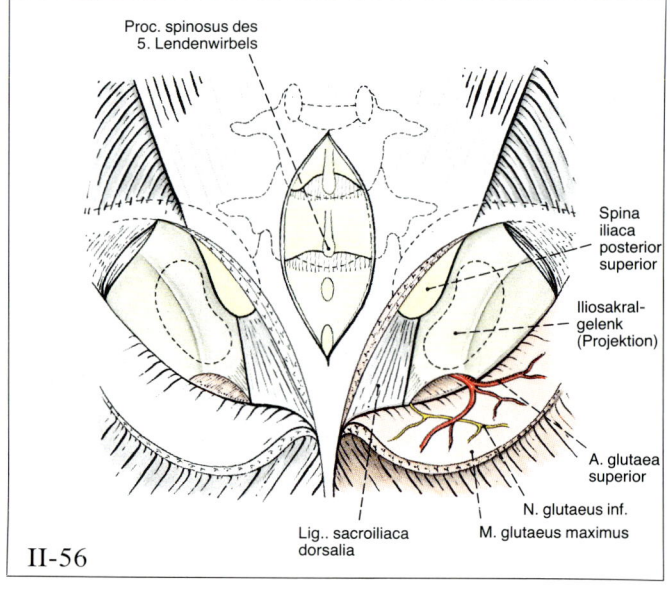

II-56

E. Becken

Os ilium – Außenfläche

Lateraler Zugang

Indikationen

1. Irreponible Frakturen
2. Tumoren
3. Entzündliche Prozesse

Operatives Vorgehen

1. Hautschnitt entlang der Crista iliaca von der Spina iliaca posterior superior bis zur Spina iliaca anterior superior (Abb. II-57).
2. Durchtrennung der oberflächlichen und tiefen Faszie und Abtrennung der Muskelansätze an der Crista iliaca dicht am Knochen.
3. Subperiostales Ablösen der gesamten Muskulatur von der Außenfläche des Os ilium.
4. Tamponade des zwischen Muskulatur und Os ilium entstandenen Zwischenraumes zur Verminderung der Blutung aus den Aa. nutriciae.
5. Damit ist die Außenfläche des Os ilium völlig dargestellt (Abb. II-58).

Anmerkung

1. Die Ablösung der Muskelansätze entlang der Crista iliaca kann auch mit dem Meißel einen schmalen knöchernen Rand mitnehmen, was die spätere Wiedervernähung erleichtert.
2. Bei Kindern erfolgt die Ablösung der Muskelansätze zweckmäßigerweise zusammen mit einem schmalen knorpeligen Rand.

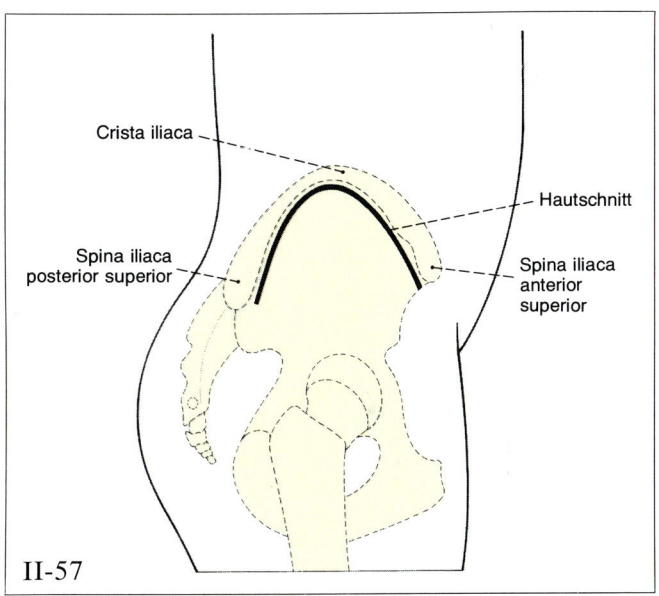

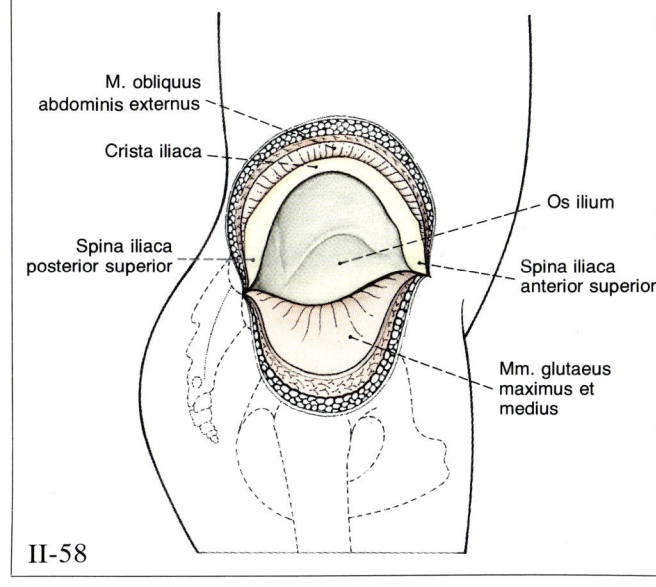

Fossa iliaca

Indikationen

1. Irreponible Frakturen des Os ilium
2. Irreponible Frakturen des oberen Anteils des Azetabulums
3. Tumoren
4. Entzündliche Prozesse

Operatives Vorgehen

1. Hautschnitt, der etwa in der Mitte der Crista iliaca beginnt und dann nach ventral entlang der Crista über die Spina iliaca anterior superior verläuft. Der Schnitt wird nach distal und medial entlang dem M. sartorius weitergeführt und endet dann nach 3–5 cm (Abb. II-59).
2. Abtrennung der Abdominalmuskulatur von der Crista iliaca, wobei etwa 1–2 cm von der Muskulatur an der Crista stehen bleiben. Dieses erleichtert die Wiederanheftung der Muskeln.

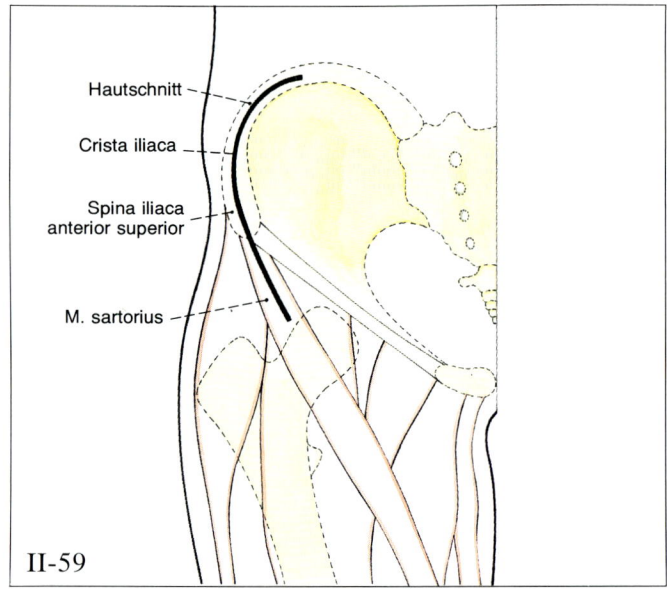

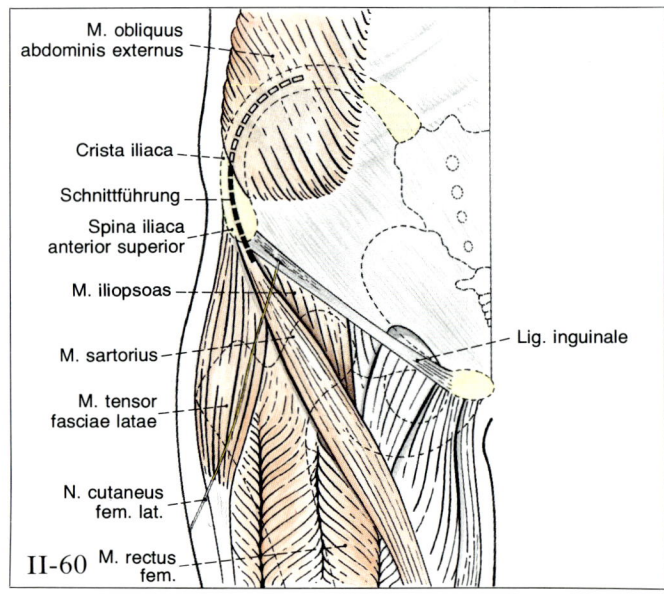

Fossa iliaca — Zugangswege

3. Die Abdominalmuskulatur wird nach medial weggehalten, so daß sich der M. iliacus darstellt (Abb. II-61).
4. Der M. iliacus wird dicht an der Crista iliaca abgetrennt und dann subperiostal vom Darmbein abgelöst. Damit ist die Fossa iliaca dargestellt (Abb. II-62).
5. Ablösung des Ligamentum inguinale von der Spina iliaca anterior superior und Weghalten desselben nach medial zusammen mit der Abdominalmuskulatur (Abb. II-62).
6. Bei kräftigem Weghalten des M. iliopsoas nach medial wird man eine bessere Übersicht über den oberen Anteil des Azetabulums und die Hüftgelenkkapsel erhalten.

Anmerkung

1. Wenn die großzügige Darstellung nicht erforderlich ist, kann die Abdominalmuskulatur zusammen mit dem M. iliacus abgelöst werden.
2. Bei der Inzision über dem M. sartorius muß man darauf achten, nicht den N. cutaneus femoris lateralis zu verletzen.

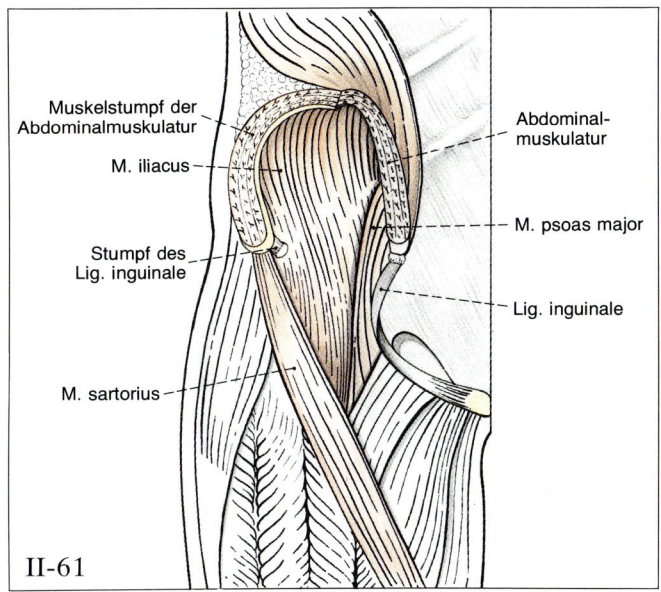

II-61

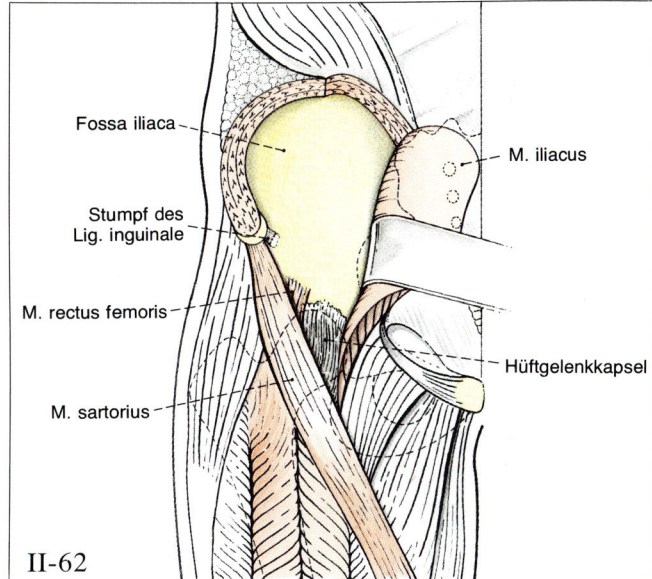

II-62

Crista iliaca

Anterolateraler Zugang

Indikation

Entnahme von Beckenkammspänen

Operatives Vorgehen

1. Seitlicher Hautschnitt parallel zum Beckenkammverlauf dicht medial oder 2 cm lateral (Abb. II-63). Schnittlänge variabel (5–10 cm), je nach gewünschter Ausdehnung.
2. Schnittführung entlang dem Beckenkamm durch die sehnigen Anteile der Muskelursprünge einschl. des Periosts, entweder medial oder lateral.
3. Abschieben der Muskulatur. In der Tiefe (auf der Innenseite) Einschlagen eines spitzen Hohmann-Hebels in die Beckenwand zum Weghalten der Muskulatur.

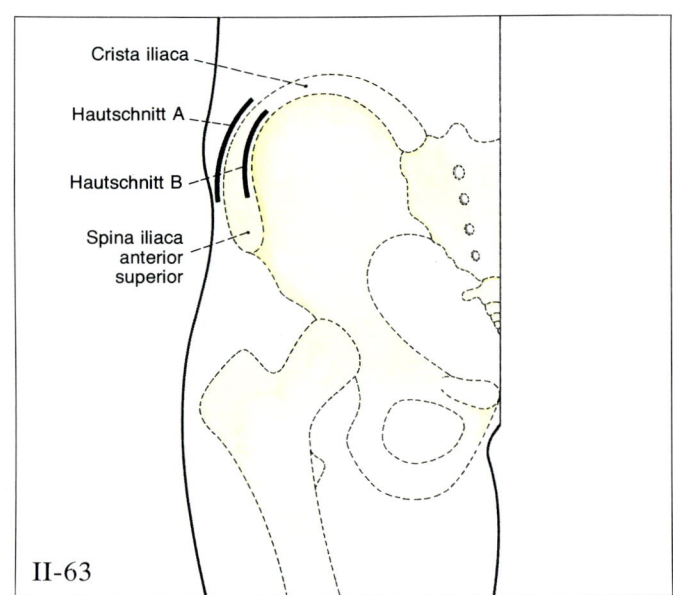

II-63

Anmerkung

1. Die Schnittführung verläuft zwar im anterolateralen Bereich des Beckenkammes, trotzdem ist auf genügenden Abstand zur Spina iliaca anterior superior zu achten. Bei ausgedehnter Spanentnahme kann die Spina abbrechen. Außerdem kann der N. cutaneus femoris lateralis beschädigt werden.
2. Im Regelfall wird zur Spanentnahme die innere Beckenwand (Fossa iliaca) bevorzugt. Bei der Entnahme von der äußeren Beckenwand können kosmetisch störende Einsenkungen entstehen.

Posteriorer Zugang

Indikation

Knochenspan- und Spongiosaentnahme bei Bauchlage des Patienten

Operatives Vorgehen

1. Der Hautschnitt erfolgt leicht bogenförmig, entsprechend dem Verlauf der Crista iliaca, beginnend an der Spina iliaca posterior superior (Abb. II-64, Hautschnitt A).
2. Ablösen der Insertionen der Glutealmuskulatur am Außenrand der Crista iliaca. Abschieben der Muskelmasse von der Außenfläche der Darmbeinschaufel mit dem breiten Raspatorium nach kaudal und lateral.
3. Die spätere Wiederanheftung der Muskulatur wird begünstigt durch Abschlagen eines schmalen knöchernen Randes von der Crista iliaca in Kontinuität mit der Glutealmuskulatur.
4. Durch Einschlagen zweier tief eingesetzter spitzer Hohmann-Hebel in die Darmbeinschaufel erfolgt die Darstellung der Spanentnahmestelle.
5. Ein kosmetisch günstigeres Ergebnis wird nach *Louis* durch einen queren Hautschnitt erreicht, der von der Spina iliaca posterior superior ausgeht (Abb. II-64, Hautschnitt B).

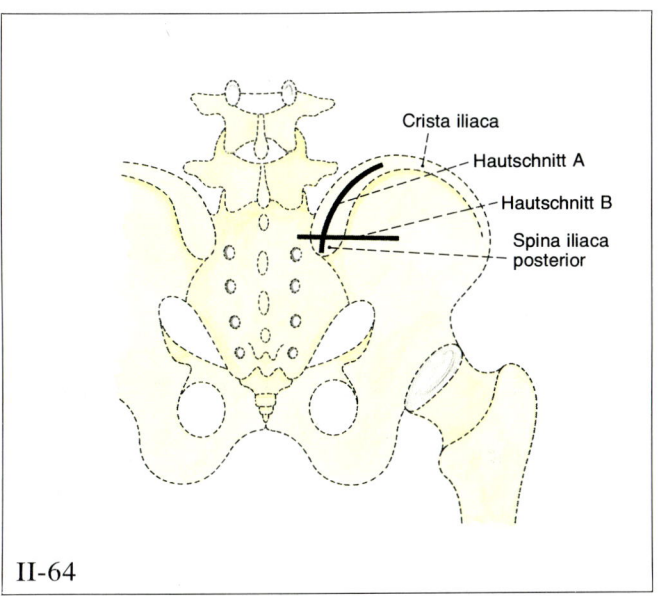

II-64

Alternativ
Zugang nach *Louis*

1. Schräge, etwa 8 cm lange Schnittführung von medial nach lateral, die die Crista iliaca kranial etwa 2–3 cm überkreuzt und die in Höhe der Crista iliaca 5 cm lateralwärts der Spina iliaca posterior superior verläuft (Abb. II-65).
2. Abschieben der Weichteile nach medial und lateral bzw. nach vorn und hinten.

Anmerkung

1. Die konventionelle Schnittführung entlang der Crista iliaca ist erfahrungsgemäß postoperativ und häufig auf längere Zeit recht schmerzhaft. Gelegentlich erfolgt auch ein Einsinken der Narbe durch Abrutschen der Muskelinsertionen.
2. Die schräge Schnittführung vermeidet die Durchtrennung von Hautnerven (Nervi clunium superiores). Die Glutealmuskulatur wird dabei nicht quer desinseriert und die Kontinuität zur lumbodorsalen Faszie bleibt erhalten.
3. Sorgfältige Blutstillung der Knochenentnahmestelle durch Fibrinschaumauflage und Knochenwachs ist mandatorisch, da leicht erhebliche Wundhämatome mit der Gefahr sekundärer Infizierung entstehen.
4. Das ableitende Redondrain nicht unmittelbar in Kontakt zur blutenden Knochenoberfläche bringen, da durch den negativen Druck die Hämostase behindert werden kann. Bei kontinuierlichem Wechsel der Redonflasche können sogar gefährliche Entblutungen auftreten. Ggf. ist das Redondrain nur diskontinuierlich und kurzfristig (minutenlang) zu öffnen.

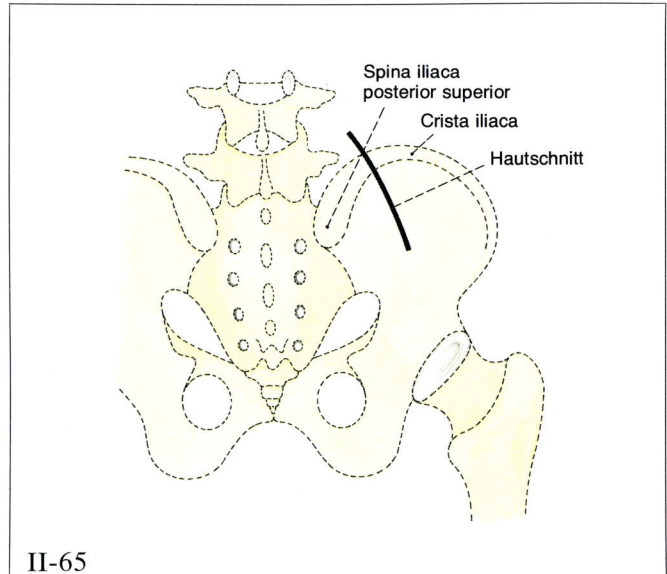

II-65

Os ischii

Sitzbein

Indikationen

1. Entzündliche Prozesse
2. Tumoren
3. Irreponible Frakturen

Operatives Vorgehen

1. Steinschnittlage des Patienten mit angehobenem Gesäß durch Kissen- oder Tuchunterlage.
2. Palpation des Tuber ischiadicum und des unteren Schambeinrandes.
3. Inzision entlang des subkutan palpablen Ramus ossis ischii. Posteriore Schnittverlängerung für 8–10 cm über dem M. glutaeus maximus (Abb. II-66).
4. Danach wird der untere Rand des M. glutaeus maximus aufgesucht und mit dem Finger angehoben, so daß die über das Tuber ischiadicum verlaufenden Fasern eingeschnitten werden können. Auf diese Weise gelangt das Tuber ischiadicum mit der dort ansetzenden Muskulatur und dem Lig. sacrotuberale an seiner Innenkante zur Darstellung (Abb. II-67).

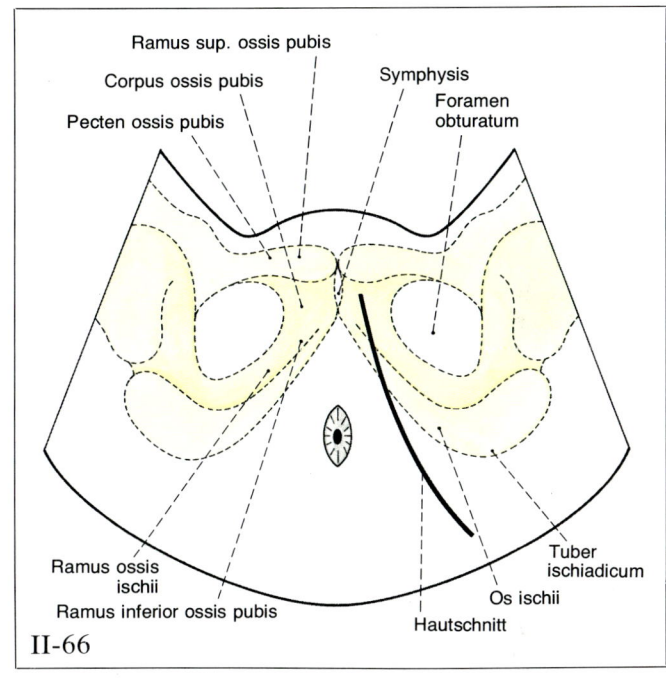

II-66

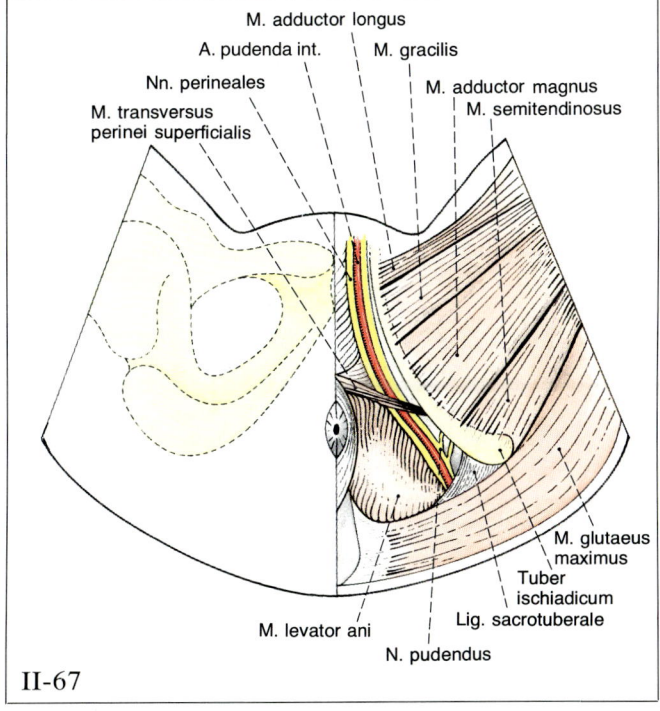

II-67

Os ischii — Zugangsweg

5. Am freien knöchernen Rand wird das Periost über dem Tuber inzidiert. Die dort ansetzende Muskulatur wird subperiostal abgelöst und nach lateral gehalten (Abb. II-68).
6. Die periostale Inzision wird anschließend nach vorn entlang dem Ramus ossis ischii und dem Ramus inferior ossis pubis fortgeführt, zwischen der lateral gelegenen Adduktorenmuskulatur und der medial gelegenen Perinealmuskulatur.
7. Zur besseren Darstellung des äußeren Knochenrandes wird auch der M. adductor magnus abgelöst und nach lateral abgeschoben.
8. Beim weiteren Vorgehen werden die Mm. adductor brevis, adductor longus, quadratus femoris und schließlich der M. obturatorius externus abgelöst und nach lateral, zusammen mit dem N. ischiadicus, weggehalten. Dann stellt sich der untere Rand des Foramen obturatum dar. Im Verlaufe dieses Vorgehens trifft man auf keine wichtigeren Strukturen und braucht keine ernsthafte Blutung zu befürchten.
9. Die Freilegung des inneren Knochenrandes des Ramus ossis ischii und des Tuber ist durch den Verlauf der A. und V. pudenda interna etwas gefährlicher. Wird indessen nach Ablösung des M. ischiocavernosus und M. transversus perinei weiterhin strikt subperiostal vorgegangen, dann lassen sich N. pudendus und die Gefäße zusammen mit dem M. obturatorius internus auch in der Tiefe der Operationswunde beiseite halten. Am hinteren Anteil des Schnittes wird der Ansatz des Lig. sacrotuberale vom Tuber ischiadicum gelöst, womit auch das Foramen ischiadicum minus dargestellt ist (Abb. II-68).
10. Damit ist das Ischium gut zu übersehen.
11. Es ist nochmals darauf hinzuweisen, daß sich der Operateur stets dicht am Knochen halten sollte.

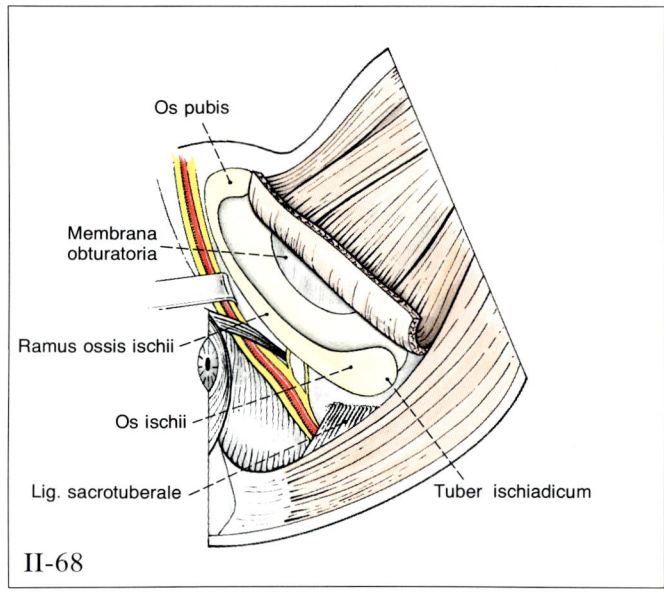

II-68

Anmerkung

Das Tuber ischiadicum kann direkt auch in Bauchlage erreicht werden, wenn die Beine im Hüftgelenk rechtwinklig gebeugt werden, was auch eine annähernd rechtwinklige Beugung in den Kniegelenken voraussetzt.

Teil III
Untere Extremität

Inhaltsverzeichnis Teil III

Untere Extremität

A. Hüftregion 152
    Hüftgelenk 152
        Anteriorer Zugang 152
        Iliofemoraler Zugang nach *Smith-Petersen* . 154
        Lateraler Zugang nach *Watson-Jones* ... 156
        Lateraler Becherschnitt
        nach *Lexer-Murphy* 159
        Anterolateraler Zugang 160
        Posteriorer Zugang 162
        Posterolateraler Zugang
        nach *Marcy* u. *Fletcher* 164
    Intertrochantärer Schenkelhals 167
        Lateraler Zugang 167
    Trochanter minor 169
        Zugang nach *Nicola* 169

B. Oberschenkel 170
    Oberschenkelschaft 170
        Anteriorer Zugang 170
        Lateraler Zugang 173
        Medialer Zugang 175
        Posteriorer Zugang 176
    Distaler Oberschenkelschaft 178
        Posteriorer Zugang 178

C. Knieregion 179
    Kniegelenk 179
        Praktische Anatomie 179
        Arterien des Kniegelenks 180
        Anteromedialer Zugang 181
        Medialer Bogenschnitt 183
        Medialer S-Schnitt 184
        Posteromedialer Zugang (1) 185
        Anteromedialer Zugang
        (kurzer oder langer medialer Payr-Schnitt) . 186
        Medialer und lateraler
        parapatellarer Zugang 187
        Anteromedialer Zugang
        nach *Coonse-Adams* 188
        Vorderer Bogenschnitt (Textor-Schnitt) .. 189
        Anterolateraler Zugang 190
        Lateraler Zugang 192
        Posterolateraler Zugang 193
        Anteroposteriorer Zugang von lateral ... 194
        Posteromedialer Zugang (2) 194
        Posterozentraler Zugang 196
    Tibiakopf mit Kniegelenk 197
        Anteriorer Zugang 197
    Tibiakopf 198
        Vorderer Zugang 198

D. Unterschenkel 199
    Tibia 199
        Anterolateraler Zugang 199
        Medialer Zugang 201
        Posteromedialer Zugang 203
    Fibula 204
        Lateraler Zugang 204
        Alternative Zugänge 205
    Fibula und Tibia 206
        Lateraler Zugang 206
    Unterschenkelkompartimente 207
        Anterolateraler Zugang
        und posteromedialer Zugang 207
    Plantarissehne 208
        Posteromedialer Zugang 208
    Nervus suralis 209
        Posterolateraler Zugang 209

Achillessehne 209
   Posteromedialer Zugang 209

E. Knöchelregion 210
Oberes Sprunggelenk (1) 210
   Anteriorer Zugang 210
   Anterolateraler Zugang. 212
Oberes und unteres Sprunggelenk (1) 213
   Paraachilläre Zugangswege 213
   Posterolateraler Zugang 214
   Praktische Anatomie 215
Sprunggelenke – Außenknöchel 216
   Lateraler Zugang (Kocher-Schnitt) 216
   Alternative laterale Zugangswege 217
Oberes Sprunggelenk (2) 218
   Posterolateraler Zugang nach *Patrick* . . . 218
Unteres Sprunggelenk 219
   Lateraler Zugang 219
Oberes und unteres Sprunggelenk (2) 220
   Praktische Anatomie 220
   Medialer Zugang 220
Oberes Sprunggelenk/Innenknöchel 222
   Mediale Zugangswege 222
Tarsaltunnel 223
   Zugang 223

F. Fuß 224
Fersenbein 224
   Lateraler Zugang 224
   Alternativer lateraler Zugang 224
   Lateroplantarer Zugang 225
   Medioplantarer Zugang. 225
   Mediolateraler Zugang 226
   Plantarer Zugang 227
Fußwurzel 229
   Medialer Zugang 229
   Anteriorer Zugang 229
Fußwurzel – Metatarsalia 230
   Lateraler Zugang 230
   Anteriore Zugangswege 230
Fußsohle 231
   Mittelständiger Längsschnitt 231
   Praktische Anatomie 231
Vorfuß plantar 232
   Plantarer Zugang 232

G. Zehen 233
Großzehengrundgelenk 233
   Medialer Zugang 233
   Anteromedialer Zugang 234
Zehen 234
   Praktische Anatomie 235
Zehengrundgelenke 236
   Anteriorer Zugang 236
Zehengrundgelenke II–V 237
   Plantarer Zugang nach *Gocht* 237
Zehenmittelgelenk 239
   Anteriorer Zugang 239

A. Hüftregion

Hüftgelenk

Anteriorer Zugang
Ventraler Zugang
Vorderer Zugang

Indikationen

1. Probeexzision, Herdausräumung
2. Knochentumoren
3. Entfernung von freien Gelenkkörpern
4. Offene Reposition bei kongenitaler Hüftluxation
5. Offene Reposition bei traumatischer vorderer Hüftgelenkluxation
6. Resektion von Hüftkopf und Schenkelhals
7. Synovektomie

Operatives Vorgehen

1. Etwa 12 cm langer Hautschnitt von der Spina iliaca anterior superior nach distal und medial entlang dem Verlauf des M. sartorius (Abb. III-1).
2. Durchtrennung der oberflächlichen und tiefen Faszie, wodurch das proximale Viertel des M. sartorius und des M. rectus femoris dargestellt wird. Hierbei sollte die Durchtrennung des N. cutaneus femoris lateralis vermieden werden, der etwa 2,5 cm distal der Spina iliaca anterior superior verläuft (Abb. III-2). Hier findet sich auch die oberflächliche A. circumflexa ilium superficialis. Sie kann abgeklemmt, unterbunden und durchtrennt werden.

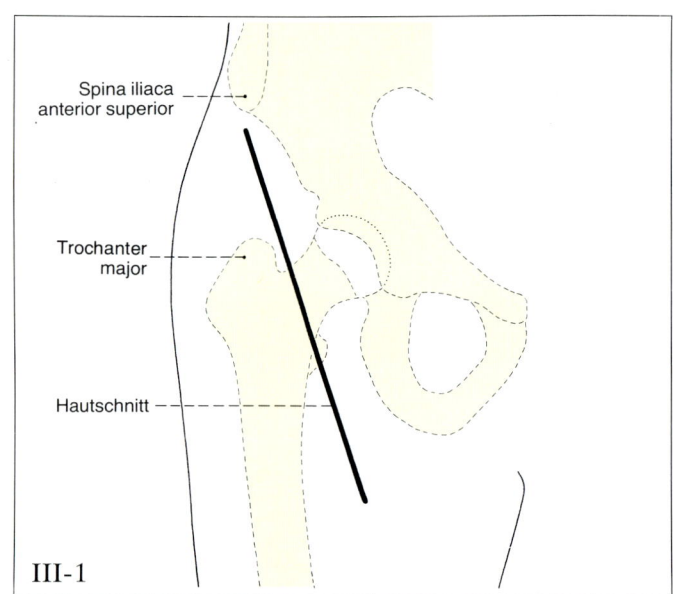

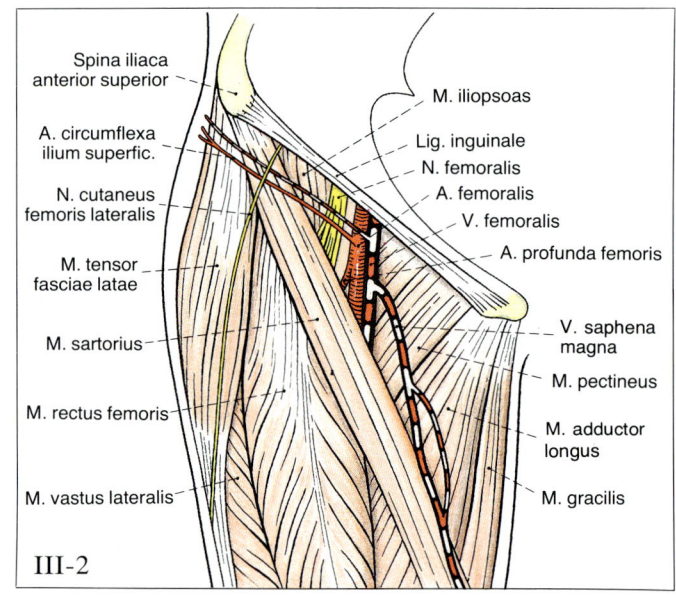

Hüftgelenk — Anteriorer Zugang

3. Die Mm. sartorius und iliopsoas werden nach medial und der M. rectus femoris nach lateral gehalten. Dadurch wird der vordere Anteil der Gelenkkapsel dargestellt (Abb. III-3). Durch Ablösen der Rektussehne etwa 1½ cm von ihrem Ursprung kann die Übersicht vergrößert werden. Der stehengebliebene Sehnenstumpf erleichtert das Wiederanheften des M. rectus femoris.
4. Der N. femoralis wird vorsichtig nach medial weggehalten.
5. Eröffnung der Gelenkkapsel durch einen umgekehrten U-Schnitt (Abb. III-4).

Anmerkung

1. Der M. rectus femoris retrahiert sich nach der Ablösung leicht. Um das spätere Wiederauffinden zu erleichtern, empfiehlt sich daher ein vorhergehendes Anschlingen der beiden Enden der Rektussehne.
2. Für eine breite Übersicht des Hüftgelenkes wird der M. iliopsoas dicht am Beckenknochen unterfahren. Ein Hohmann-Hebel kann vorgeschoben werden, der hinter den oberen Schambeinast gehakt wird. Durch den Hohmann-Hebel wird der M. iliopsoas zusammen mit den Nervenästen und den Gefäßen nach medial weggehalten.
3. Bei Bedarf kann der M. sartorius auch nach lateral weggehalten werden. Der N. femoralis mit seinen Ästen, die A. und V. femoralis treten dann allerdings deutlicher (und verletzlicher) ins Blickfeld.
4. Bei muskelkräftigen Individuen erlaubt die Darstellung nicht immer die Luxation des Hüftkopfes. Falls erforderlich, kann daher die Schnittführung nach kranial in Richtung auf die Crista iliaca fortgesetzt werden zur Ablösung des M. tensor fasciae latae und des vorderen Anteils des M. gluteus medius (siehe iliofemoraler Zugang nach Smith-Petersen).
5. In Sonderfällen kann die Sehne des M. iliopsoas oberhalb des Trochanter minor abgelöst werden. Die Durchtrennung erfolgt Z-förmig zur Erleichterung späterer Wiedervereinigung. Ein vorhergehendes Anschlingen der Sehnenenden ist empfehlenswert.

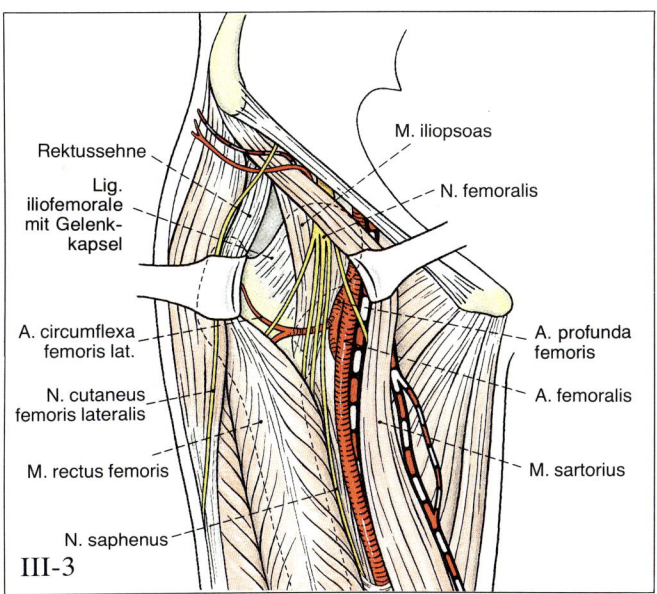

III-3

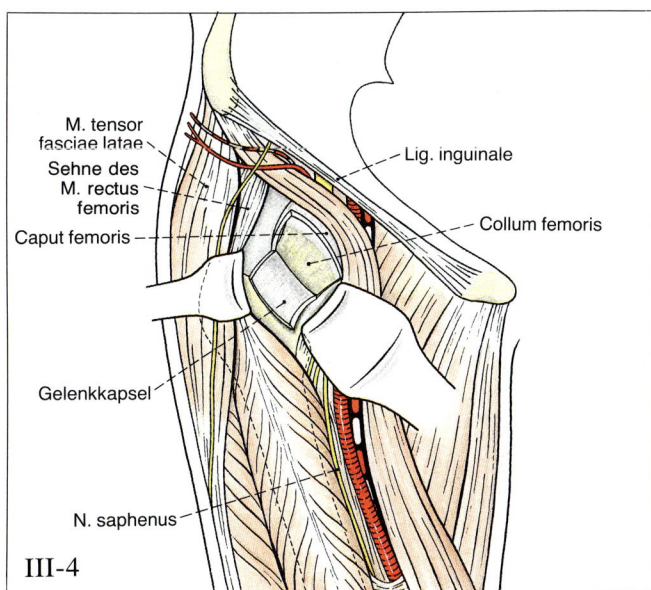

III-4

Hüftgelenk — Iliofemoraler Zugang

Iliofemoraler Zugang nach *Smith-Petersen*

Indikationen

1. Arthroplastik des Hüftgelenkes, Totalendoprothese, speziell Teilersatz (Schalenprothese)
2. Arthrodese des Hüftgelenks
3. Pfannendachplastik
4. Bestimmte Fälle traumatischer Hüftgelenkluxation
5. Betimmte Fälle mit Fraktur des Azetabulums
6. Bestimmte Fälle von Darmbeinfrakturen
7. Tumoren des vorderen Anteils der Beckenschaufel
8. Synovektomie

Operatives Vorgehen

Vor dem Schnitt sollte die Haut an zwei oder drei Stellen in Höhe der Spina iliaca anterior superior durch quer zur Schnittführung laufende Einritzungen markiert werden, um bei Wundverschluß eine gute Adaptierung der Haut zu ermöglichen.

1. Hautschnitt von der Mitte der Crista iliaca bis zur Spina iliaca anterior superior, dann für etwa 10 bis 12 cm nach distal und leicht lateral verlaufend (Abb. III-5).
2. Durchtrennung der oberflächlichen und tiefen Faszie.
3. Ablösung des M. glutaeus medius und des M. tensor fasciae latae, indem mit dem Meißel ein schmaler knöcherner (bei Kindern knorpliger) Rand der Crista iliaca, zusammen mit der daran ansetzenden Muskelfaszie, abgeschlagen wird (Abb. III-6). Dieses Vorgehen erleichtert die spätere Wiederanheftung.

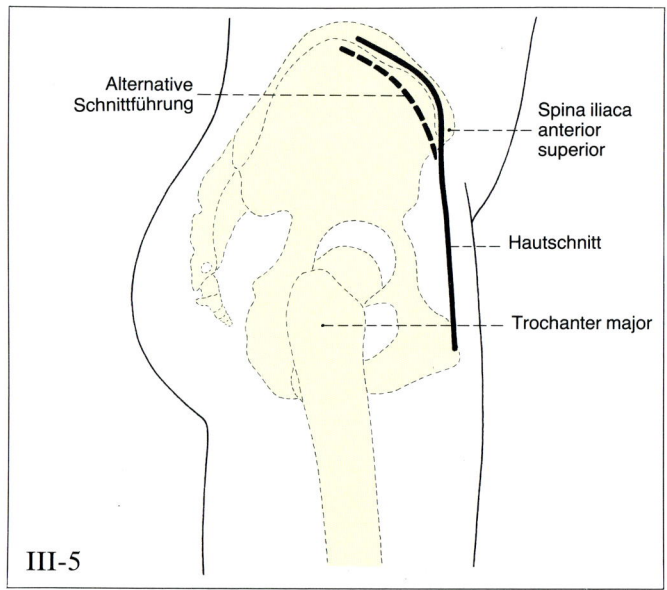

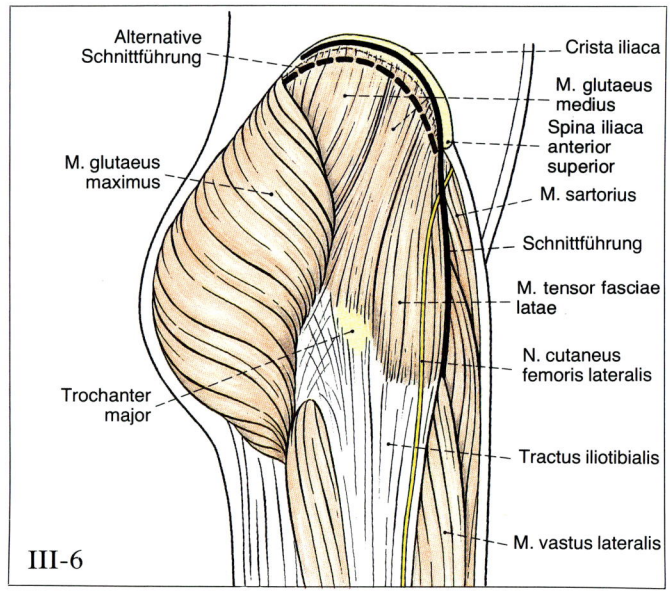

Hüftgelenk — Iliofemoraler Zugang

4. Alternativ: Durchtrennung des M. glutaeus medius und des M. tensor fasciae latae etwa 1½ cm von der Crista iliaca entfernt (Abb. III-7). Auch dieses Vorgehen ergibt eine Möglichkeit zur Wiederanheftung.
5. Subperiostales Ablösen der Muskelmasse von der Außenseite des Darmbeins und Weghalten nach dorsal und distal (Abb. III-7). Tamponade des dadurch entstehenden Wundraumes, um die Blutungsneigung aus den Aa. nutriciae zu vermindern.
6. Der N. cutaneus femoris lateralis wird nach medial weggehalten. Er liegt etwa 2,5 cm unter der Spina iliaca anterior superior und verläuft über dem M. sartorius. Hier findet sich auch der aufsteigende Ast der oberflächlichen A. circumflexa ilium superficialis. Falls erforderlich, wird dieser abgeklemmt, ligiert und durchtrennt.
7. Das weitere Vorgehen erfolgt durch die tiefe Faszie des Oberschenkels zwischen dem M. tensor fasciae latae auf der lateralen und den Mm. sartorius und rectus auf der medialen Seite.
8. Eröffnung des Hüftgelenkes durch umgekehrten U-Schnitt der Kapsel (Abb. III-7). Dadurch stellen sich Hüftkopf und Schenkelhals dar.
9. Falls eine vollständige Darstellung des Hüftgelenkes erforderlich ist, muß das Ligamentum capitis femoris mit einer gebogenen Schere durchtrennt werden, so daß durch Außenrotation des Oberschenkels der Hüftkopf luxiert werden kann.
10. Bei Wundverschluß wird die Kapsel vernäht, das Periost mit dem M. glutaeus medius wieder an das Darmbein angelegt und die abgetrennte Muskulatur sorgfältig an die Crista iliaca fixiert. Auf diese Weise wird ein kosmetisch störendes Einsinken der Hautnarbe vermieden.
11. Bei der Hautnaht sind die vor dem Hautschnitt gemachten Markierungen in Höhe der Spina iliaca anterior superior zu beachten.

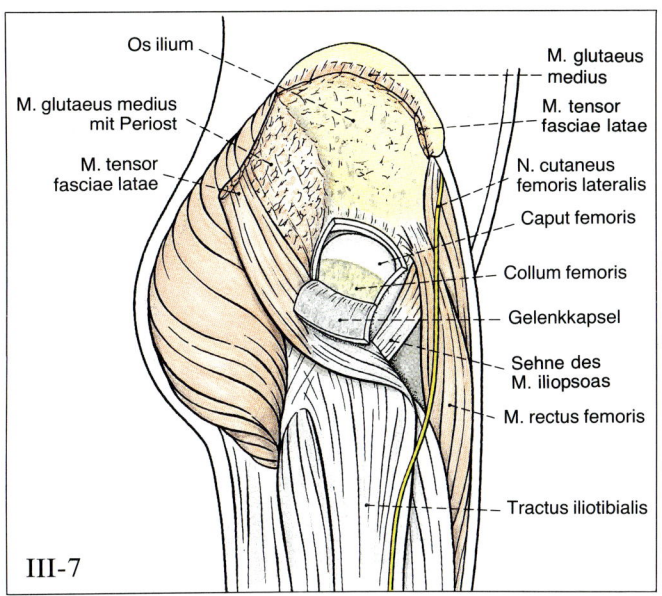

III-7

Anmerkung

1. Eine Verletzungsgefahr für Nerven und Gefäße ist bei diesem Zugang im Regelfall nicht gegeben (abgesehen vom Hautast N. cutaneus femoris lateralis).
2. Durch Ablösen des Kapselursprungs des M. rectus femoris und Durchtrennung der Rektussehne (nach vorhergehendem Anschlingen) läßt sich die Darstellung erweitern.
3. Zur besseren Übersicht kann ein Hohmann-Hebel, der dicht am Beckenknochen, oberhalb der Hüftpfanne, den M. iliopsoas unterfährt, hinter den vorderen Schambeinast gehakt werden.

Lateraler Zugang
nach *Watson-Jones*

Indikationen

1. Totalendoprothese
2. Frakturen
3. Luxationen
4. Entzündliche Prozesse (Synovektomie)
5. Endoprothesenwechsel

Operatives Vorgehen

1. Rückenlage.
2. Lateraler Längsschnitt, der 2–6 cm oberhalb der Trochanterspitze beginnt und sich nach distal bis eine Handbreit unterhalb des Trochanter major erstreckt (Abb. III-8). Der Schnitt kann in Richtung Spina iliaca anterior superior erweitert werden. In diesem Fall ist eine leicht bogenförmige Schnittführung, die sich dem anterolateralen Zugang annähert, vorzuziehen.
3. Alternative Schnittführungen führen in posteriorer Richtung, also dorsalwärts, weiter (Abb. III-9). Der Hautschnitt A (Abb. III-9) entspricht einer Modifikation nach *Charnley*. Der Hautschnitt B führt bis knapp vor die Spina iliaca posterior superior. In diesen Fällen ist eine entsprechende Inzision des M. glutaeus maximus in Faserrichtung anzuschließen. Dabei wird beim weiteren Vorgehen von einer späteren Abtrennung einer Trochanterscheibe ausgegangen (siehe unter 7.).

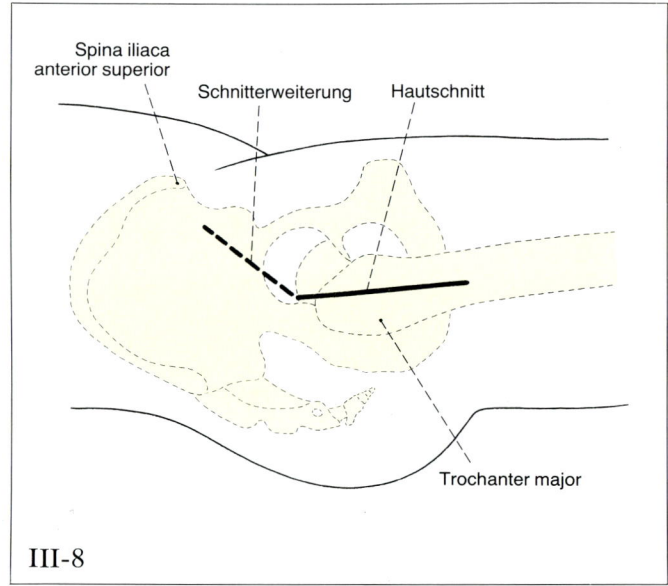

III-8

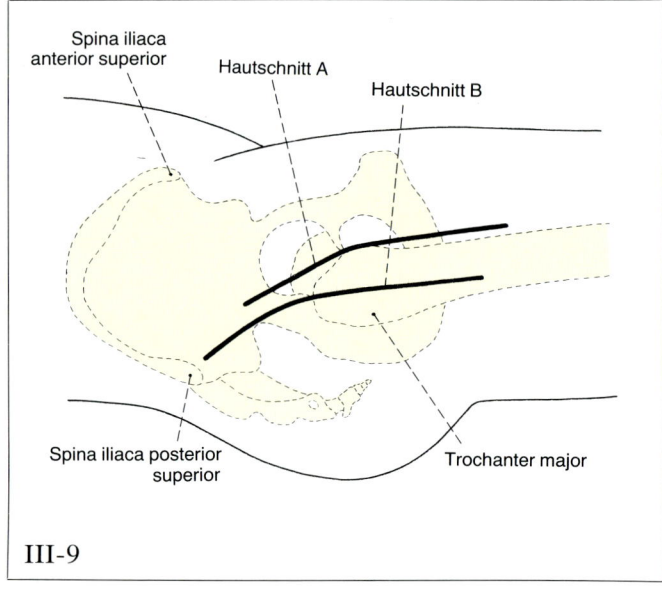

III-9

Hüftgelenk — Lateraler Zugang

4. Lokalisation des Zwischenraums zwischen M. glutaeus medius und M. tensor fasciae latae. Ein Hohmann-Hebel hinter dem Schenkelhals hält medial die Weichteile weg (Abb. III-10).
5. Abtrennung der vorderen Fasern des M. glutaeus medius vom Trochanter, um einen besseren Überblick über den seitlichen und vorderen Anteil des Schenkelhalses zu erreichen.
6. Falls eine weitergehende Darstellung erwünscht ist (Totalendoprothese), wird der Trochanter major mit Hilfe eines Meißels von vorn so abgeschlagen, daß er an seinem intakten hinteren Rand weggeklappt werden kann (Abb. III-11).
7. Alternativ kann vom Trochanter major von distal her eine Scheibe mit dem Meißel abgeschlagen werden, so daß der Trochanter major mit der daran ansetzenden Muskulatur ganz hochgeklappt werden kann. Durch einen oberhalb der knöchernen Hüftpfanne eingeschlagenen Steinmann-Nagel wird die Trochanterscheibe während des weiteren Vorgehens nach proximal weggehalten (Abb. III-12).
8. Kapselinzision entlang der vorderen Schenkelhalsbegrenzung.
9. Weiterhin wird die Kapsel in der Linea intertrochanterica abgelöst.
10. Dann wird sie nach vorne und hinten zurückgehalten.
11. Der M. vastus lateralis wird entweder nach distal weggehalten oder längs gespalten, um die Basis des Trochanter major und den proximalen Anteil des Femurschaftes darzustellen (Abb. III-11).

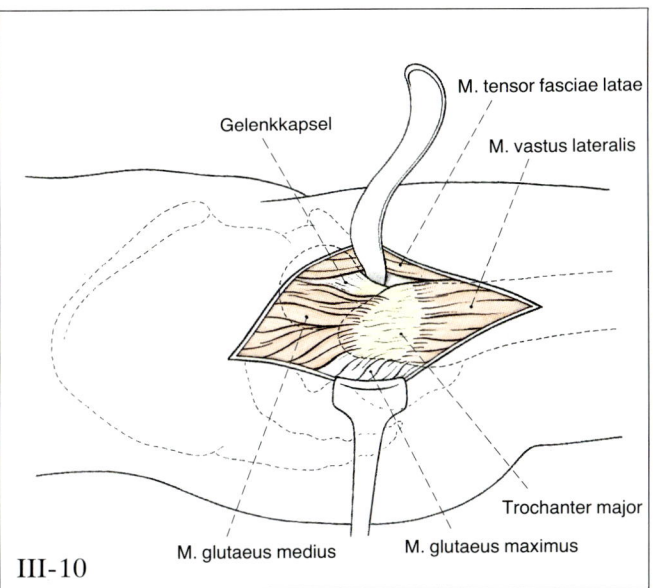

III-10

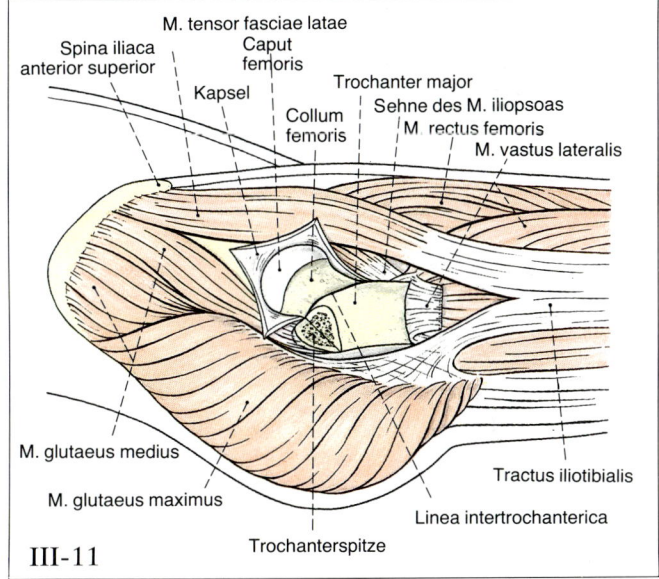

III-11

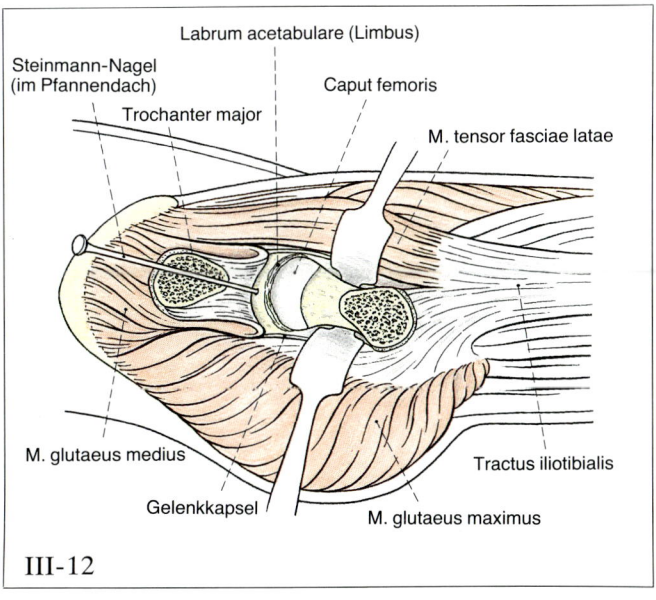

III-12

Hüftgelenk — Lateraler Zugang

12. Durch Außenrotation und Adduktion des Beines wird der Hüftkopf aus der Hüftpfanne luxiert (Abb. III-13).
13. Ggf. kann die Wiederanheftung der Trochanterscheibe durch eine achtertourförmige Drahtcerclage im Sinne der Zuggurtung erfolgen, die proximal hinter der Trochantermuskulatur und distal am Femur durch einen knöchernen Kanal verläuft (Abb. III-14a).
14. Alternative Möglichkeiten der Wiederanheftung durch zwei Drahtcerclagen zeigt die Abbildung III-14b.

Anmerkung

1. Die Schnittführung ist ein Standardzugang zum Einsetzen einer Totalendoprothese oder um eine Schenkelhalsfraktur unter Sicht zu reponieren und zu fixieren.
2. Größere Blutungen sind selten.
3. Bei zusätzlich querer Einkerbung des vorderen und hinteren Randes der Fascia lata wird eine größere Übersicht erreicht.
4a. Eine zweckmäßige Variante der Trochanterabtragung nach *R. Schneider* ist die satteldachartige Osteotomie (im Winkel von etwa 135°) mit der oszillierenden Säge.
4b. Zur Wiederbefestigung des Trochanters wird je ein Bohrkanal unter die Dachflächen in Längsrichtung gesetzt, so daß die Drähte vom Schenkelhals herkommend durch die am Trochanter ansetzende Muskulatur über die Trochanterspitze geführt werden können, um dann mit den Drahtenden an der Trochanterbasis verknüpft zu werden.
5. Die *Rückenlagerung* erfolgt zweckmäßigerweise am Rand des Operationstisches. Auf diese Weise hängen die Gesäßweichteile leicht über, so daß sie im Operationsbereich nicht stören.
6. Durch leichte Flexion und Adduktion des Beines über das Knie der Gegenseite rückt der Trochanterbereich besser in das Blickfeld.
7. Die Straffung der Gelenkkapsel für die Inzision wird durch Außenrotation erreicht.

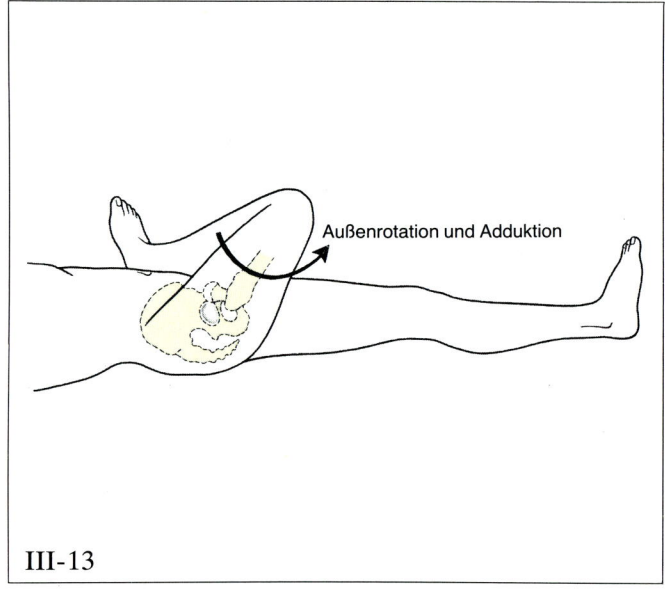

III-13

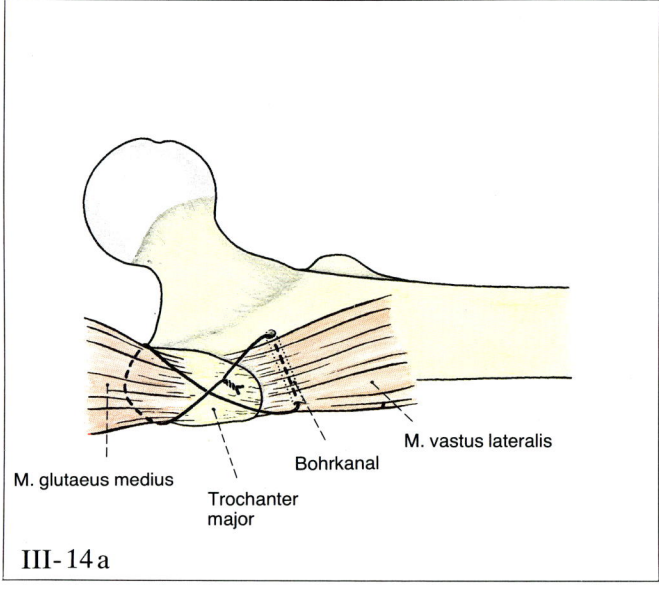

III-14a

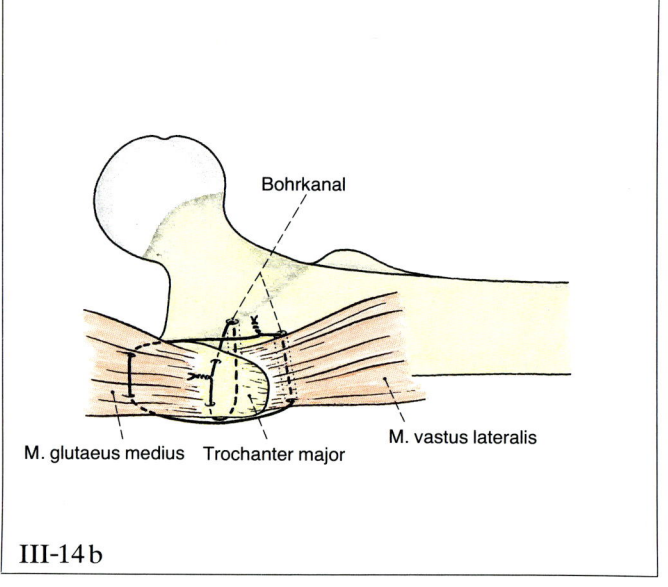

III-14b

Lateraler Becherschnitt nach *Lexer-Murphy*

Indikationen

1. Arthroplastik des Hüftgelenkes
2. Totalendoprothese
3. Arthrodese des Hüftgelenkes

Operatives Vorgehen

1. Beginn des Hautschnittes an der Spina iliaca anterior superior und Weiterführung nach distal unterhalb des Trochanter major, dann nach dorsal und proximal U-förmig umschlagend und hinter dem Trochanter major eine Handbreit unterhalb der Spina iliaca posterior superior endend (Abb. III-15).
2. Abgrenzung der pelvitrochanteren Muskulatur nach ventral und dorsal, – ventral gegenüber dem M. tensor fasciae latae.
3. Mit einem Meißel wird eine breite Scheibe des Trochanter major abgeschlagen und mit den pelvitrochanteren Muskelansätzen nach proximal hochgehalten (Abb. III-16).
4. Ausdehnung des Schnittes nach dorsal, wobei die Muskulatur des M. glutaeus maximus etwa in der Ausdehnung des Hautschnittes gespalten wird.
5. Die Gelenkkapsel wird durch das Weghalten des Trochanter major nach proximal dargestellt.
6. Die Kapsel wird entlang der oberen Begrenzung des Schenkelhalses längs inzidiert, wonach sich Schenkelhals und Hüftkopf darstellen.
7. Bei Wundverschluß wird der Trochanter major durch Zuggurtung (siehe Abb. III-14 a und b) wieder fixiert. Außerdem wird die Faszie des M. vastus lateralis mit Einzelnähten an der Trochanterscheibe wieder befestigt.

Anmerkung

1. Diese Schnittführung erlaubt zwar eine gute Darstellung von Hüftkopf und Schenkelhals, ist aber entbehrlich und ungebräuchlich geworden.
2. Komplettiert wird der Zugang nach *Lexer-Murphy* durch Anfügen eines distalen Längsschnittes, der vom Zentrum des „U" ausgeht (Abb. III-15).

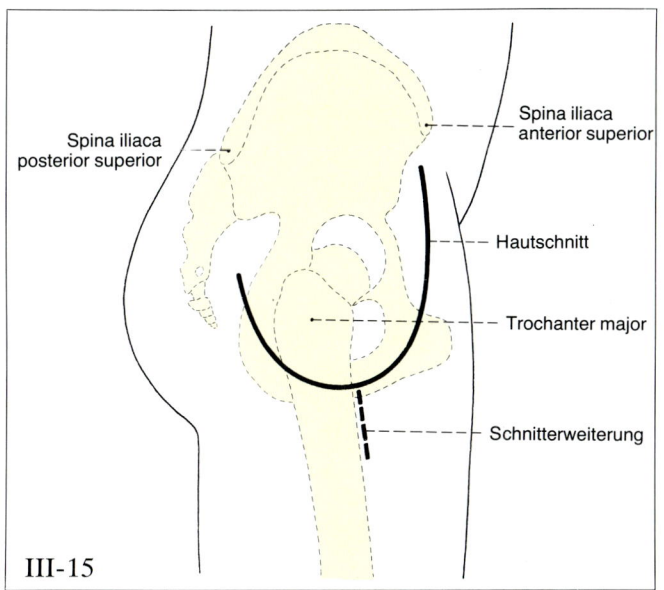

III-15

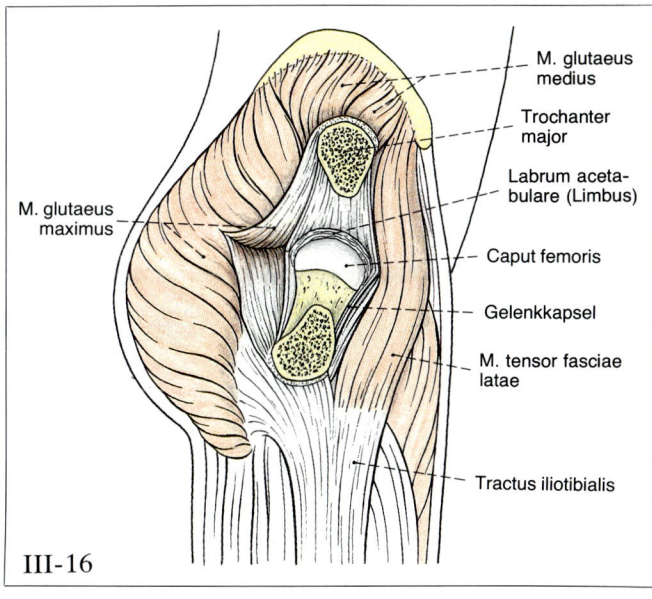

III-16

Hüftgelenk — Anterolateraler Zugang

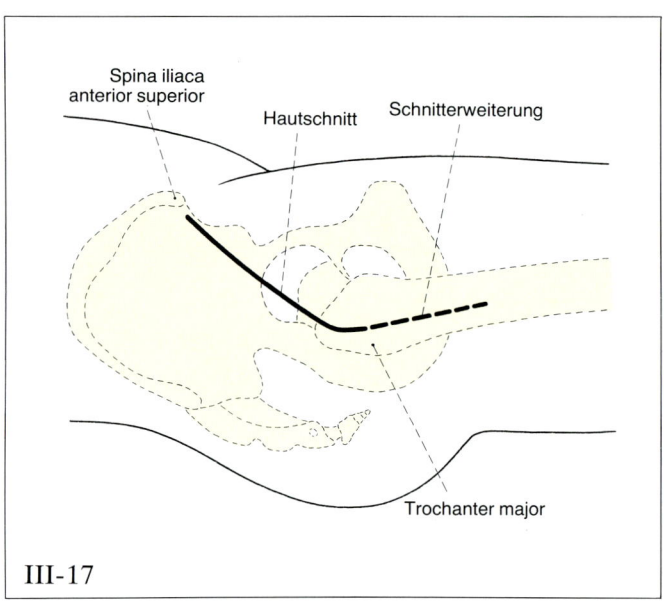

III-17

Anterolateraler Zugang

Indikationen

1. Totalendoprothese
2. Frakturen und Luxationen
3. Epiphyseolysis capitis femoris
4. Entzündliche Prozesse
5. Synovektomie

Operatives Vorgehen

1. Rückenlage
2. Hautschnitt dicht unterhalb der Spina iliaca anterior superior beginnend und schräg über der Außenseite der Hüfte in Richtung Trochanterspitze verlaufend, daselbst in Längsrichtung der Femurachse umbiegend und nach ca. 3 cm endigend (Abb. III-17). Schnitterweiterung nach distal ist möglich.
3. Spaltung der Faszie. Ggf. Exstirpation der Bursa trochanterica.
4. Aufsuchen des Zwischenraumes zwischen M. tensor fasciae latae und dem vorderen Rand des M. glutaeus medius (Abb. III-18). Unterbindung von querverlaufenden Gefäßen. Stumpfes Unterfahren und Lösen der Muskulatur nach vorn und hinten.
5. Breite Darstellung der Gelenkkapsel, indem je ein Hohmann-Hebel den Schenkelhals oben und unten, d.h. vorne und hinten, unterfährt (Abb. III-19).

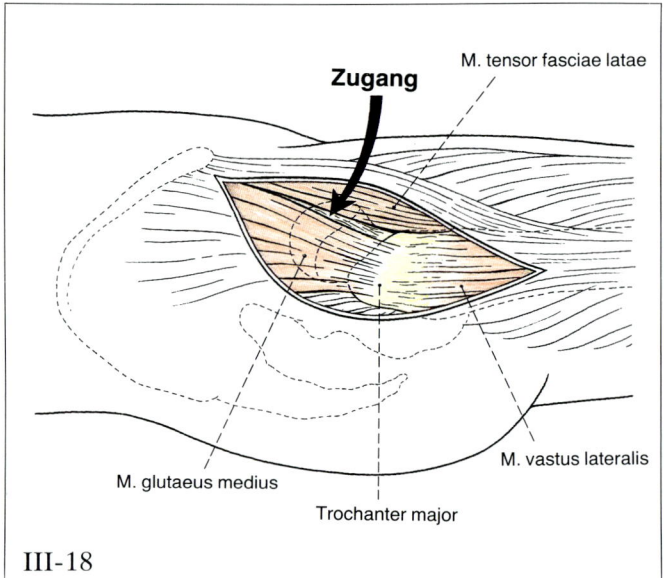

III-18

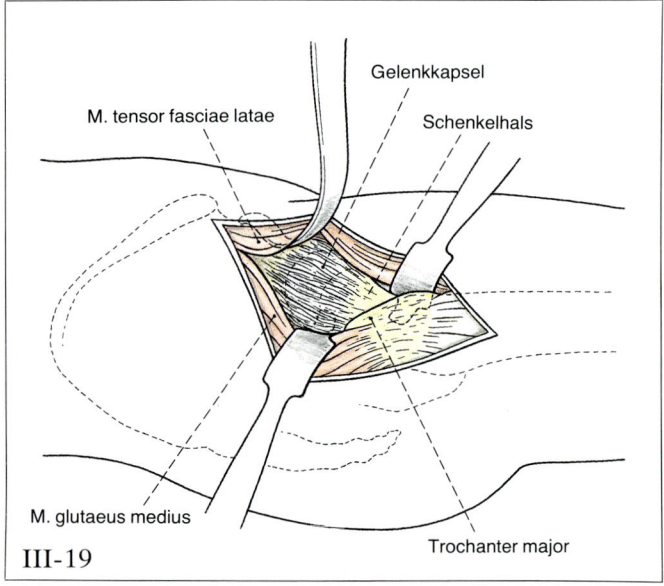

III-19

6. Ein weiterer Hohmann-Hebel unterfährt die ventral gelegene Muskulatur, indem man sich am medialen Pfannenrand dicht am Knochen hält, so daß der Hohmann-Hebel hinter den oberen Rand des aufsteigenden Schambeinastes gehakt werden kann. Damit werden der M. tensor fasciae latae und der M. rectus femoris sowie der N. femoralis und die Gefäße nach medial weggehalten (Abb. III-20).
7. Die Gelenkkapsel wird längs inzidiert und von der Linea intertrochanterica zu beiden Seiten gelöst, so daß sie türflügelartig zurückgeklappt werden kann.
8. Gegebenenfalls kann unter dem Schutz von Hohmann-Hebeln der Hüftkopf reseziert werden (Abb. III-21).

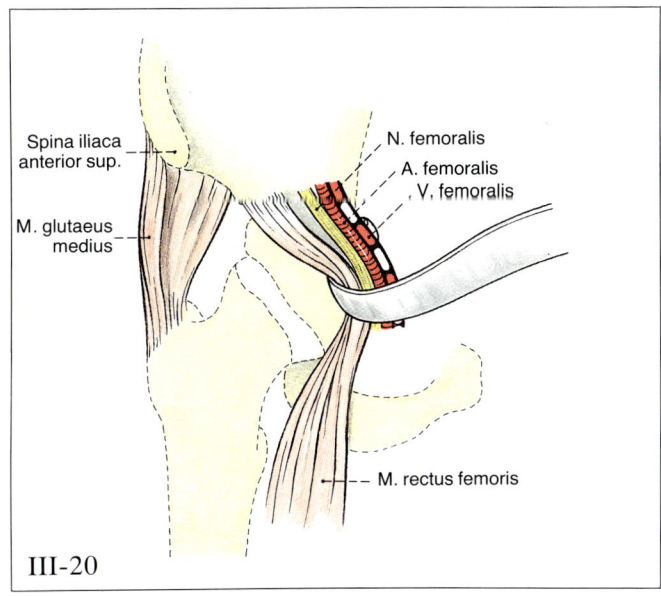

III-20

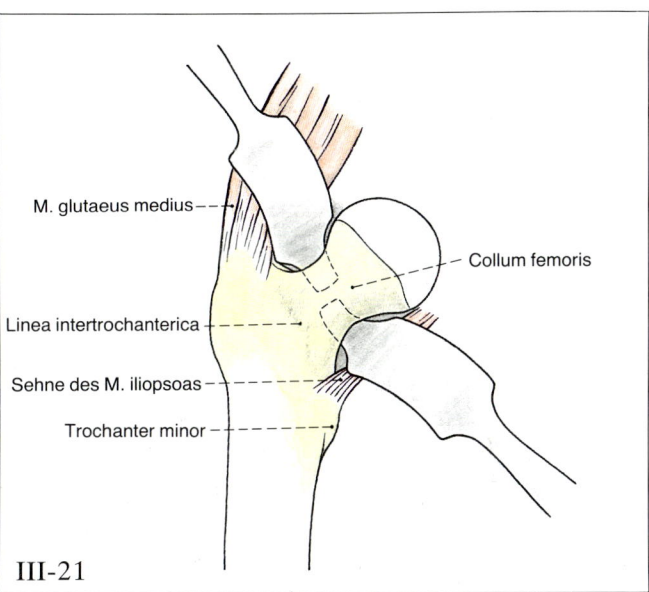

III-21

Anmerkung

1. Der Zugang ist für die Totalendoprothesenoperation sehr geeignet und gebräuchlich. Er vermeidet die Abtrennung des Trochanter major.
2. Bei korrektem Vorgehen ist die Darstellung nicht mit besonderen Risiken belastet. Der Hohmann-Hebel hinter dem vorderen Schambeinast darf nicht zu stark angezogen werden, weil er sonst den N. femoralis schädigen könnte.
3. Bei engen Verhältnissen kann der vordere Ansatz des M. glutaeus medius am Trochanter major etwas eingekerbt werden.
4. Die Faszienlücke zwischen M. tensor fasciae latae und M. glutaeus medius ist proximal oft schwierig zu bestimmen. Daher beginnt die Trennung am günstigsten auf halbem Wege, wie auf der Abbildung III-18 angegeben.
5. Am proximalen Drittel der Schnittführung kann die Trennung von M. tensor fasciae latae und M. glutaeus medius in der Tiefe die nervale Versorgung des M. tensor fasciae latae gefährden.
6. Der M. tensor fasciae latae wird von einem Endast des Nervus glutaeus superior versorgt, der zunächst in der Fettschicht zwischen M. glutaeus medius und minimus verläuft. Im proximalen Drittel der Schnittführung überkreuzt der motorische Nervenast die Faszienlücke und zieht zum M. tensor fasciae latae. Gegebenenfalls ist der Nervenast darzustellen und möglichst zu schonen.
7. Am wichtigsten ist es, in die korrekte Zugangsebene zwischen M. tensor fasciae latae und M. glutaeus medius zu gelangen!

Posteriorer Zugang
Hinterer Bogenschnitt

Indikationen

1. Arthroplastik des Hüftgelenkes
2. Totalendoprothese
3. Irreponible Frakturen des hinteren Anteils des Azetabulums
4. Revision des N. ischiadicus
5. Tumoren im Gesäßbereich

Operatives Vorgehen

1. Je nach gewünschtem Vorgehen erfolgt die Lagerung in Bauch- oder Seitlage (siehe Anmerkung).
2. Geschwungener Hautschnitt, der etwa 2–3 cm distal der Spina iliaca posterior superior beginnt, nach außen zur Basis des Trochanter major und dann für etwa weitere 2–3 cm nach distal verläuft (Abb. III-22). Der Scheitel der Schnittführung liegt im Bereich der Trochanterspitze.
3. Alternative Schnittführung mit kaudalkonvexem Bogen (Abb. III-23).
4. Durchtrennung der oberflächlichen und tiefen Faszie. Spaltung des M. glutaeus maximus in Faserrichtung bis distal der Spina iliaca posterior superior (Abb. III-24) je nach gewünschter Darstellung. Aus didaktischen Gründen weitreichende und breite Spaltung des M. glutaeus maximus auf der Abbildung III-25 zur Darstellung der Situsverhältnisse.

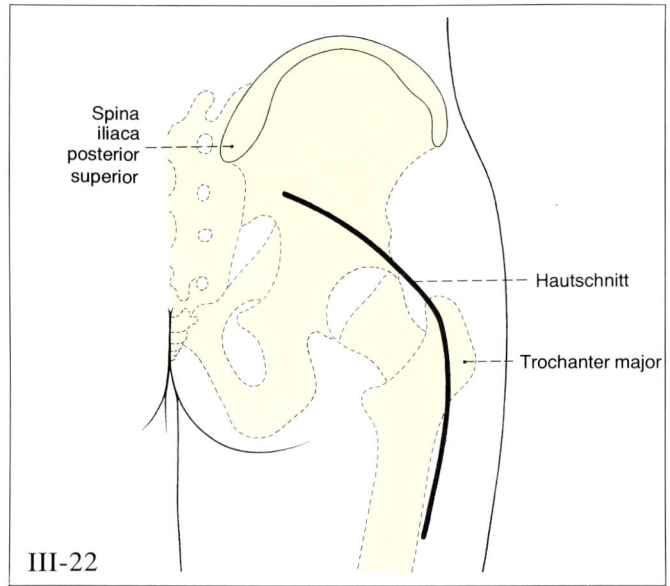

III-22

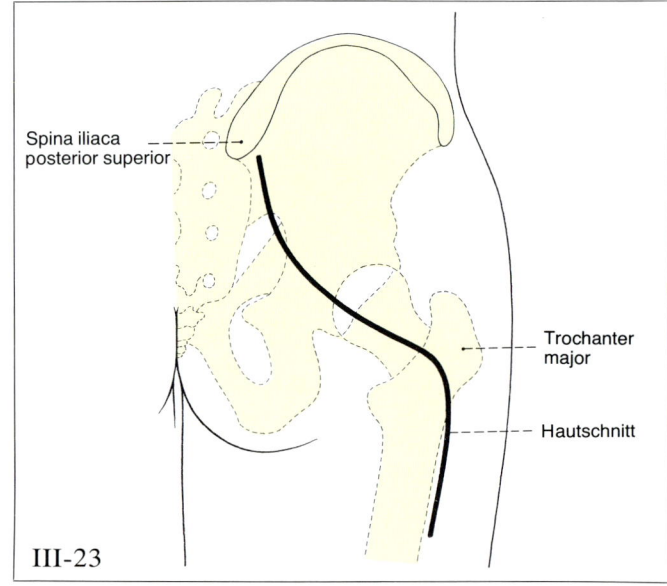

III-23

Hüftgelenk — Posteriorer Zugang

5. Ausdehnung des Schnittes nach distal durch den dorsalen Anteil des Tractus iliotibialis.
6. Abtrennung der festen, an der Außenseite des Trochanter major ansetzenden Aponeurose des M. glutaeus maximus (Abb. III-25).
7. Weghalten des abgetrennten M. glutaeus maximus nach vorn und hinten, wodurch der N. ischiadicus sowie die Außenrotatoren der Hüfte dargestellt werden (Abb. III-25).
8. Innenrotation des Hüftgelenkes und Abtrennung der Sehnen der Mm. piriformis, gemellus superior, obturatorius internus und gemellus inferior etwa 1½ cm von ihrem Ansatz (Abb. III-25), um die eventuelle Wiederanheftung zu erleichtern, die nicht obligat ist.
9. Die Muskeln werden nach medial weggehalten, wodurch sich der hintere Gelenkkapselanteil darstellt (Abb. III-26).
10. Die Gelenkkapsel wird längs und quer inzidiert, wodurch der hintere Anteil von Hüftkopf und Schenkelhals sichtbar wird.

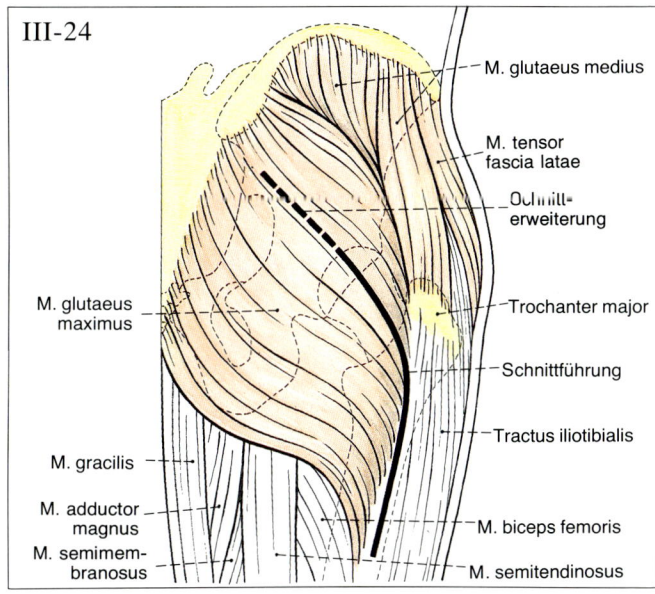

Anmerkung

1. Gelegentlich wird dieser hintere Bogenschnitt auch als „südlicher Zugang" bezeichnet.
2. Wird bei dieser Schnittführung eine Luxation des Hüftkopfes beabsichtigt, dann ist eine seitliche Lagerung erforderlich.
3. Zur Vermeidung von Blutungen kann die Ablösung der Außenrotatoren vom Trochantermassiv auch mit dem elektrischen Messer erfolgen.
4. Die A. glutaea superior und der N. gluateus inferior unterkreuzen teilweise die Spaltung des M. glutaeus maximus, was ein besonders sorgfältiges Vorgehen verlangt.
5. Im Laufe der Zeit sind nützliche Modifikationen des Zugangs hinzugekommen (s. posterolateraler Zugang nach Marcy u. Fletcher), die die Spaltung des M. glutaeus maximus vermeiden.
6. Die Ablösung des M. quadratus femoris erfolgt fakultativ (Blutungsrisiko aus Ästen der A. circumflexa lateralis).
7. Eine Verletzung der A. glutaea superior ist gefährlich, da sie sich leicht in das Becken retrahiert. Zur Blutstillung kann ein retroperitonealer Eingriff erforderlich werden.

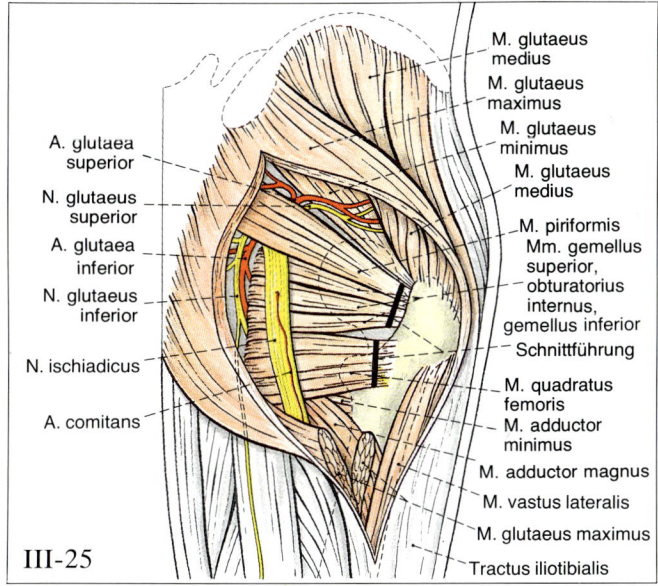

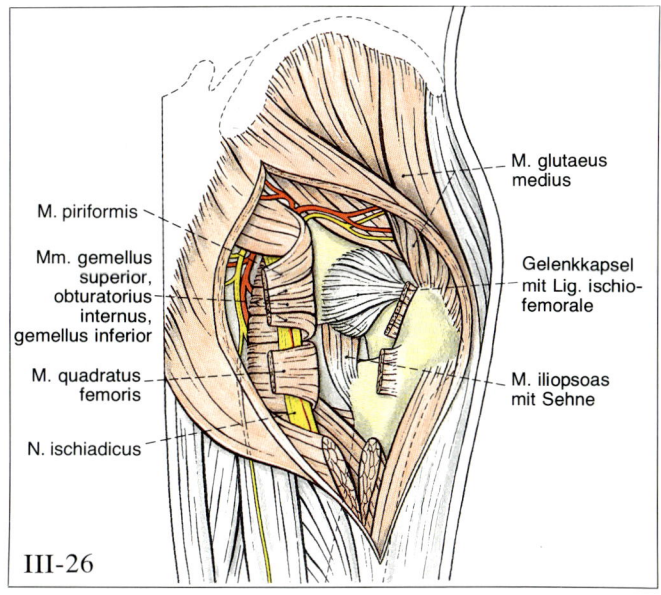

Posterolateraler Zugang nach *Marcy* u. *Fletcher*

Indikationen

1. Arthroplastik
2. Totalendoprothese
3. Irreponible Frakturen des dorsalen Azetabulumanteils

Operatives Vorgehen

1. Der Patient wird auf die gesunde Seite gelagert. Diese Position wird durch seitliche Stützen und Sandsäcke gesichert (Abb. III-27). Das zu operierende Bein wird beweglich abgedeckt.
2. Hautschnitt etwa 5 cm vor der Spina iliaca posterior superior und Verlängerung nach distal und vorne über den Trochanter major und dann für etwa 7–8 cm am Oberschenkel entlanglaufend (Abb. III-28).

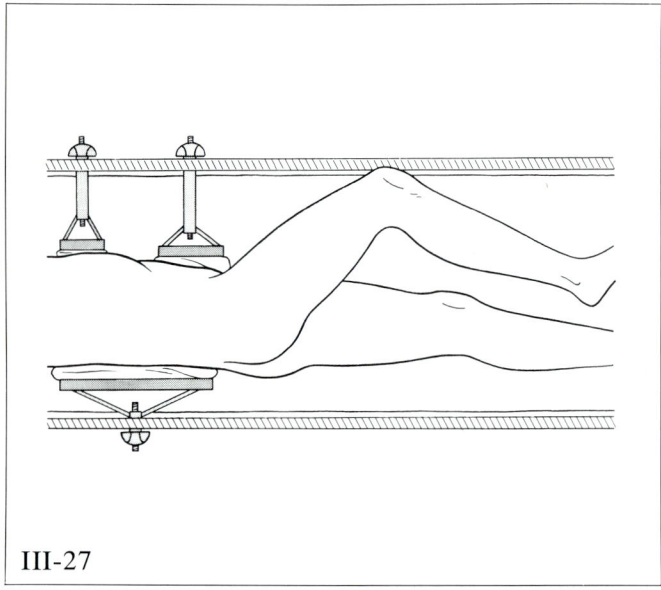

III-27

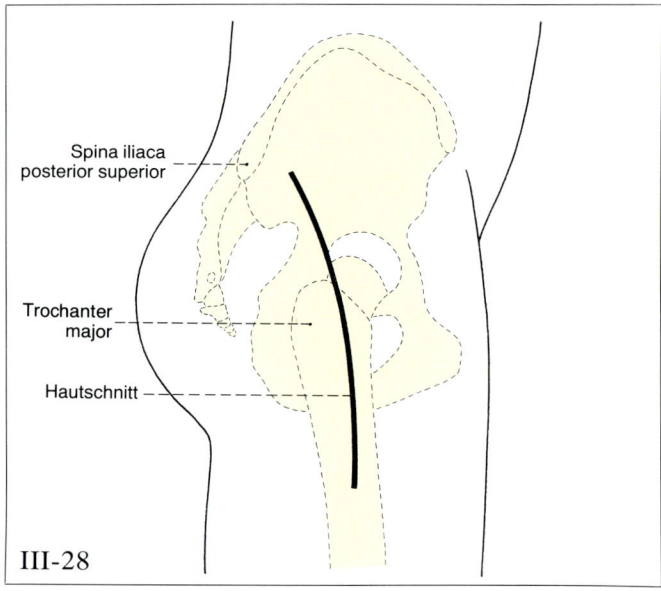

III-28

Hüftgelenk — Posterolateraler Zugang

3. Inzision der Glutaealfaszie entlang dem vorderen Rand des M. glutaeus maximus (Abb. III-29, Schnittführung A).
4. Spaltung des Tractus iliotibialis von distal nach proximal. Dadurch kann die Bursa trochanterica eröffnet werden. Exstirpation der Bursa. Durch Verlängerung des Schnittes nach proximal zwischen M. glutaeus maximus und M. tensor fasciae latae wird es möglich, den M. glutaeus maximus zusammen mit dem hinteren Teil des Tractus iliotibialis nach dorsal wegzuhalten. Dadurch stellen sich die Außenrotatoren der Hüfte und der Trochanter major dar (Abb. III-30).
5. Alternativ kann Schnittführung B der Abbildung III-29 gewählt werden.
6. Abtrennung der Mm. piriformis, gemelli, obturatorius internus und quadratus femoris (Abb. III-31), wobei jeweils ein Muskelstumpf am Ursprung stehengelassen wird, um die eventuelle Wiederanheftung zu erleichtern. Erfolgt die Ablösung mit dem elektrischen Messer, so werden Blutungen eher vermieden.
7. Weghalten der Außenrotatoren und der pelvitrochantären Muskulatur, um die hintere Gelenkkapsel darzustellen (Abb. III-31).

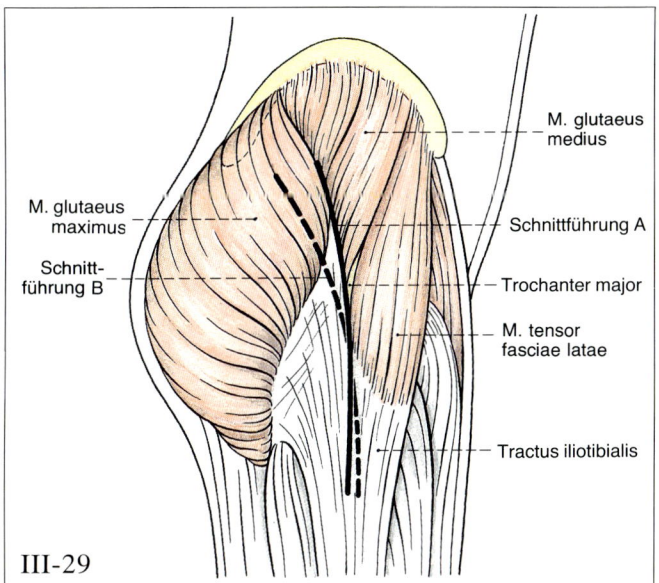

III-29

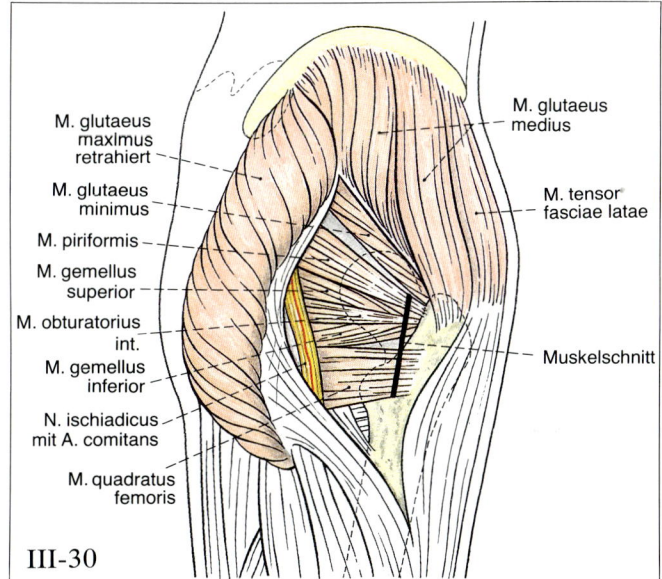

III-30

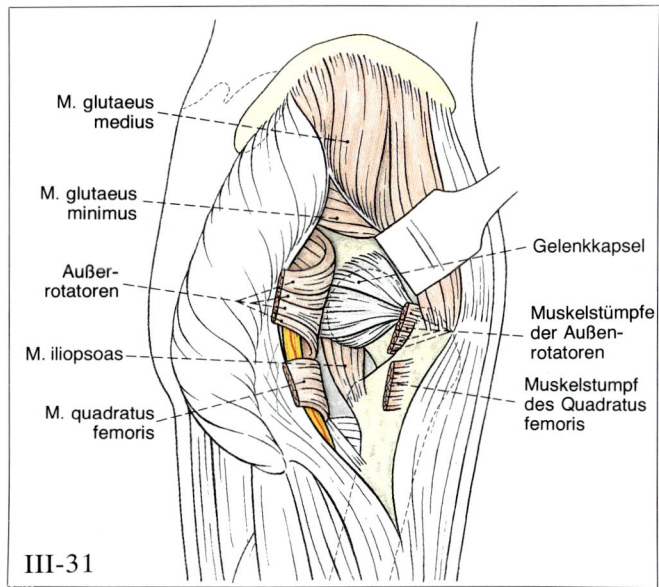

III-31

Hüftgelenk — Posterolateraler Zugang

8. Nach Kapselinzision (Abb. III-32 u. III-33) kann das Hüftgelenk durch Beugung, Adduktion und Innenrotation des Oberschenkels luxiert werden (Abb. III-34).

Anmerkung

1. Dieser Standardzugang ist unkompliziert, die Blutungsneigung gering.
2. Bei diesem Zugang muß die Glutaealmuskulatur nicht durchtrennt werden (Schnittführung A).
3. Die Ausdehnung der Schnittführung in Richtung Spina iliaca posterior superior wird von der gewünschten Darstellung bestimmt. Häufig genügt ein knappes Zurückschlagen des M. piriformis, so daß die A. glutaea superior und der N. glutaeus superior nicht gefährdet sind. Ggf. sind aber diese besonderen Strukturen zu beachten (s. Abb. III-25).
4. Die Wiederanheftung der Außenrotatoren ist nicht obligat. Offensichtlich entsteht durch das Unterlassen keine funktionelle Einbuße.
5. Es ist nicht in jedem Fall erforderlich, für eine gute Übersicht die Mm. obturatorius externus und quadratus femoris abzulösen.
6. Vergleiche Anmerkungen zum posterioren Zugang.

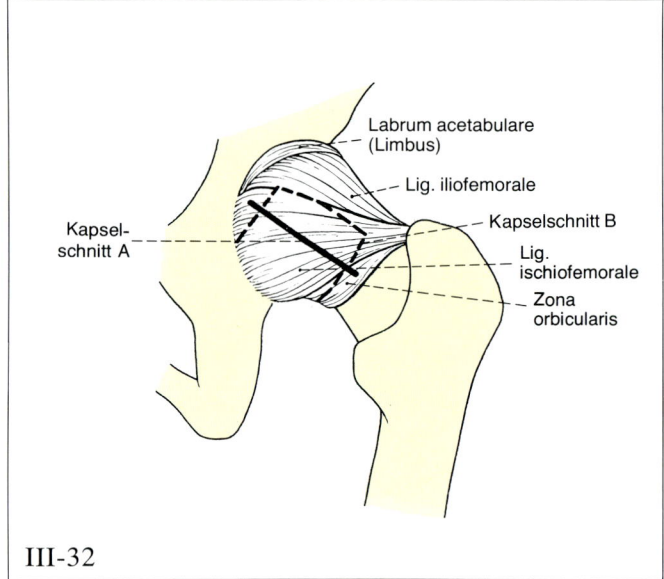

III-32

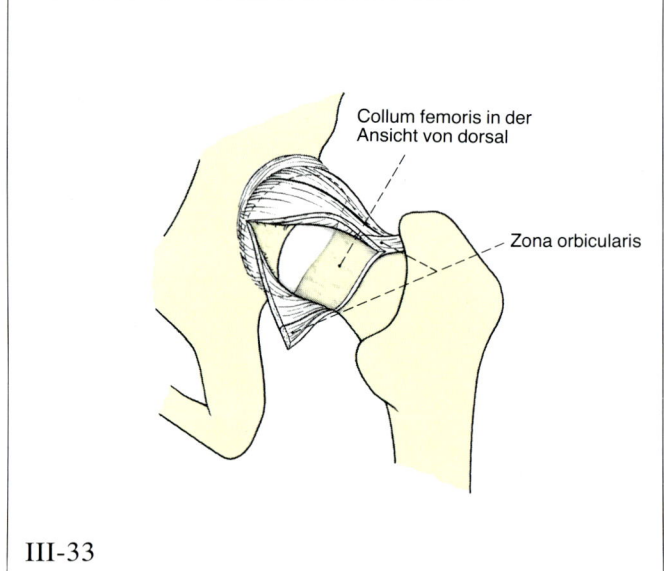

III-33

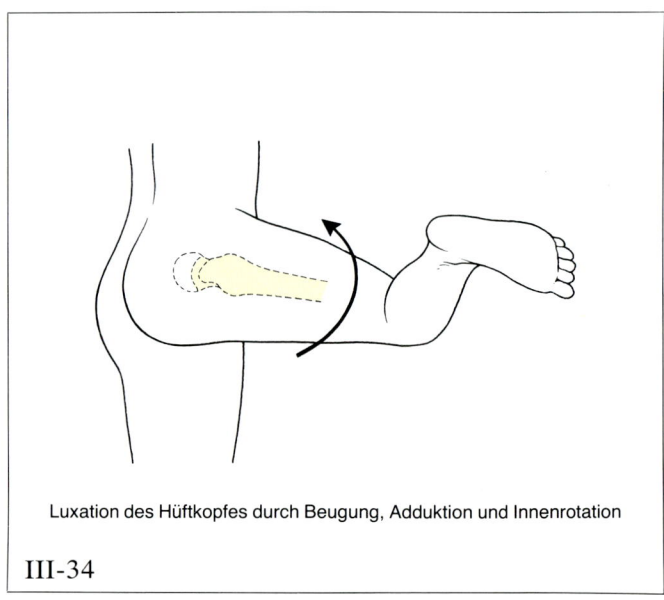

Luxation des Hüftkopfes durch Beugung, Adduktion und Innenrotation

III-34

Intertrochantärer Schenkelhals

Lateraler Zugang

Indikation

1. Korrekturosteotomie
2. Tumoren oder entzündliche Prozesse

Operatives Vorgehen

1. Rückenlage, innenrotiertes Bein.
2. Gerade Schnittführung, ein bis zwei Querfinger unterhalb der Trochanterspitze beginnend, bis ca. 12–14 cm unterhalb der Trochanterbasis weiterführend (Abb. III-35), sofern eine spätere Winkelplattenfixation beabsichtigt ist.
3. Längsschnitt der Fascia lata (Abb. III-36).
4. Aufsuchen des Ursprungs des M. vastus lateralis an der Trochanterbasis.

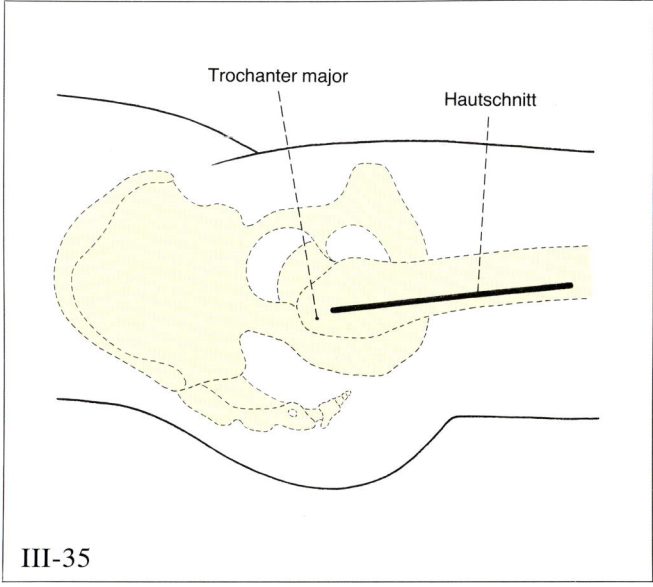

III-35

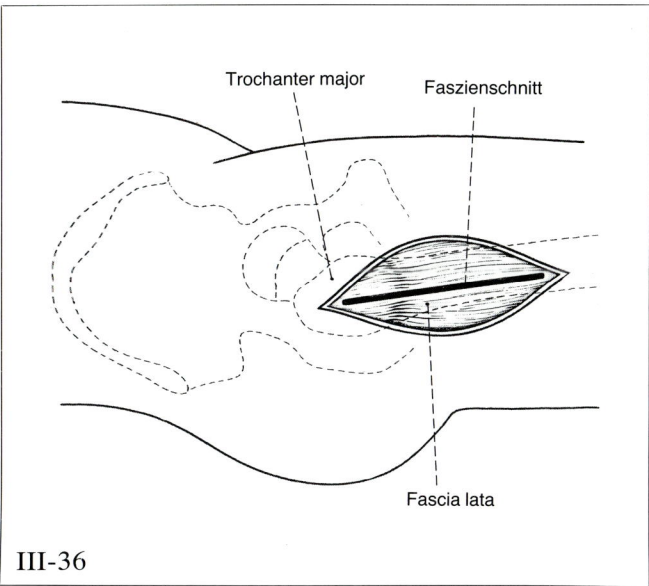

III-36

Intertrochantärer Schenkelhals — Lateraler Zugang

5. Quere Schnittführung am Ursprung des M. vastus lateralis unter Stehenlassen eines Faszien-Muskelrestes für die spätere Wiederanheftung (Abb. III-37). Hakenförmige Fortsetzung der Schnittführung in Längsrichtung am lateralen Rand des Muskels.
6. Ablösen des M. vastus lateralis vom Septum intermusculare laterale und vom lateralen Oberschenkelschaft teils scharf, teils mit dem Raspatorium.
7. Ablösung des Periosts im intertrochantären Bereich mit dem Raspatorium.
8. Unterfahren des intertrochantären Schenkelhalses mit Hohmann-Hebeln von medial und lateral. Dadurch werden die Weichteile weggehalten (Abb. III-38).

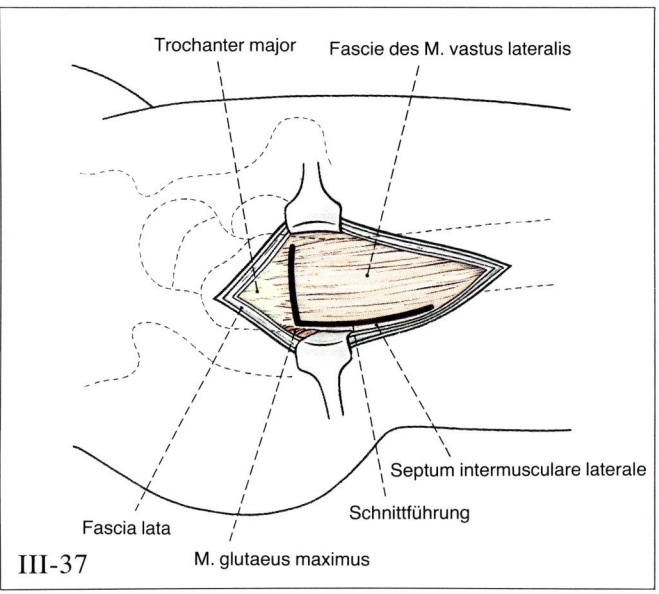

III-37

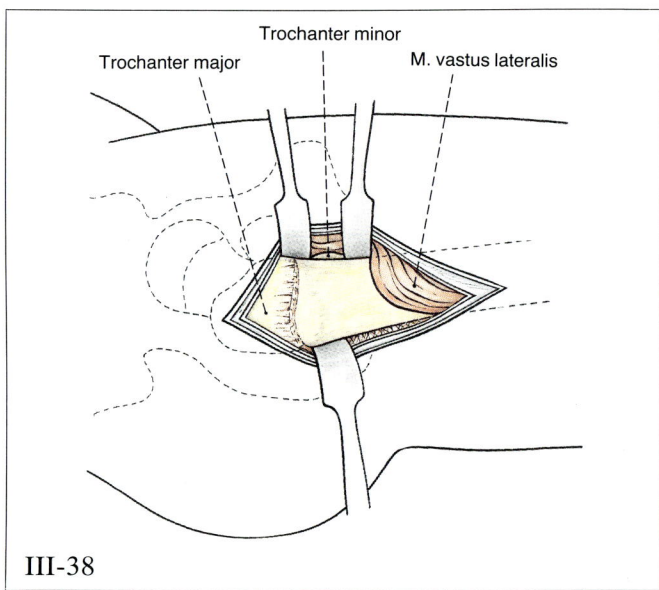

III-38

Trochanter minor

Zugang nach *Nicola*

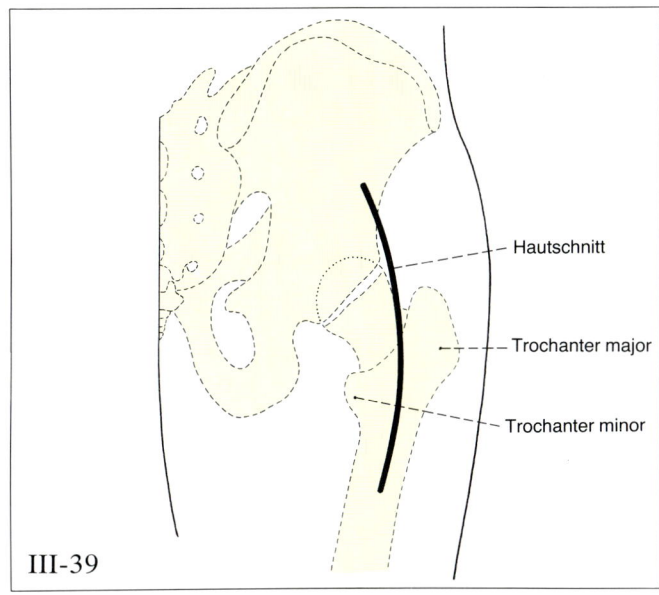

III-39

Indikationen

1. Tumoren
2. Probeexzision

Operatives Vorgehen

1. Bauchlage des Patienten.
2. Etwa 10 cm langer, geschwungener dorsaler Hautschnitt, der etwa 3–4 cm oberhalb der Trochanterspitze in Höhe der Mitte des Os sacrum beginnt und sich nach distal für etwa weitere 5 cm erstreckt (Abb. III-39).
3. Haut und Unterhautfettgewebe werden nach medial und lateral weggehalten, wodurch sich die tiefe Faszie über dem M. glutaeus maximus darstellt.
4. Inzision der kräftigen Sehnenplatte des M. glutaeus maximus von distal nach proximal von etwa 10 cm (Abb. III-40).
5. Der M. quadratus femoris wird am Rande eingekerbt und nach proximal, der N. ischiadicus vorsichtig nach medial, weggehalten (Abb. III-41).
6. Die Sehne des M. iliopsoas wird vom Trochanter minor mit einem Raspatorium abgelöst. Dabei sollte der am Femurschaft ansetzende Teil der Sehne unterhalb des Trochanter minor belassen werden. Damit ist der Trochanter minor dargestellt (Abb. III-41).

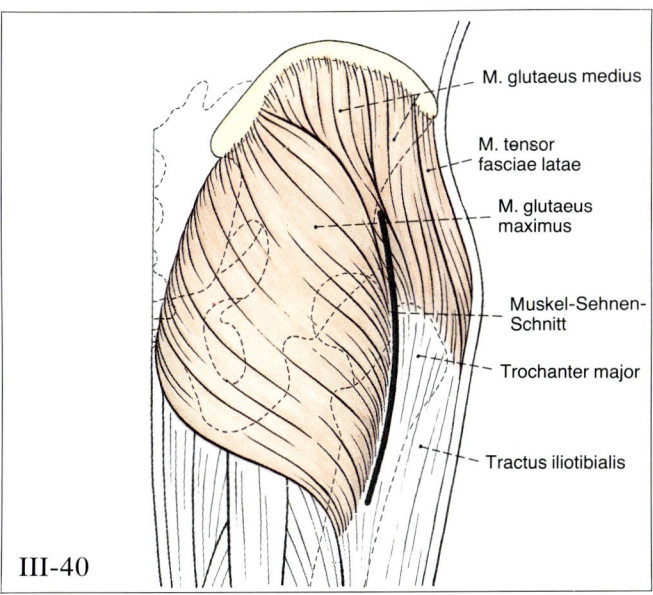

III-40

Anmerkung

1. Der N. ischiadicus ist nicht weiter darzustellen, um unnötige Blutungen zu vermeiden.
2. Vergleiche auch Anmerkungen zum posterioren Zugang des Hüftgelenks.

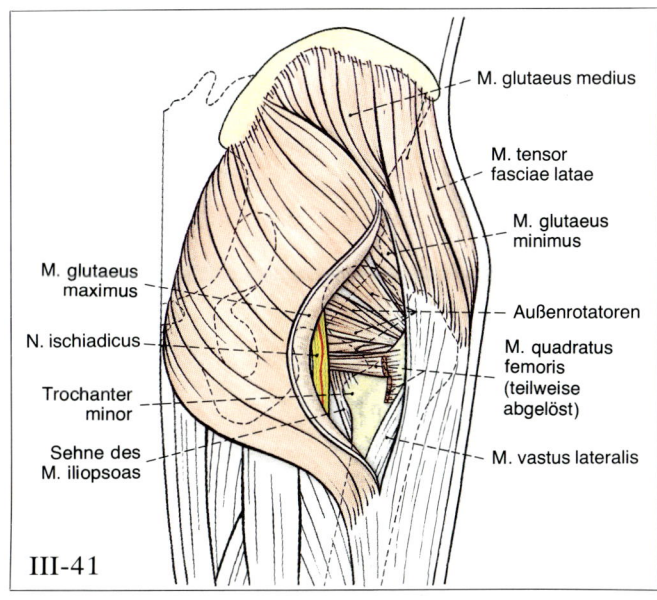

III-41

B. Oberschenkel

Oberschenkelschaft

Anteriorer Zugang
Ventraler Zugang
Vorderer Zugang

Indikationen

1. Femurschaftfrakturen
2. Knochentumoren
3. Entzündliche Prozesse

Operatives Vorgehen

1. Hautschnitt über dem Femurschaft in einer gedachten Linie zwischen der Spina iliaca anterior superior und der lateralen Patellaecke (Abb. III-42).
2. Zugang zwischen M. rectus femoris und M. vastus lateralis (Abb. III-43). Der Eingang erfolgt etwa handbreit unterhalb des Trochanter major.

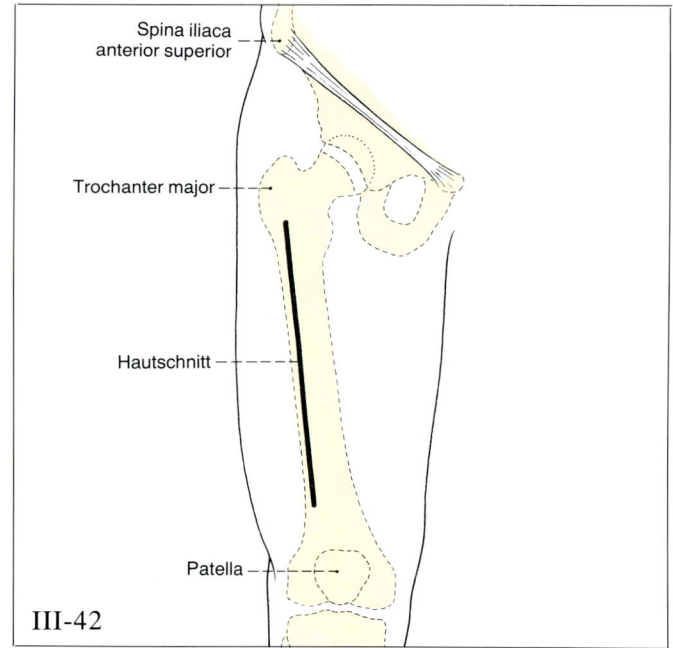

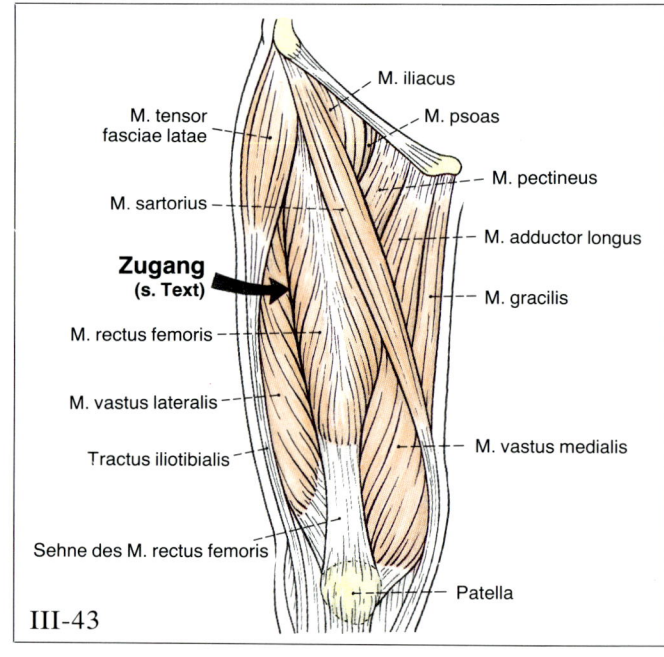

Oberschenkelschaft — Anteriorer Zugang

3. Weghalten des M. rectus femoris nach medial (Abb. III-44).
4. Weiteres Vorgehen durch den M. vastus intermedius im Verlauf seiner Fasern bis auf das Femur und subperiostales Ablösen des Muskels, so daß der vordere und seitliche Anteil des Femur dargestellt werden (Abb. III-45).
5. Im oberen Teil der Operationswunde stellen sich die Nervenäste zum M. vastus lateralis und die A. circumflexa femoris lateralis dar. Vor Inzision des oberen Anteils des M. vastus intermedius müssen diese differenten Strukturen beiseite gehalten werden (Abb. III-45). Ggf. ist das neurovaskuläre Bündel vorher stumpf mit dem Finger zu mobilisieren.

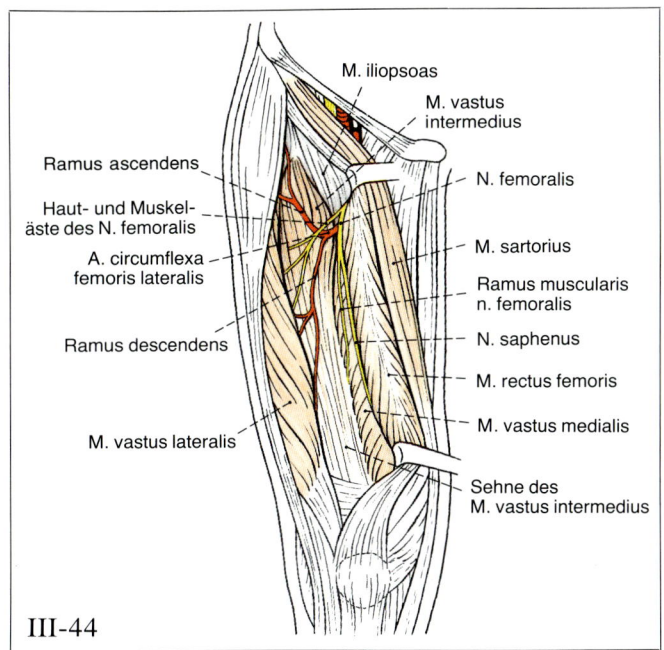

III-44

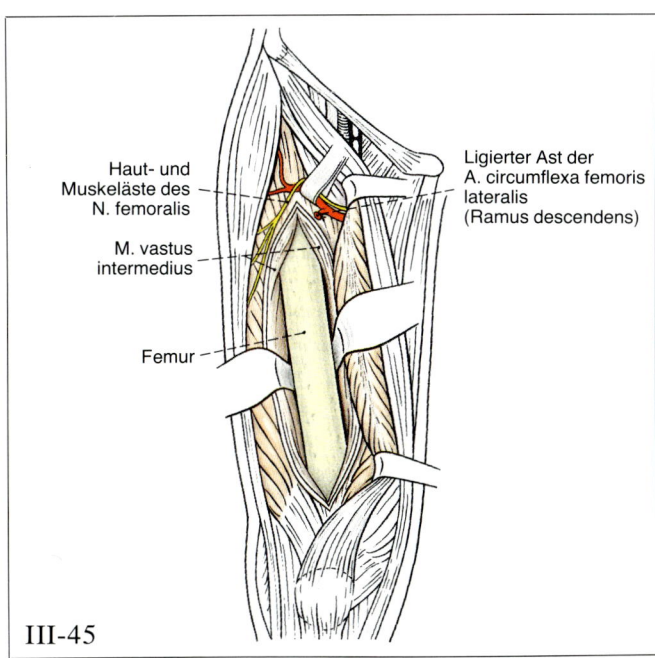

III-45

Oberschenkelschaft — Anteriorer Zugang

6. Praktische Anatomie mit Darstellung des Zuganges am Oberschenkelquerschnitt (Abb. III-46).
7. Erweiterungsmöglichkeit des Zuganges durch Schnittverlängerung nach proximal bis zur Spina iliaca anterior superior und nach distal am lateralen Patellarand vorbeilaufend bis zum lateralen Rand der Tuberositas tibiae (Abb. III-47). Auf diese Weise gelingt eine gleichzeitige Darstellung von Oberschenkelschaft, Hüft- und Kniegelenk. Am Hüftgelenk entspricht die Erweiterung dem iliofemoralen Zugang nach *Smith-Petersen*.

Anmerkung

1. Im proximalen Drittel müssen die auf dem M. vastus intermedius verlaufende A. und V. circumflexa femoris lateralis sowie die Äste des N. femoralis unbedingt geschont werden. Das gilt besonders für den proximalwärts erweiterten Zugang (Abb. III-47).
2. Bei Bedarf kann der M. vastus lateralis weit nach dorsal mobilisiert werden.
3. Im Verlaufe der postoperativen Heilphase kann es zur Adhärenz des M. vastus intermedius kommen, wodurch die Beugung im Kniegelenk gehemmt wird. Deshalb sollten so früh wie möglich Bewegungsübungen durchgeführt werden.
4. Der totale Femurersatz gibt eine Indikation für die unter Punkt 7 dargestellte Schnitterweiterung.
5. Häufig genügt ein proximaler oder distaler Teilabschnitt der Schnittführung.

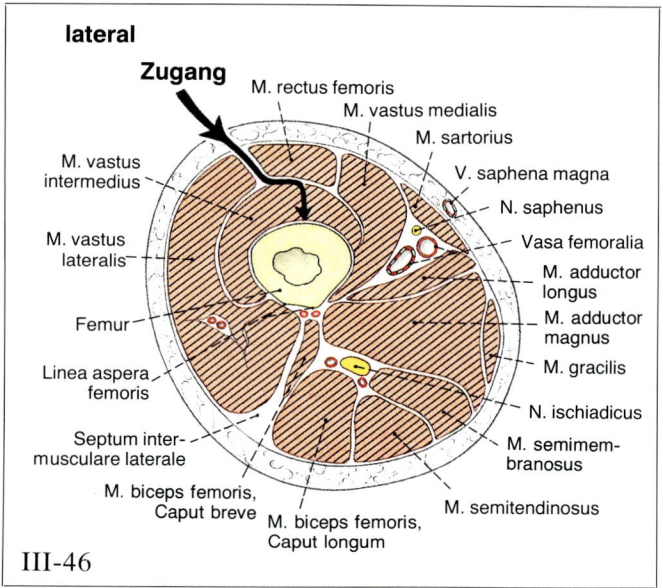

III-46

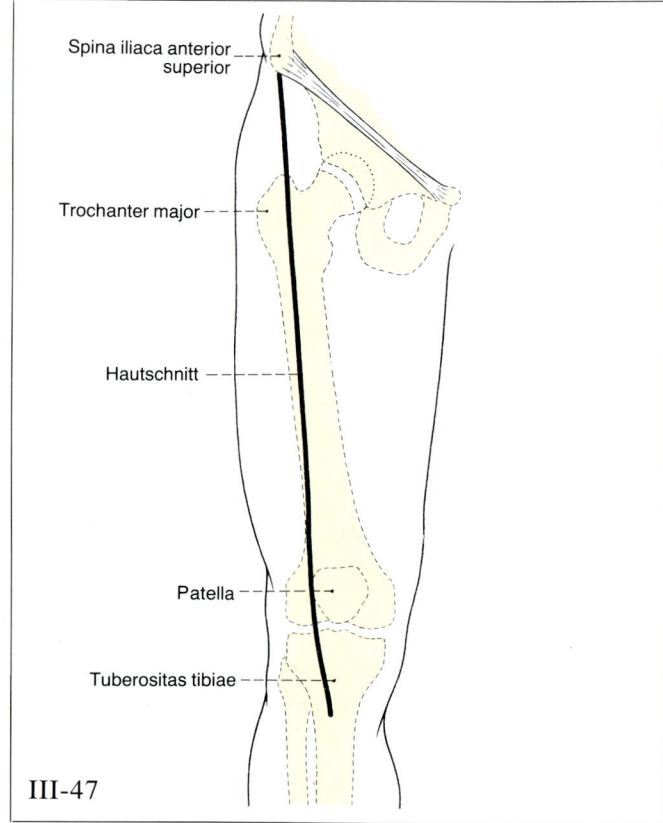

III-47

Oberschenkelschaft — Lateraler Zugang

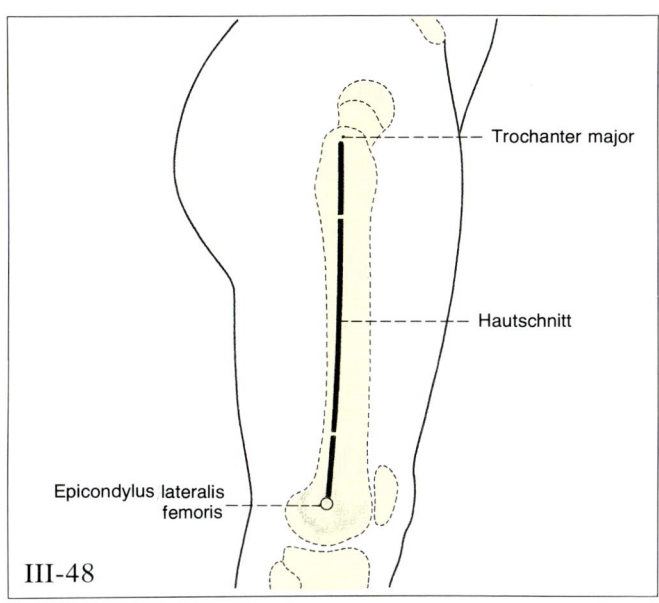

III-48

Lateraler Zugang
Seitlicher Zugang

Indikationen

1. Komplizierte Frakturen des Femurschaftes
2. Knochentumoren
3. Entzündliche Prozesse
4. Verplattung

Operatives Vorgehen

1. Längsschnitt von der Spitze des Trochanter major bis zum Epicondylus lateralis femoris des Condylus lateralis oder je nach Vorgehen entsprechende Teilabschnitte der Schnittführung (Abb. III-48).
2. Längsspaltung der Faszie (Abb. III-49). Der Vastus lateralis wird angehoben. Aufsuchen des dorsalen Randes des M. vastus lateralis am Septum intermusculare laterale (Abb. III-49). Die Muskelfaszie wird am hinteren Rand längs gespalten.
3. Die querverlaufenden Arteriae perforantes werden dargestellt und unterbunden. Inzision des Periosts in Längsrichtung und Abschieben desselben mit dem Raspatorium nach vorn und hinten (Abb. III-50).
4. Durch Hohmann-Hebel, die um den Femurschaft geführt werden, erfolgt die Darstellung.

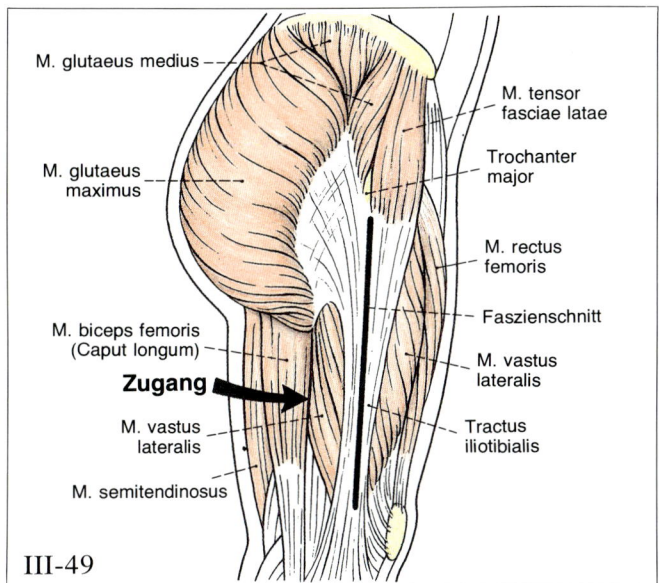

III-49

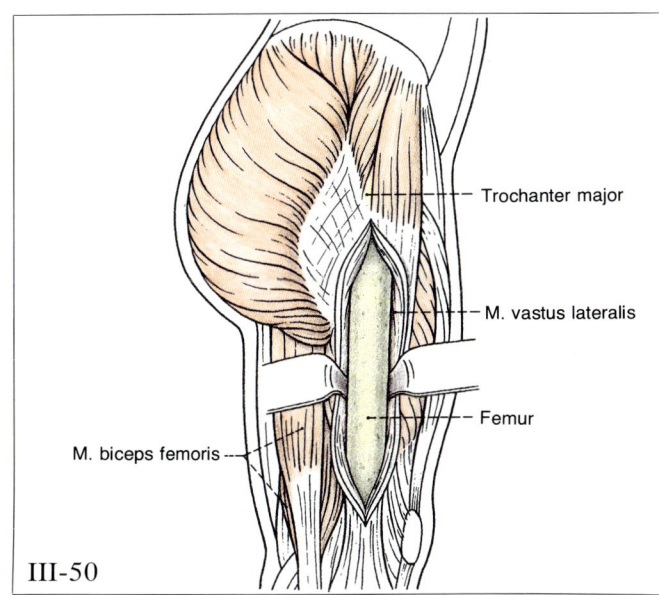

III-50

5. Praktische Anatomie mit Darstellung des Zuganges am Oberschenkelquerschnitt (Abb. III-51). Dabei zeigt sich, daß der M. vastus lateralis teilweise auch vom Septum intermusculare laterale (stumpf) abgelöst werden muß.
6. Erweiterungsschnitt nach distal bis zum lateralen Rand der Tuberositas tibiae (Abb. III-52).

Anmerkung

1. Die Darstellung wird auch als Briefkastenzugang bezeichnet, da die Weichteile (M. vastus lateralis) wie eine Briefklappe nach vorne hochgeklappt werden.
2. Grundsätzlich ist auch der direkte laterale Zugang möglich. Dabei Spaltung des Tractus iliotibialis, des M. vastus lateralis und des M. vastus intermedius in Faserrichtung. Aber der indirekte laterale Zugang ist vorzuziehen, weil der Muskel geschont wird. Verklebungen und Störungen der Innervation werden so vermieden.

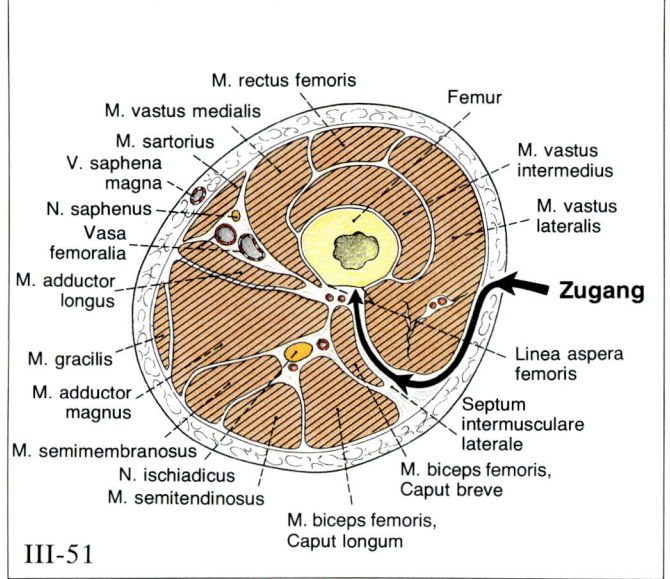

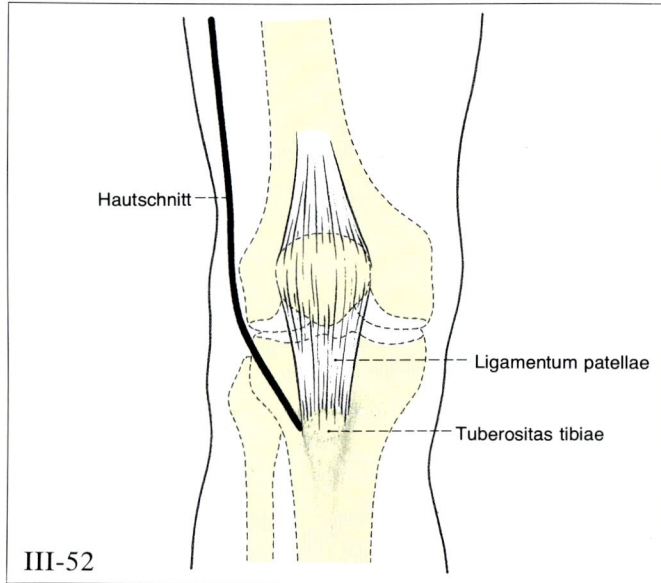

Oberschenkelschaft — Medialer Zugang

Medialer Zugang

Indikationen

1. Knochentumoren am Condylus femoris medialis
2. Kondylusfrakturen
3. Suprakondyläre Korrekturosteotomie von medial
4. Osteosynthese mit Winkelplatte
5. Revision des Adduktorenkanals

Operatives Vorgehen

1. Vom Epicondylus femoris medialis ausgehender 15 bis 20 cm langer Hautschnitt, der in Längsrichtung nach proximal vor den Adduktoren verläuft (Abb. III-53).
2. Darstellung der tiefen Faszie über der Adduktorenmuskulatur bis zum muskelfreien Epicondylus medialis, der dorsal des M. vastus medialis liegt (III-54).
3. Eine Eröffnung der Synovialmembran des Kniegelenkes sollte vermieden werden. Der M. sartorius wird nach dorsal (oder nach ventral – siehe Anmerkung) zurückgehalten (Abb. III-55), wodurch die Sehne des M. adductor magnus sichtbar wird.
4. Auf den unterhalb des M. sartorius verlaufenden N. saphenus muß geachtet werden.
5. Weiteres stumpfes Vorgehen bei Darstellung des Femur im Bereich der Kniekehle.
6. Die großen Gefäße und Nerven werden noch dorsal zurückgehalten.
7. Die Sehne des M. adductor magnus wird ebenfalls nach dorsal, der M. vastus medialis nach ventral weggehalten, wodurch es zu einer klaren Darstellung des medialen Femuranteils kommt.

Anmerkung

1. Bei diesem Zugang wird kein Muskel abgetrennt.
2. Der Wundverschluß gestaltet sich einfach, indem man die Muskulatur in ihre ursprüngliche Lage bringt.
3. Bei Darstellung des mittleren Femurdrittels wird der M. sartorius nach ventral weggehalten, bei Darstellung des distalen Drittels nach dorsal.
4. Wird eine mehr umgreifende Darstellung des Femurschaftes gewünscht, so werden die Adduktoren abgelöst und nach Durchtrennung der Membrana vastoadductoria nach dorsal weggehalten.

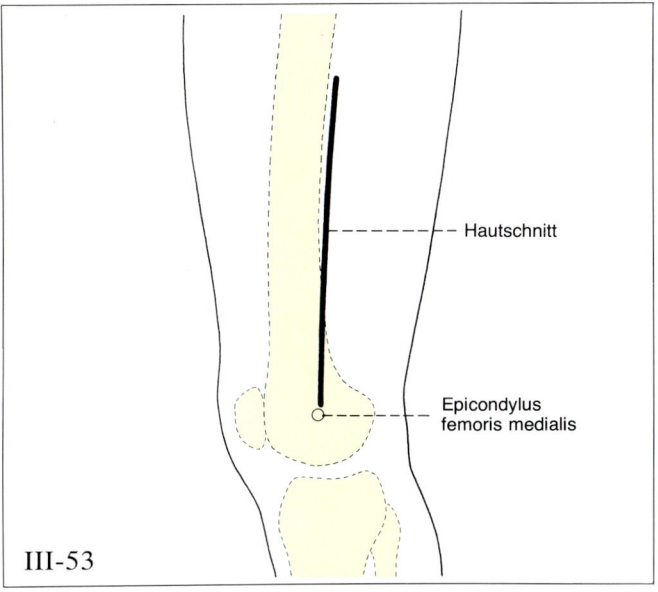

III-53

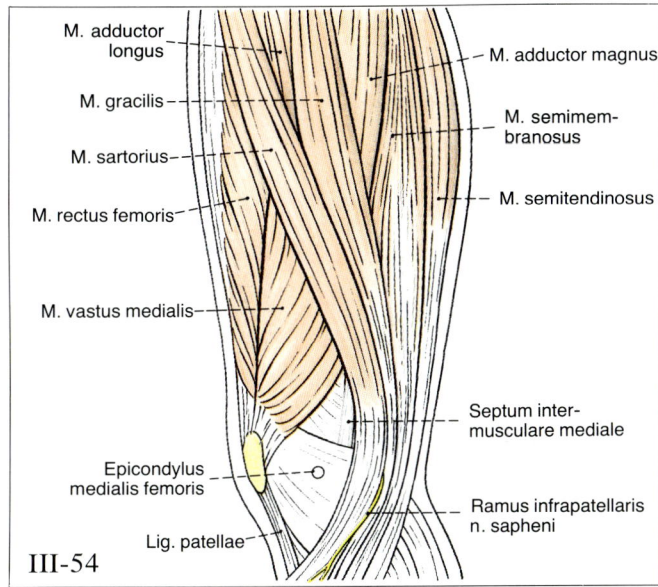

III-54

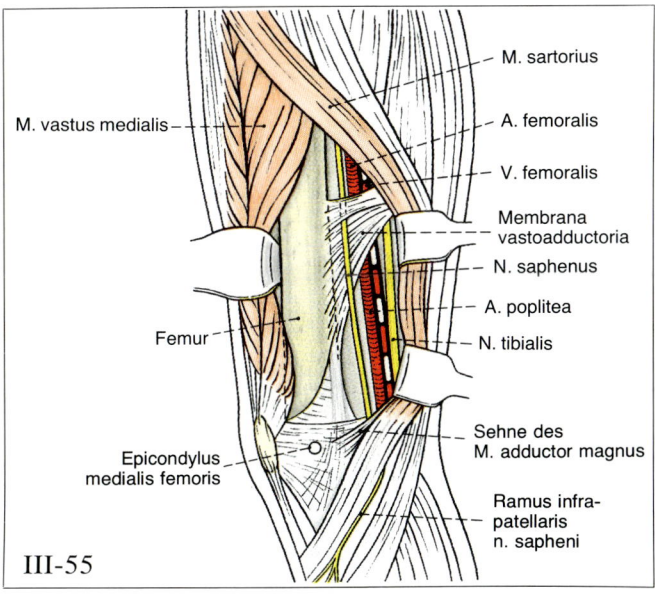

III-55

Oberschenkelschaft — Posteriorer Zugang

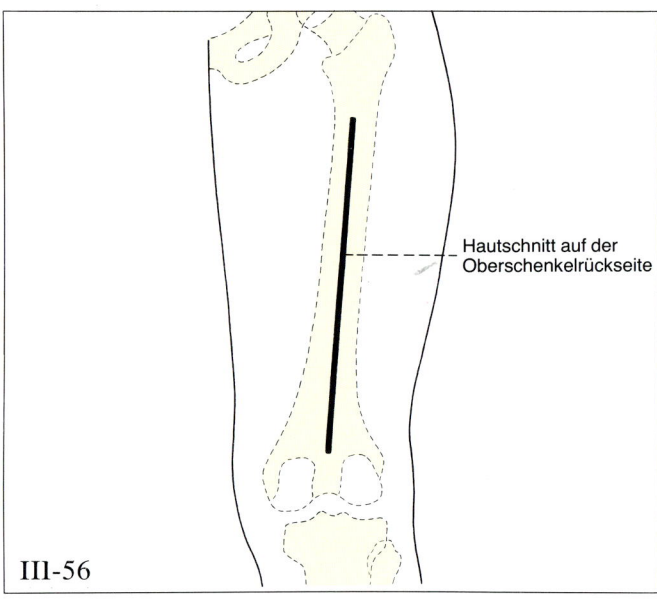

III-56

Posteriorer Zugang
Dorsaler Zugang
Hinterer Zugang

Indikationen

1. Tumoren
2. Femurschaftfrakturen
3. Revision des N. ischiadicus

Operatives Vorgehen

1. Bauchlage.
2. Hautschnitt in Längsrichtung auf der Oberschenkelrückseite, beginnend am Übergang vom proximalen zum mittleren Drittel und knapp bis zur Kniekehle verlaufend (Abb. III-56).
3. Der lange Kopf des M. biceps femoris und der N. cutaneus femoris posterior werden nach lateral gehalten, die Mm. semitendinosus und semimembranosus nach medial (Abb. III-57, III-58). Dadurch werden die A. und V. poplitea sowie der auf dem kurzen Bizepskopf verlaufende N. ischiadicus dargestellt (Abb. III-58).

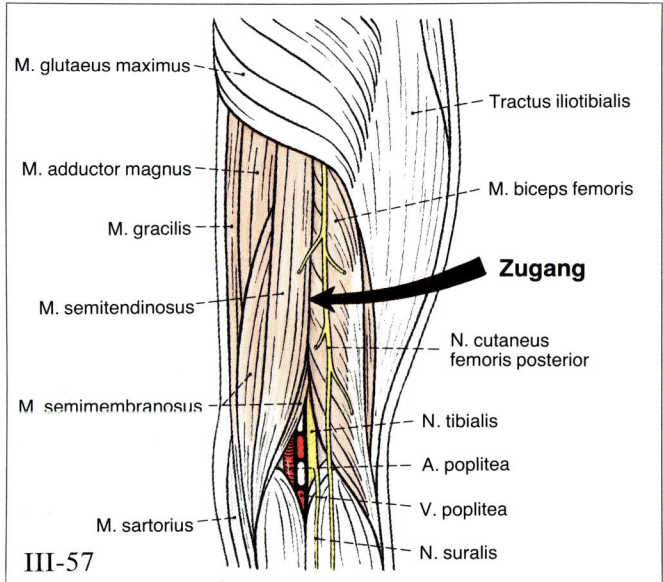

III-57

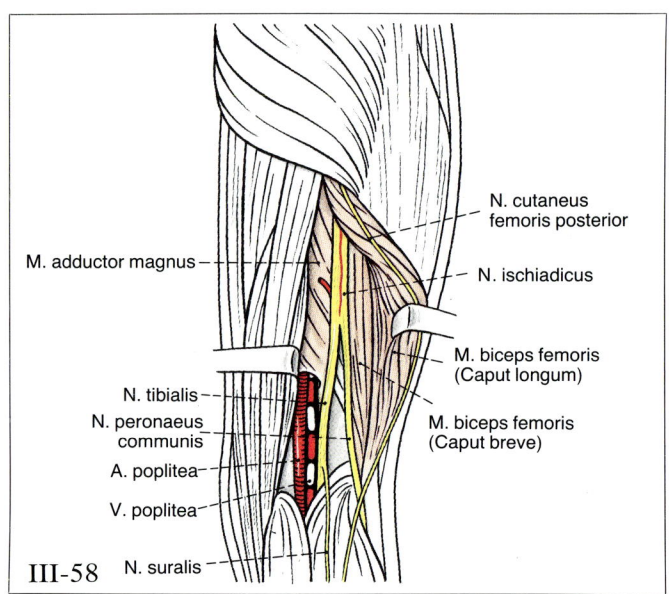

III-58

Oberschenkelschaft — Posteriorer Zugang

4. Der N. ischiadicus wird nach lateral und die Poplitealgefäße werden nach medial weggehalten, so daß der M. adductor magnus und der kurze Kopf des M. biceps femoris vom Femurschaft subperiostal abgeschoben werden können, nachdem die Seitengefäße unterbunden wurden.
5. Der M. adductor magnus wird dann zusammen mit den Gefäßen nach medial, der kurze Bizepskopf zusammen mit dem sich teilenden N. ischiadicus nach lateral abgedrängt. Hohmann-Hebel können den Femurschaft unterfahren (Abb. III-59). Dadurch sind die distalen zwei Drittel des Femur dargestellt.

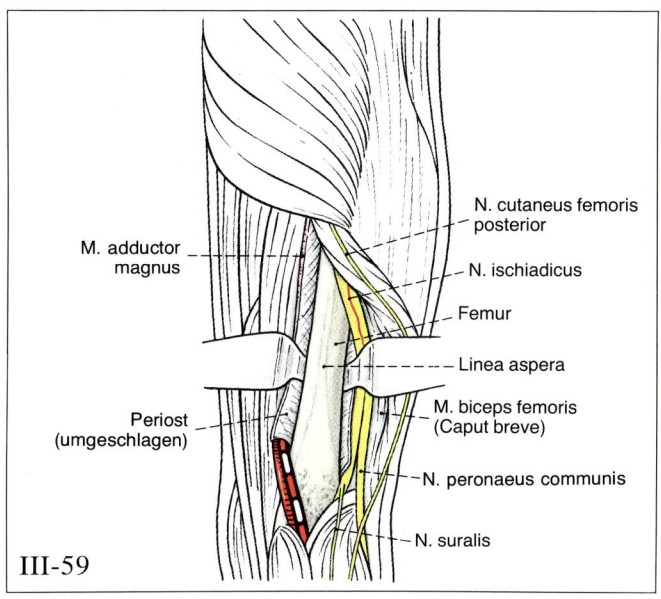

Distaler Oberschenkelschaft

Posteriorer Zugang
Dorsaler Zugang
Hinterer Zugang

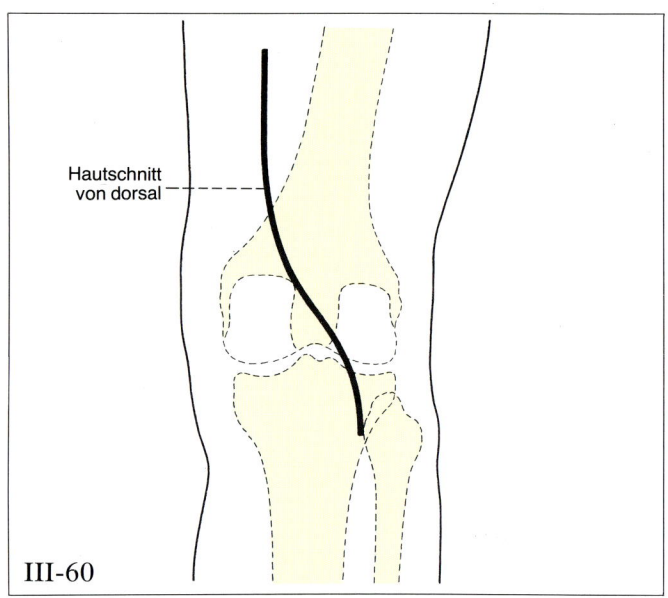

III-60

Indikationen

1. Tumoren
2. Entzündliche Prozesse
3. Frakturen des distalen Femurdrittels

Operatives Vorgehen

1. Beginn des Hautschnittes etwa 8 cm proximal des Condylus femoris medialis und Verlängerung nach distal, wobei die Kniekehle gekreuzt wird und der Schnitt dann nach distal zur Innenseite der Fibula verläuft (Abb. III-60).
2. Spaltung der oberflächlichen und tiefen Faszie.
3. Durch stumpfes Vorgehen werden Gefäße und Nerven im Bereich der Kniekehle frei präpariert (Abb. III-61).
4. Poplitealgefäße und N. tibialis werden nach medial und der N. peronaeus nach lateral gehalten, wobei sich das dorsale distale Drittel des Femur und die dorsale Gelenkkapsel darstellen (Abb. III-62).

Anmerkung

Dieser Hautschnitt bildet in der Regel kein Keloid, ebenfalls keine Narbenverbreiterung, die bei einem geraden Hautschnitt im Bereich der Kniekehle eher auftreten kann.

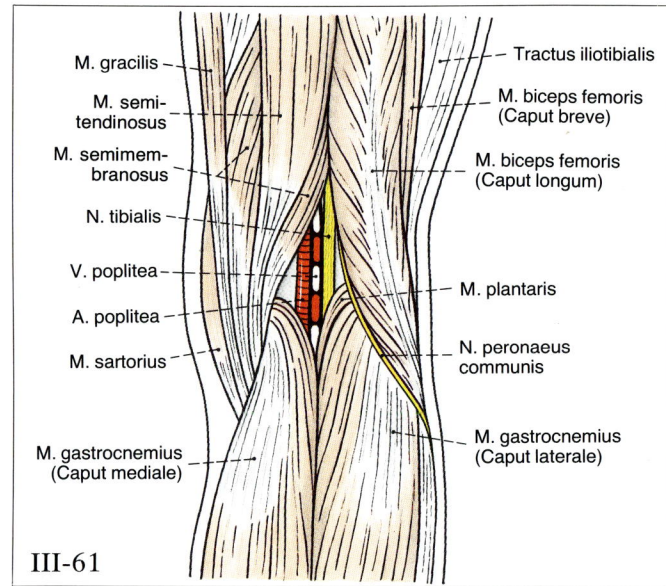

III-61

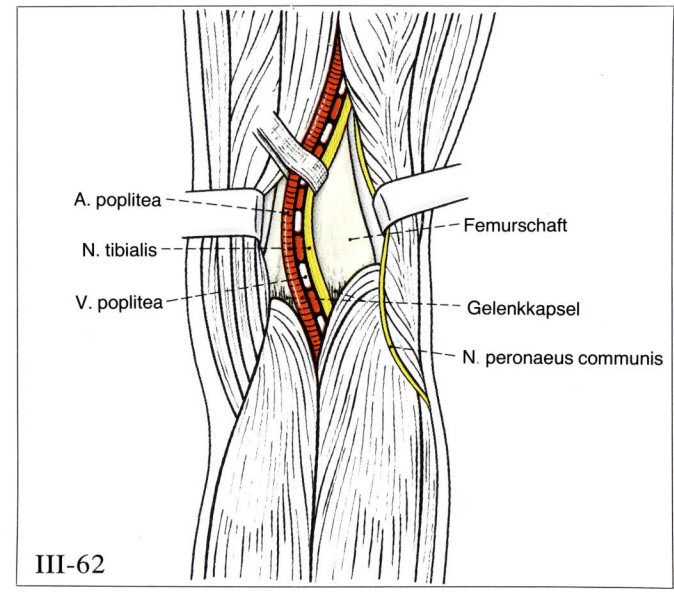

III-62

C. Knieregion

Kniegelenk

Praktische Anatomie

Reliefanatomie (Abb. III-63).
Vordere Muskelschicht (Abb. III-64).
Schematische Darstellung der Synovialis des Kniegelenkes von vorn (Abb. III-65).

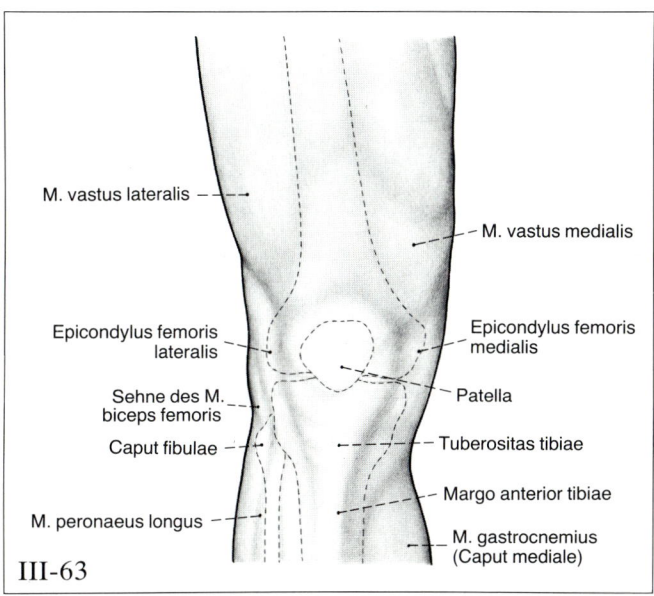

III-63

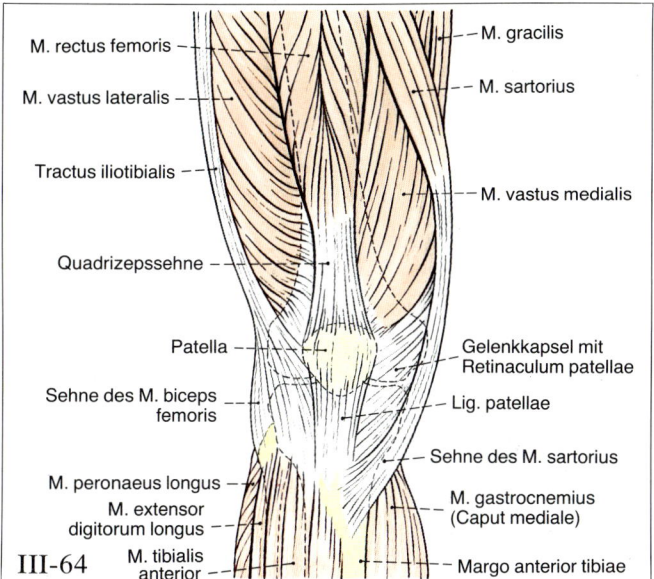

III-64

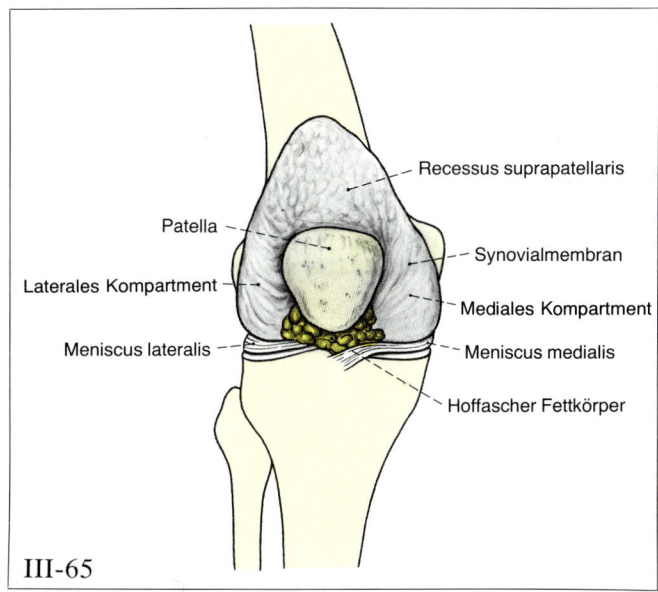

III-65

Arterien des Kniegelenks

Darstellung der wichtigen arteriellen Anastomosen (Abb. III-66 und III-67). Falls die A. genus inferior lateralis oder die A. genus inferior medialis während der Operation durchtrennt und nicht unterbunden werden, kann es zu einer Wundheilungsstörung infolge eines erheblichen Hämarthros des Kniegelenks kommen.

Anmerkung

1. Die Operationen am Kniegelenk, Unterschenkel und Fuß werden nach Möglichkeit in Blutleere durchgeführt mit einer pneumatischen Manschette nach dem Auswickeln des Beines von den Zehen bis zur Mitte des Oberschenkels.
2. Ebenso möglich ist eine Blutsperre nach senkrechtem Hochhalten des Beines von 3 bis 6 Minuten.
3. Der erforderliche Manschettendruck beträgt in Abhängigkeit von der Muskelentwicklung etwa 300 mm Hg.

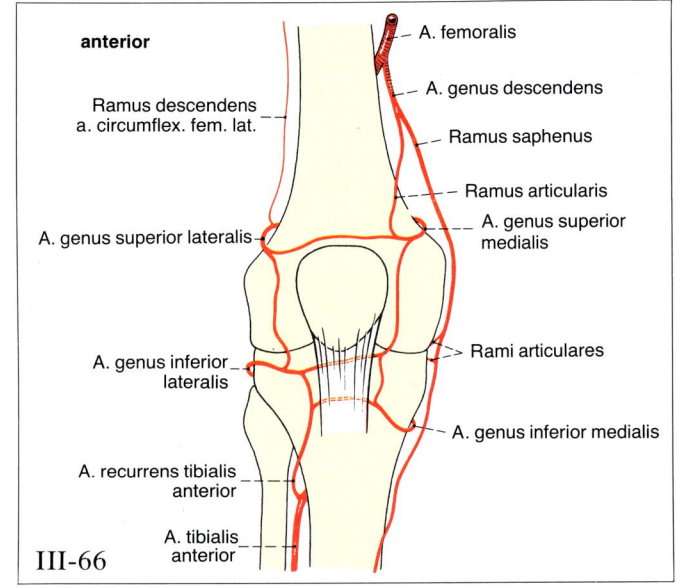

III-66

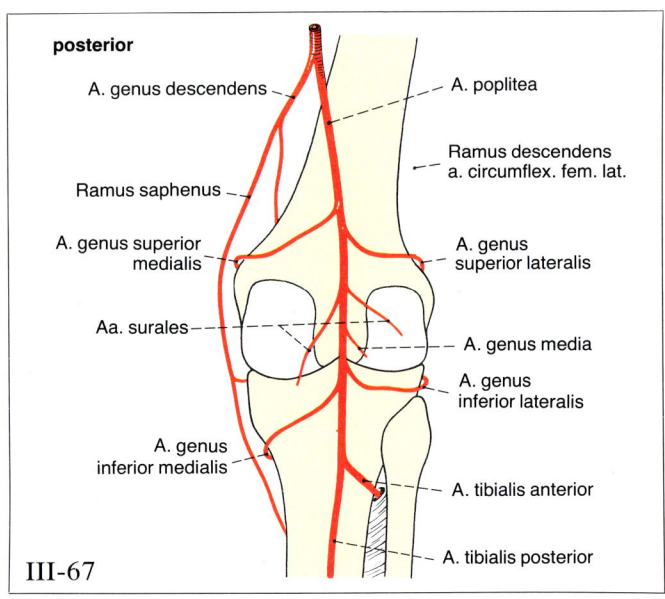

III-67

Kniegelenk — Anteromedialer Zugang

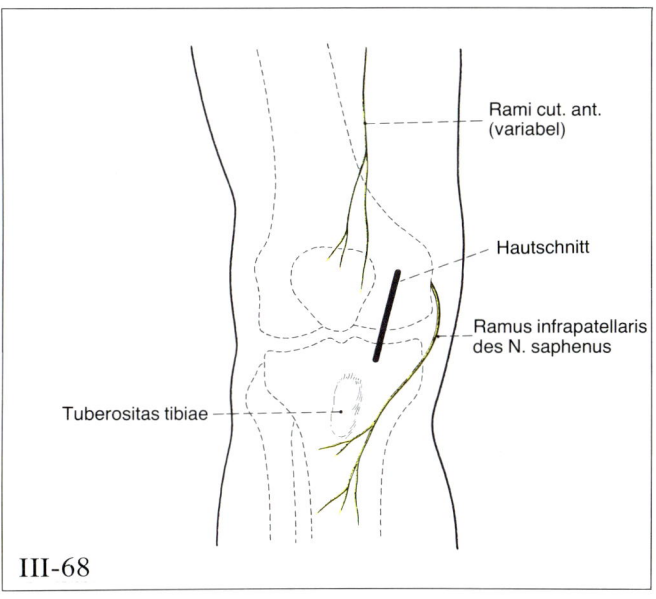

III-68

Anteromedialer Zugang

Indikationen

1. Entfernung des medialen Meniskus
2. Entfernung freier Gelenkkörper
3. Revision der Osteochondrosis dissecans

Operatives Vorgehen

1. Etwa 5 cm langer leicht schräger Längsschnitt, 2–4 cm medial der Patella beginnend, nach distal lateral bis zur medialen Begrenzung des Ligamentum patellae weiter verlaufend (Abb. III-68, alternativ III-69). Der untere Patellapol liegt in der Regel in Höhe des Kniegelenkspaltes und ergibt damit einen guten Orientierungspunkt.
2. Zurückhalten der Haut.
3. Die mediale Gelenkkapsel wird längsorientiert inzidiert (Abb. III-70). Dadurch wird die Verletzungsgefahr des R. infrapatellaris vermindert.
4. Nach Weghalten der Kapsel wird die Membrana synovialis in derselben Richtung wie die Kapsel inzidiert.
5. Aufklappen des Gelenkes in Beugung unter Umständen bis zum rechten Winkel durch Aufstellen des Beines oder Wegnahme der Auflage des Unterschenkels, so daß der Unterschenkel frei hängt (sog. »hängendes Knie«).

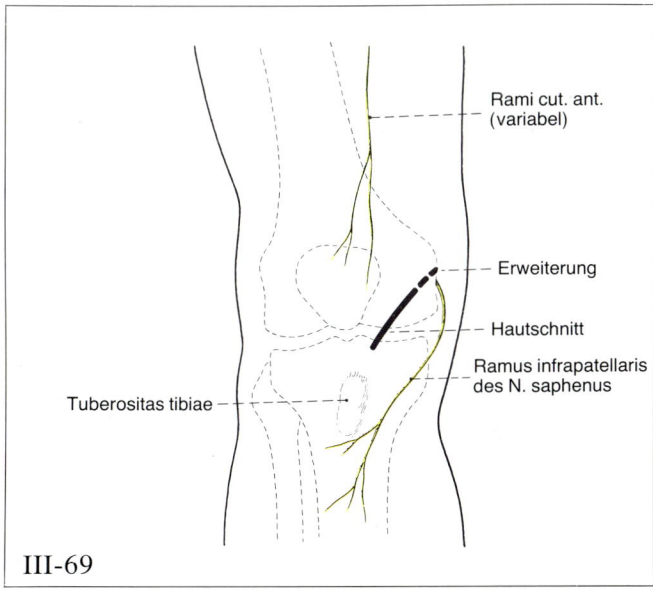

III-69

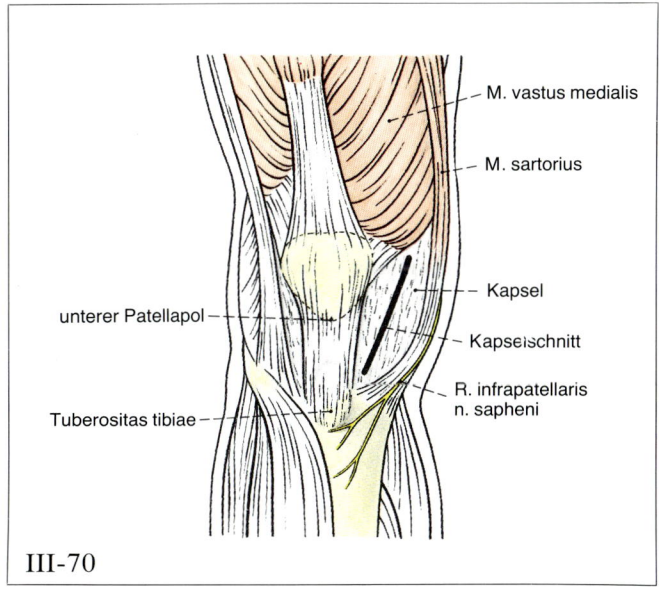

III-70

Kniegelenk — Anteromedialer Zugang

6. Durch zusätzliche Valgisierung kann der Überblick vergrößert werden.
7. Haut, Kapsel und Membrana synovialis werden mit tiefen schmalen Gelenkhaken weggehalten (Abb. III-71).
8. Dadurch werden die Kreuzbänder, der mediale Femurkondylus und die vorderen zwei Drittel des Meniscus medialis dargestellt (Abb. III-71).
9. Wundverschluß in leichter Beuge- oder in Streckstellung des Kniegelenkes.

Anmerkung

1. Die Eröffnung des Kniegelenkes sollte auch bei zielgerichteten Eingriffen nach Möglichkeit für eine Rundumsicht benutzt werden, um die Synovialis, die Menisken, die Kreuzbänder, den Knorpelbelag, die Gelenkfläche der Patella sowie ihr Gleitlager zu beurteilen.
2. Eine Verletzung des Ramus infrapatellaris führt leicht zur schmerzhaften Neurombildung.
3. Durch Schnitterweiterung (Abb. III-69) schräg in Richtung auf den Epicondylus medialis und Verziehen des Hautschnittes nach dorsal kann durch einen zusätzlichen Kapsellängsschnitt (Abb. III-72) hinter dem medialen Seitenband eine Revision des hinteren Kniegelenkkompartimentes bzw. des Hinterhornes des Innenmeniskus angeschlossen werden.
4. Für die Meniskusentfernung ist bei sparsamer Assistenz die Kniehängelage mit herabhängendem Unterschenkel vorzuziehen, da sich z.B. das valgisierende Aufklappen leichter bewerkstelligen läßt. Der Oberschenkel liegt dabei auf dem Tischende oder auf einer mit Schaumgummi gepolsterten Halterung auf.
5. Beim hängenden Knie ist es wichtig, daß die Kniekehle frei bleibt. Der Oberschenkel darf also nicht unmittelbar mit der Tischkante abschließen, sondern muß etwas überstehen. Die A. poplitea wird sonst an die hintere Kapsel gedrückt und kann daselbst beim Eingriff verletzt werden.

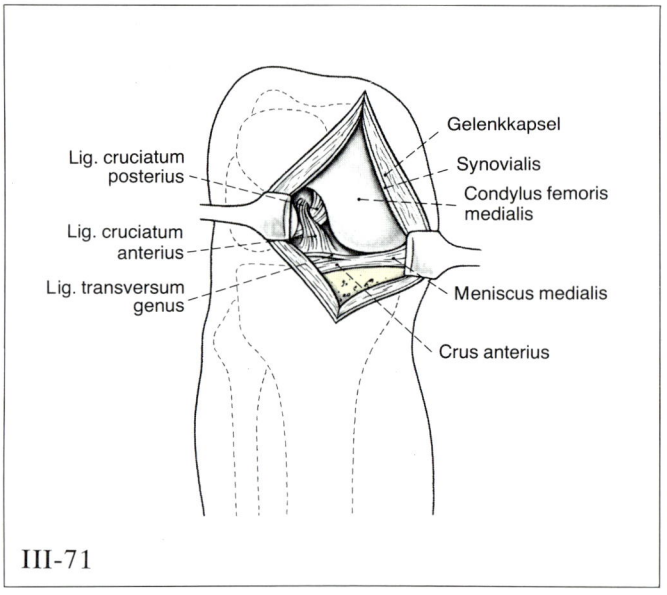

III-71

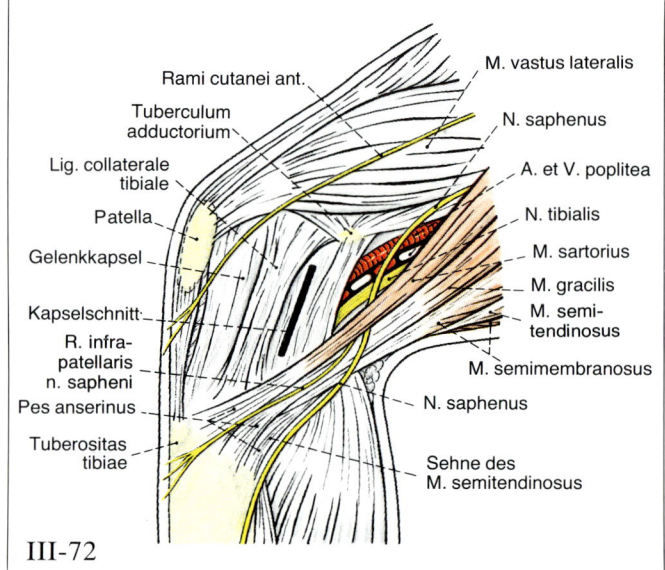

III-72

Kniegelenk — Medialer Bogenschnitt

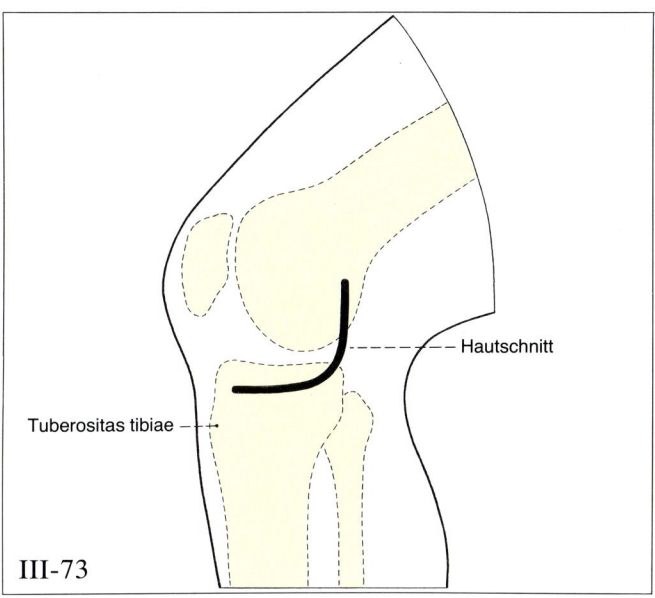

III-73

Medialer Bogenschnitt

Indikationen

1. Totalexstirpation des medialen Meniskus
2. Entfernung freier Gelenkkörper
3. Mediale Seitenbandrevision, -naht oder -plastik

Operatives Vorgehen

1. Geschwungener Hautschnitt, der etwa 4 cm medial und dorsal der Patellamitte beginnt und nach distal und vorn bis zur medialen Begrenzung des Ligamentum patellae verlängert wird (Abb. III-73).
2. Zwei Längsschnitte durch die Gelenkkapsel und die Synovialmembran in Richtung der Kapselfasern. Diese Schnitte sollten etwa 2–3 cm voneinander entfernt liegen (Abb. III-74).
3. Weghalten der Kapsel nach vorn und hinten, wodurch der vordere und hintere Anteil des medialen Meniskus sichtbar werden (Abb. III-75).

Anmerkung

Bei Durchführung des hinteren Kapselschnittes muß auf den Ramus infrapatellaris des N. saphenus geachtet werden.

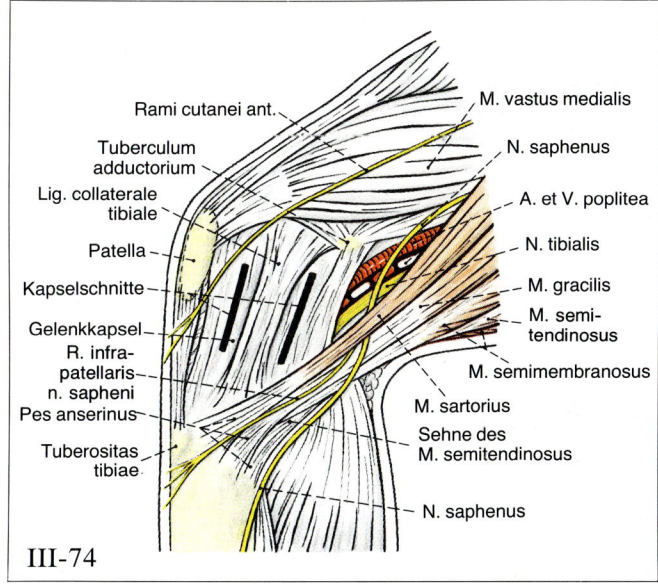

III-74

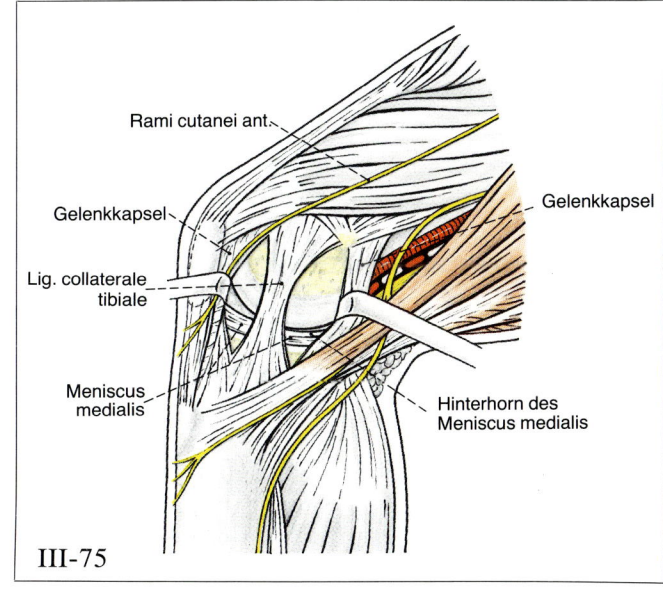

III-75

Kniegelenk — Medialer S-Schnitt

Alternativ

Medialer S-Schnitt
oder
Anteroposteriorer Zugang von medial

Indikation

Ruptur des medialen Seitenbandes in Verbindung mit Riß des vorderen Kreuzbandes und medialer Meniskusläsion (unhappy triad).

Operatives Vorgehen

1. Für die ausgedehnte Gelenkrevision eignet sich die flach S-förmige Schnittführung (Abb. III-76) oder der durchgehende posteromediale Schnitt (Abb. III-77).
2. Die Gelenkeröffnung erfolgt dabei vor dem Seitenband, proximal vom Rand des Vastus medialis ausgehend.

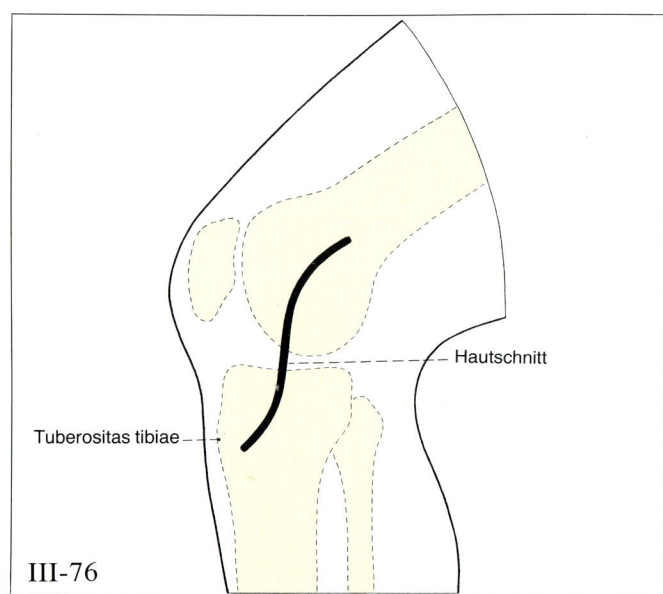

III-76

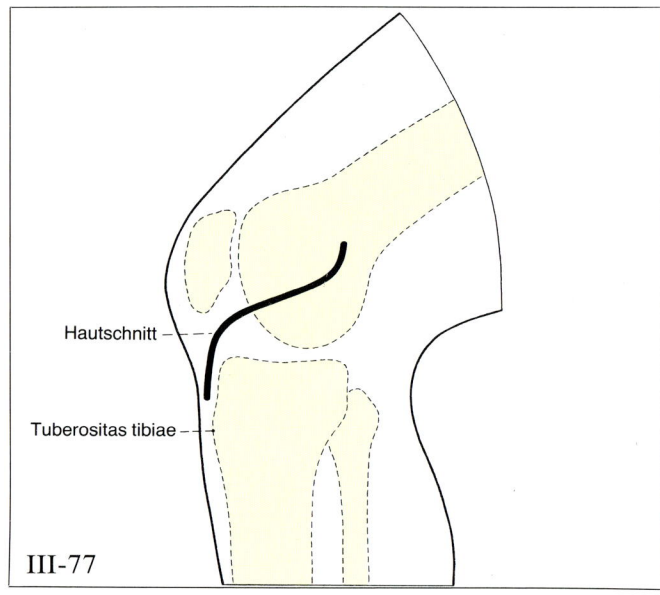

III-77

Kniegelenk — Posteromedialer Zugang

Posteromedialer Zugang (1)
Dorsomedialer Zugang

Indikationen

1. Entfernung freier Gelenkkörper im hinteren medialen Kniegelenkanteil
2. Resektion des Hinterhornes des Meniscus medialis

Operatives Vorgehen

1. Etwa 3–4 cm langer Längsschnitt, an der Innenseite des Kniegelenks dorsal des Epicondylus femoris medialis beginnend, und Verlängerung desselben nach distal und vorn bis zum Condylus tibiae medialis (Abb. III-78).
2. Nach Zurückhalten der Haut stellt sich die Gelenkkapsel dar.
3. Nach Inzision und Weghalten der Gelenkkapsel nach vorn und hinten stellt sich der dorsomediale Anteil des Kniegelenkes dar (Abb. III-79).

Anmerkung

Der R. infrapatellaris des N. saphenus verdient besondere Beachtung.

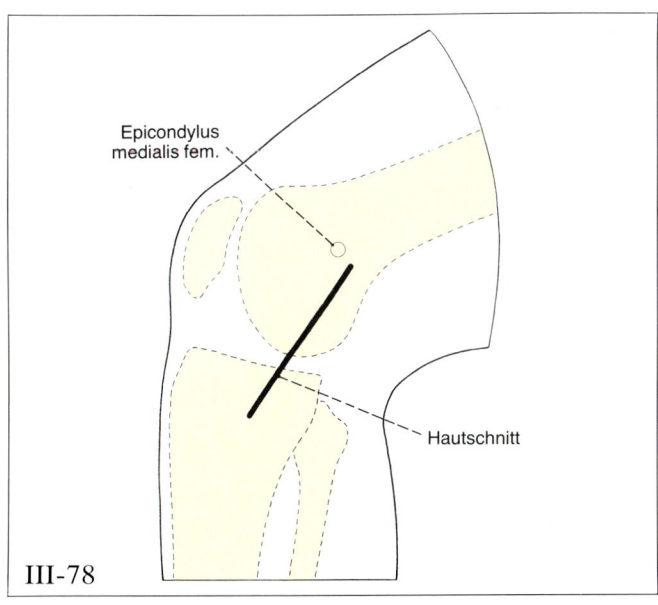

III-78

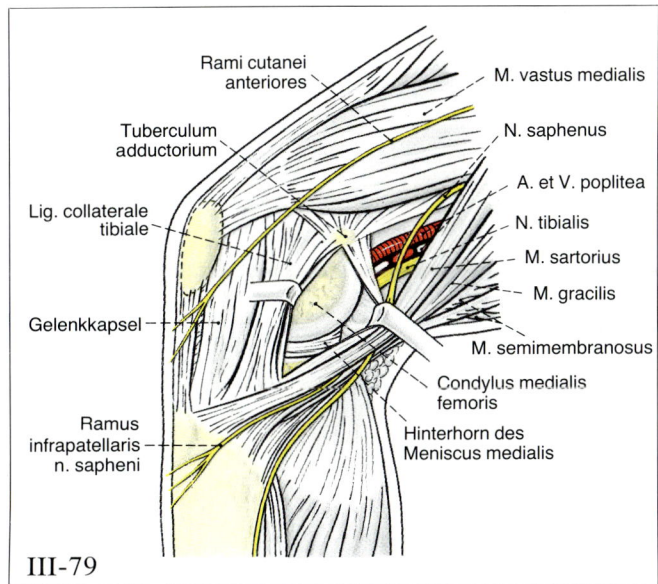

III-79

Kniegelenk — Anteromedialer Zugang (Payr-Schnitt)

Anteromedialer Zugang

Kurzer medialer Payr-Schnitt

oder

Langer medialer Payr-Schnitt

Indikationen

1. Synovektomie des Kniegelenkes
2. Entfernung des medialen Meniskus
3. Gelenkrevision bei Arthrosis deformans
4. Arthrodese des Kniegelenkes
5. Arthroplastik
6. Endoprothetik

Operatives Vorgehen

1. Etwa 12 cm langer geschwungener Hautschnitt an der medialen Begrenzung der Quadrizepssehne etwa 7 cm oberhalb der Patella beginnend, dann geschwungen um den medialen Rand der Patella weiter nach distal verlaufend bis zur medialen Begrenzung der Tuberositas tibiae (Abb. III-80, kurzer Payr-Schnitt).
2. Alternativ bei erweiterter Darstellung lange Schnittführung (Abb. III-81, langer Payr-Schnitt).
3. Weghalten der Haut.

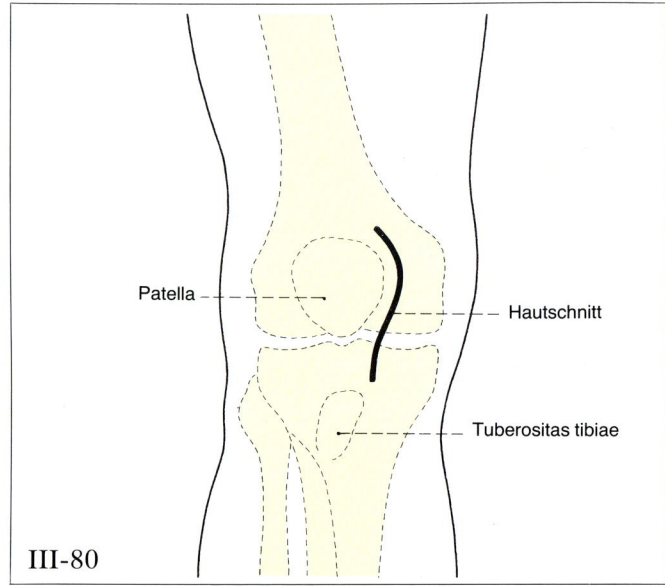

III-80

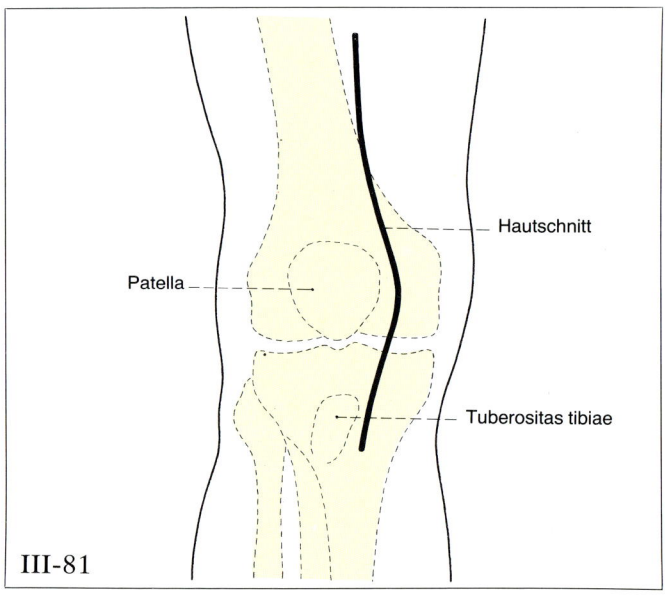

III-81

Kniegelenk

Payr-Schnitt/Parapatellare Zugangswege

4. Trennung von Quadrizepssehne und M. vastus medialis (Abb. III-82).
5. Durchtrennung von Kapsel und Synovialmembran etwa 1½ cm vom Innenrand der Patella und des Ligamentum patellae.
6. Beugung des Kniegelenkes zum rechten Winkel, wobei die Patella gleichzeitig nach der Außenseite umgeschlagen werden kann (Abb. III-83).
7. Dadurch wird eine gute Übersicht über das distale Femurende, die Kreuzbänder, die Menisken und die Gelenkoberfläche der Patella erreicht (Abb. III-83).
8. Wundverschluß in Streckstellung des Kniegelenkes.

Anmerkung

1. Dieser Zugang ist sehr gebräuchlich.
2. Für eine begrenzte Darstellung oder Inspektion des Kniegelenkes genügen Teilabschnitte dieser Schnittführung, die bei Bedarf erweitert werden können.
3. Alternativ ist ein längsorientierter Hautschnitt möglich, der direkt über der Patella verläuft und damit eine Läsion des R. infrapatellaris des N. saphenus vermeidet.
4. Für die Synovektomie wird häufig zwei parapatellaren Schnitten der Vorzug gegeben (Abb. III-84).

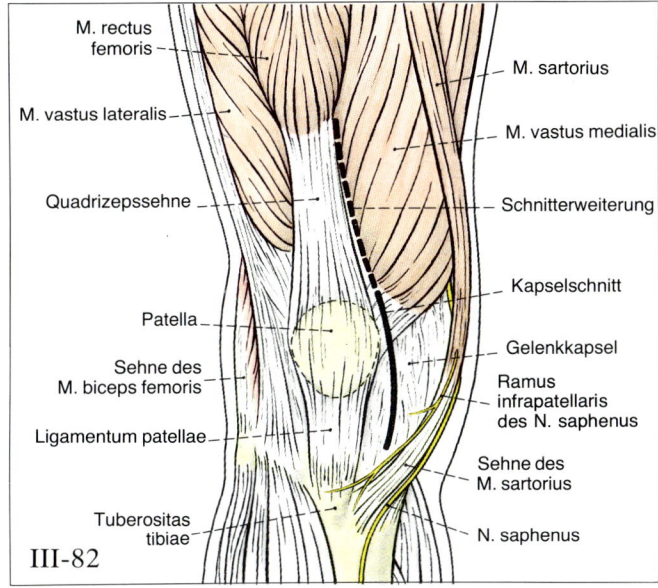

III-82

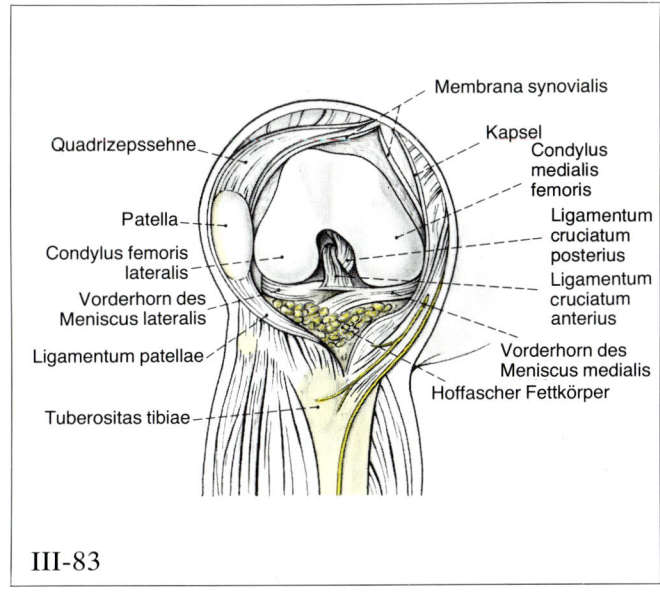

III-83

Medialer parapatellarer Zugang und Lateraler parapatellarer Zugang

Indikation

Synovektomie

Operatives Vorgehen

1. Etwa 8 cm langer etwas bogenförmiger parapatellarer Längsschnitt, medial und lateral 1½ cm vom jeweiligen Patellarand verlaufend, proximal leicht konvergierend (Abb. III-84).
2. Entsprechende Inzisionen der äußeren Gelenkkapsel in Schnittrichtung, wobei die Sehnenplatte des M. vastus medialis nur partiell durchtrennt, das heißt nach proximal nur unterminiert wird.

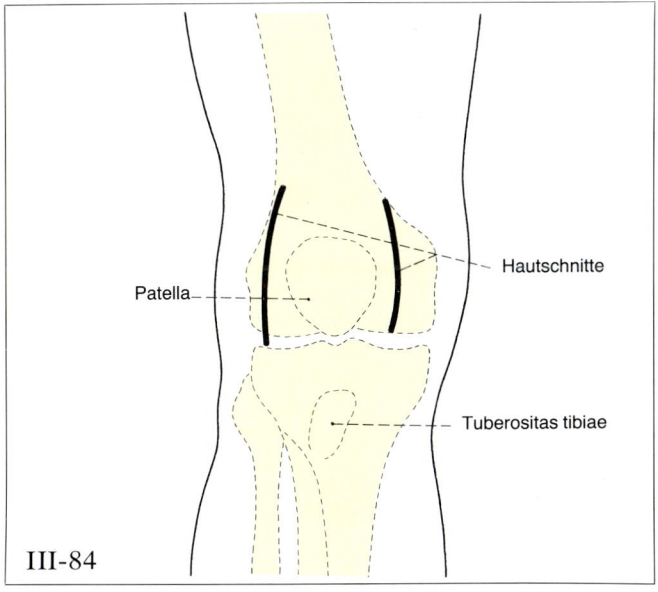

III-84

Kniegelenk — Anteromedialer Zugang nach Coonse-Adams

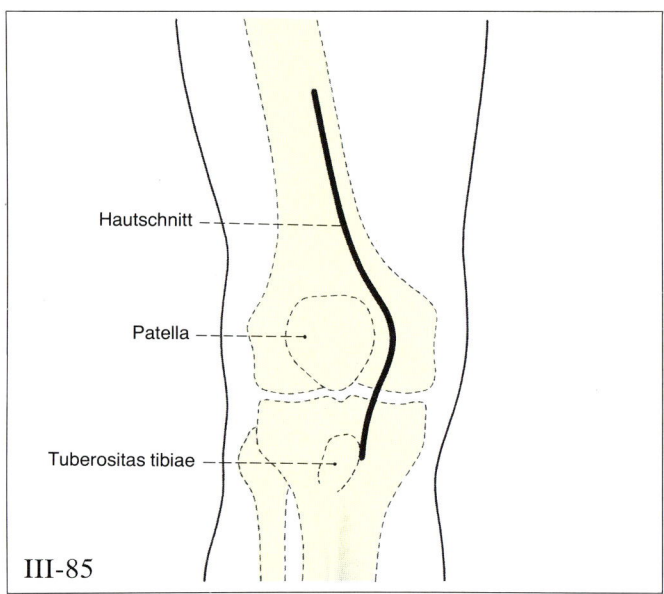

III-85

Anteromedialer Zugang nach *Coonse-Adams*

Indikationen

1. Synovektomie und Gelenkrevision
2. Arthroplastik

Operatives Vorgehen

1. Etwa 15–18 cm langer geschwungener Hautschnitt, der an der medialen Begrenzung der Quadrizepssehne etwa 8 cm oberhalb der Patella beginnt und, nach distal um den medialen Rand der Patella weiterführend, an der inneren Begrenzung der Tuberositas tibiae endet (Abb. III-85).
2. Ablösung der Haut von der Patella.
3. Spaltung der Quadrizepssehne in der Mittellinie, beginnend am Muskelsehnenübergang.
4. An einem Punkt, der etwa 1½ cm oberhalb des oberen Patellapols liegt, verläuft die Inzision um die Patella nach medial und lateral herum und setzt sich entlang beider Seiten des Ligamentum patellae fort (Abb. III-86).
5. Patella und Ligamentum patellae werden nach distal gehalten (Abb. III-87).
6. Die Kapsel wird nach medial und lateral gehalten, wobei sich das distale Femurende darstellt.
7. Durch die Beugung des Kniegelenkes ergibt sich eine gute Übersicht über das distale Femurende, das Kniegelenk, die Menisken und den Bandapparat.

Anmerkung

Der Zugang ist ungebräuchlich und weitgehend entbehrlich geworden.

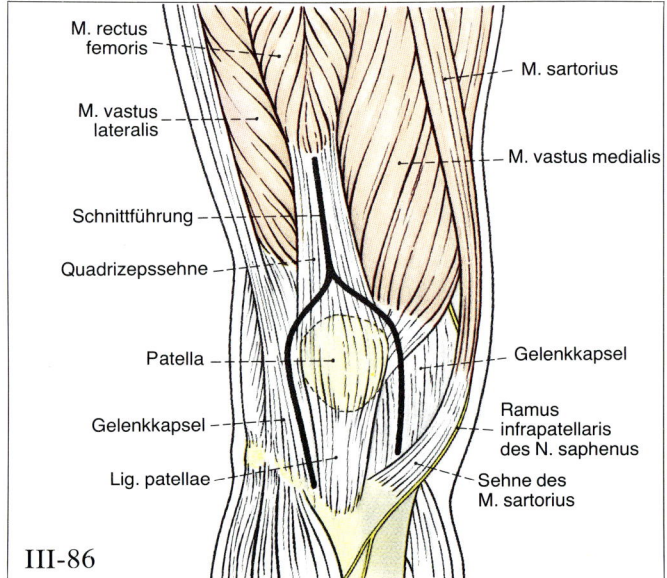

III-86

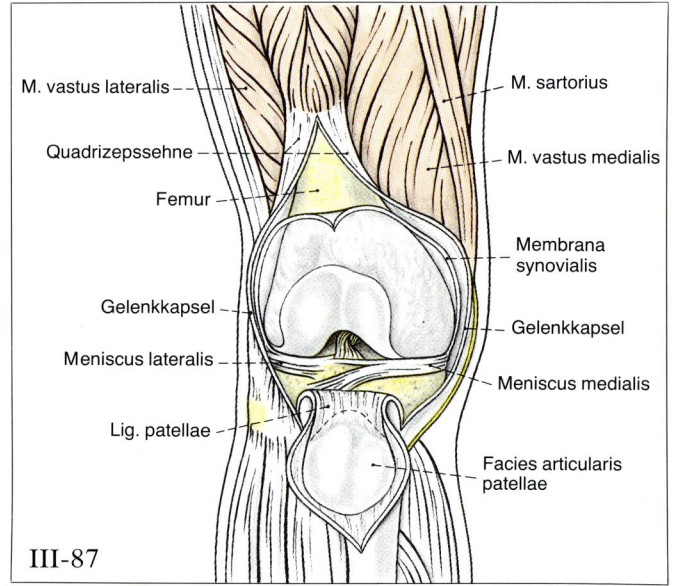

III-87

Vorderer Bogenschnitt
Textor-Schnitt

Indikationen
1. Patellafrakturen
2. Arthroplastik
3. Einsetzen einer Knieendoprothese

Operatives Vorgehen
1. U-förmiger, distal konvexer Hautschnitt, der am Condylus femoris medialis beginnt, die Mittellinie in Höhe der Tuberositas tibiae kreuzt und bis zum Condylus femoris lateralis fortgeführt wird (Abb. III-88).
2. Zurückhalten der Haut nach proximal, wodurch Patella, Ligamentum patellae und vordere Gelenkkapsel dargestellt werden.

Anmerkung
1. Für die Arthroplastik des Kniegelenkes erfolgt die weitere Schnittführung entsprechend dem Hautschnitt durch Kapsel und Ligamentum patellae.
2. Diese Schnittführung (Textor-Schnitt) ist eher zu verlassen zugunsten des anteromedialen (Payr-Schnitt) oder anterolateralen Zuganges.

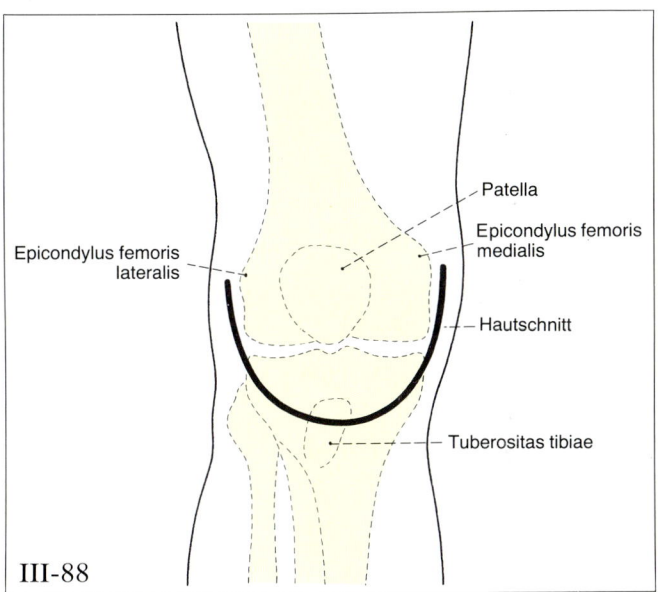
III-88

Kniegelenk — Anterolateraler Zugang

Anterolateraler Zugang

Kurzer anterolateraler Schnitt

oder

Langer anterolateraler Schnitt

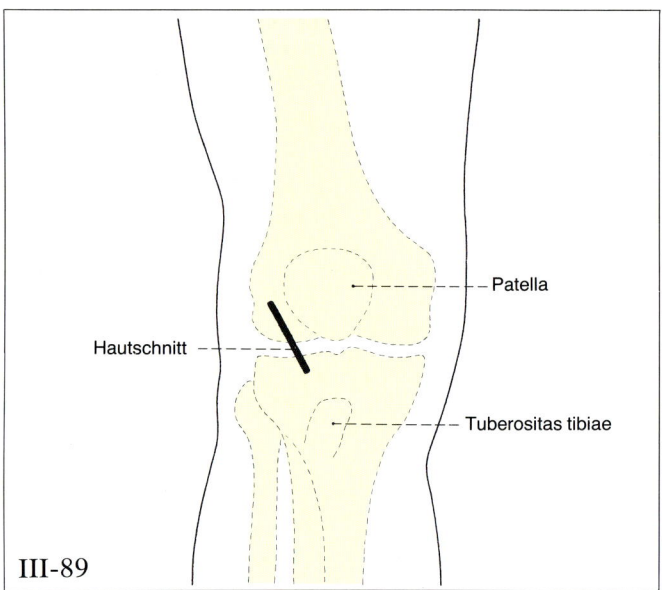

Indikationen

1. Entfernung freier Gelenkkörper
2. Entfernung des lateralen Meniskus
3. Endoprothetik bei Genu varum

Operatives Vorgehen

1. Etwa 5 cm langer leicht schräger Längsschnitt, beginnend 2–4 cm vom lateralen Patellarand entfernt, nach distal und medial bis zur lateralen Begrenzung des Ligamentum patellae verlaufend (Abb. III-89, kurzer anterolateraler Schnitt).
2. Alternativ bei ausgedehnter Darstellung geschwungener Hautschnitt über dem M. vastus lateralis etwa 5 cm oberhalb und lateral des oberen Patellarandes beginnend, der nach distal und medial zur distalen Begrenzung der Tuberositas tibiae verläuft (Abb. III-90, langer anterolateraler Schnitt).
3. Oder: Längsschnitt über dem M. vastus lateralis, etwa 1½ cm oberhalb und lateral des oberen Patellarandes beginnend und weiter nach distal geradlinig verlaufend, etwa 1½ cm unter der Tuberositas tibiae endend (Abb. III-91).

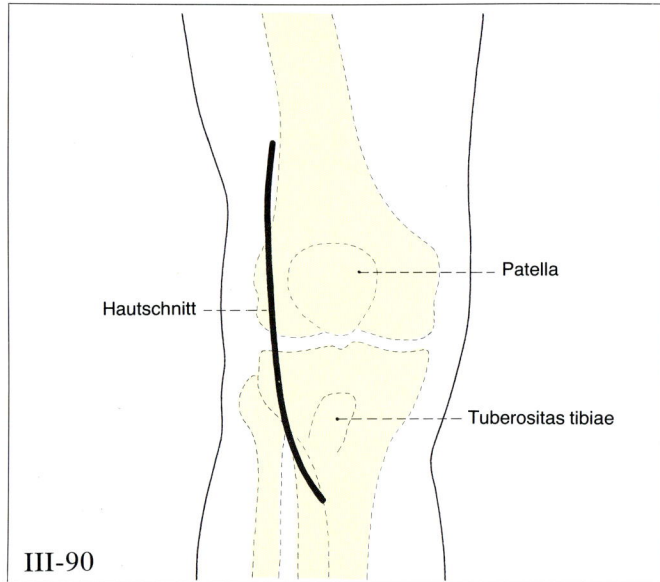

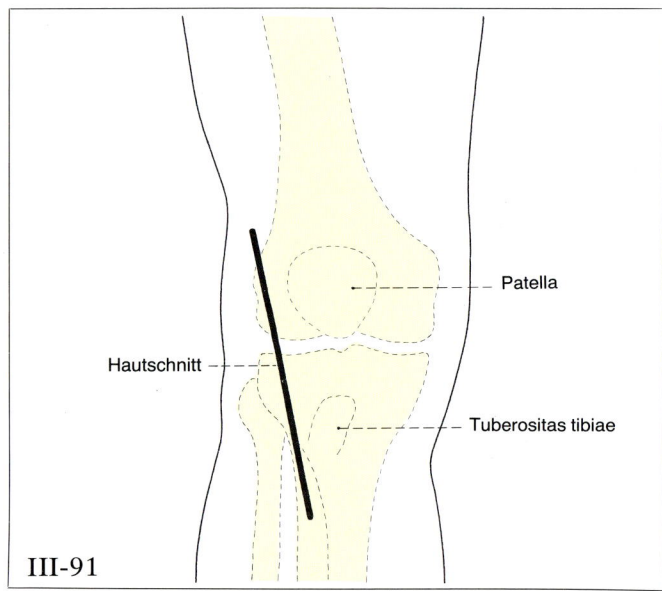

Kniegelenk — Anterolateraler Zugang

4. Inzision der Gelenkkapsel und der Synovialmembran in derselben Richtung wie die Haut, etwa 1½ cm lateral des Patellarandes (Abb. III-92).
5. Beugung des Kniegelenkes zum rechten Winkel.
6. Zurückhalten der Kapsel und des M. tibialis anterior nach lateral, der Patella und des Ligamentum patellae nach medial. Dadurch werden der Condylus femoris lateralis, Meniscus lateralis sowie der proximale und laterale Anteil der Tibia dargestellt (Abb. III-93).

Anmerkung

1. Die kurze anterolaterale Schnittführung ist als Standardzugang z. B. für die laterale Meniskusentfernung anzusehen.
2. Beim langen anterolateralen Schnitt genügt überwiegend der obere Teilabschnitt.
3. Die geschwungene lange Schnittführung wird auch als lateraler Payr-Schnitt bezeichnet (Abb. III-90).
4. Bei diesen Schnittführungen kann die A. genus inferior lateralis, die parallel der unteren Begrenzung des Meniscus lateralis verläuft, durchtrennt werden. Man sollte sicher gehen, daß diese vor Wundschluß unterbunden ist oder kauterisiert wurde.
5a. Das operative Vorgehen kann besonders für die Meniskusrevision am „hängenden Knie" durchgeführt werden, was die Aufklappbarkeit des Gelenks oft erleichtert.
5b. Dabei wird vom Operationstisch die Unterstützungsplatte des Unterschenkels weggeklappt.
5c. Wichtig ist jedoch, daß die Kniekehle freibleibt. Das heißt, der Oberschenkel darf nicht unmittelbar mit der Tischkante abschließen, sondern muß etwas überstehen, damit die hintere Gelenkkapsel sich entfalten kann und die A. poplitea nicht an die Kapsel gedrückt wird, wo sie beim Eingriff verletzt werden könnte.

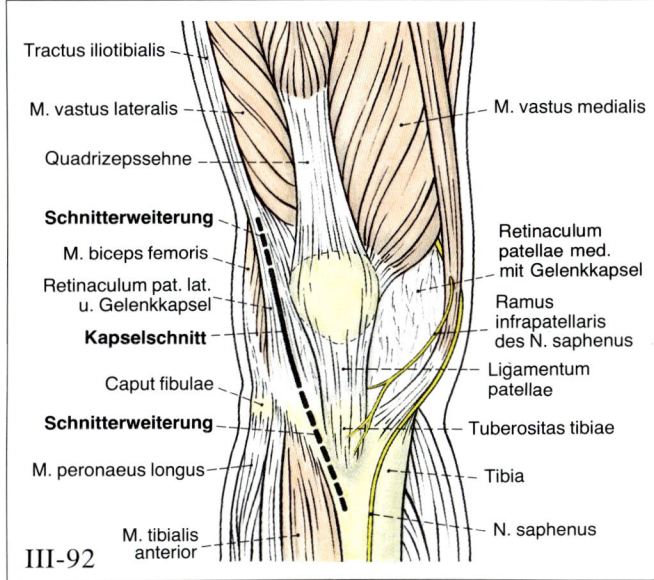
III-92

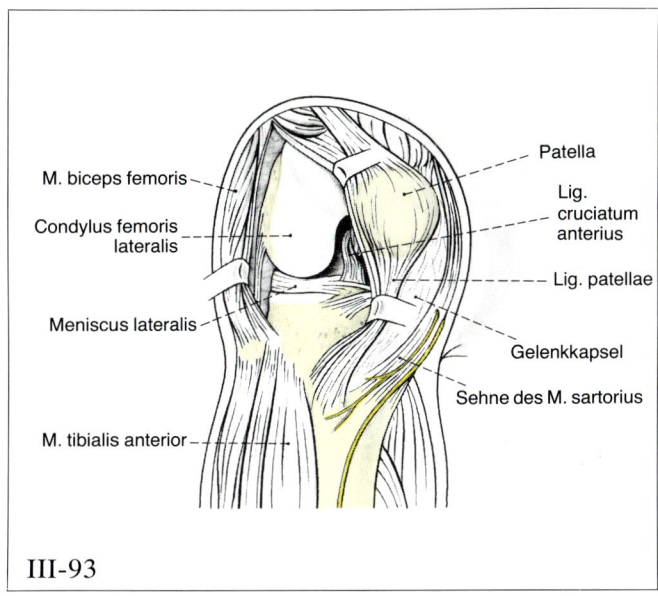
III-93

Kniegelenk — Lateraler Zugang

Lateraler Zugang
Transversaler Schnitt

Indikationen

1. Entfernung des lateralen Meniskus
2. Entfernung freier Gelenkkörper im Bereich des lateralen Kniegelenkanteils

Operatives Vorgehen

1. Endgradige Beugestellung des Kniegelenkes, wobei der Fuß auf der Unterlage und die Ferse nahe dem Gesäß steht.
2. Transversaler Hautschnitt, an der lateralen Seite des Kniegelenkes 1/2 cm oberhalb des Tibiaplateaus verlaufend, vom lateralen Rand des Ligamentum patellae bis zum vorderen Rand des Ligamentum collaterale fibulare (Abb. III-94).
3. Weghalten der Haut, wobei sich die Fasern des Tractus iliotibialis darstellen. Diese Fasern laufen fast parallel zum Hautschnitt und zum Gelenkspalt.
4. Die Inzision der dorsalen Hälfte der Faszie muß mit besonderer Vorsicht durchgeführt werden, da sie hier über dem entspannten Seitenband liegt (Abb. III-95).
5. Nach Weghalten der durchtrennten Faszie wird der laterale Meniskus sichtbar, ebenso die A. genus inferior lateralis, die eben distal und parallel zum lateralen Meniskus verläuft (Abb. III-96).
6. Nach Resektion des lateralen Meniskus Streckstellung des Kniegelenkes, wodurch sich die durchtrennte Faszie besser vernähen läßt.

Anmerkung

1. Die Schnittführung ist sehr geeignet zur Darstellung des lateralen Kniegelenkanteils.
2. Es wird nochmals darauf hingewiesen, daß bei dieser Schnittführung durch endgradige Beugung des Kniegelenkes die Darstellung erleichtert wird, wobei der Fuß auf dem Tisch steht und die Ferse dem Gesäß angenähert wird.
3. Sollte die A. genus inferior lateralis durchtrennt werden, so müssen die Enden ligiert oder kauterisiert werden, um einen Hämarthros zu verhüten.

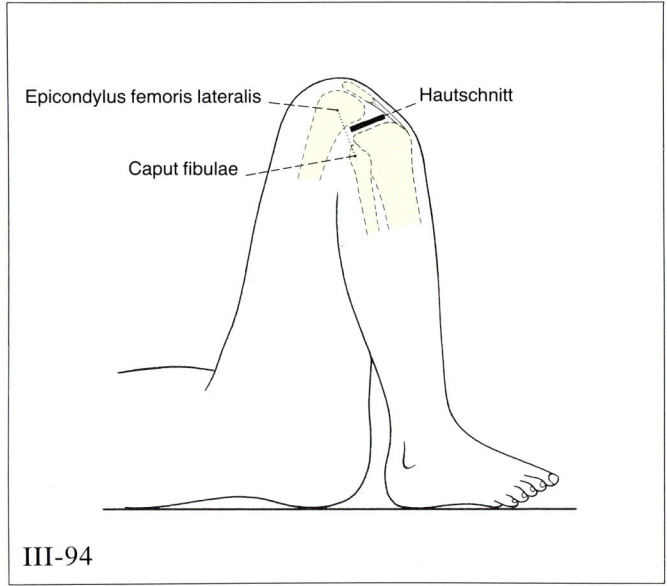

III-94

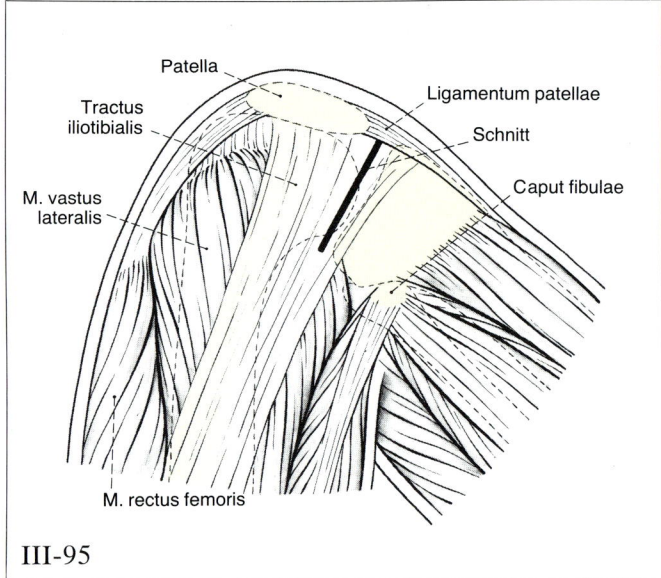

III-95

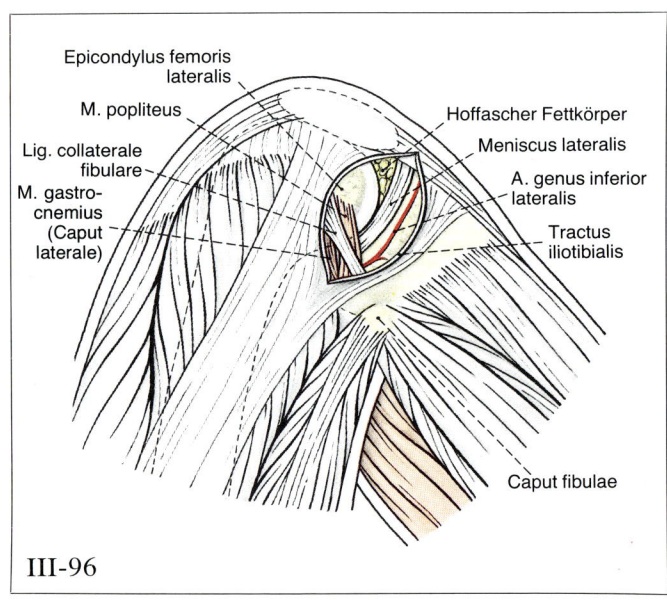

III-96

Kniegelenk — Posterolateraler Zugang

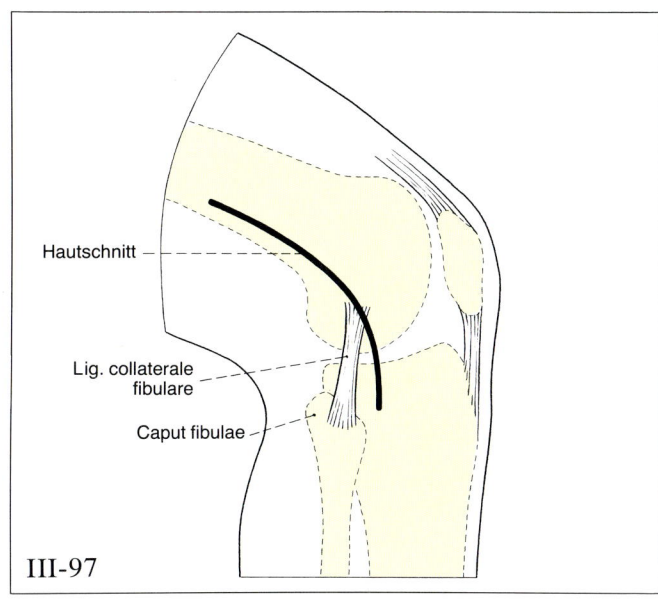

III-97

Posterolateraler Zugang

Indikationen

1. Freie Gelenkkörper im Bereich des dorsalen lateralen Kniegelenkanteils
2. Entfernung des Hinterhornes des lateralen Meniskus

Operatives Vorgehen

1. Etwa 8 cm langer Längsschnitt an der lateralen Seite des Kniegelenkes vor dem Fibulaköpfchen und der Bizepssehne (Abb. III-97).
2. Weiterführung des Schnittes durch den Tractus iliotibialis (Abb. III-98).
3. Inzision der Kapsel in Längsrichtung hinter dem bei Beugung und Adduktion des Unterschenkels gut palpablen lateralen Seitenband.
4. Der eine Teil der Kapsel wird nach vorn und der andere Teil, zusammen mit dem M. biceps femoris, nach dorsal gehalten. Dadurch wird der hintere seitliche Anteil des Kniegelenkes dargestellt (Abb. III-99).

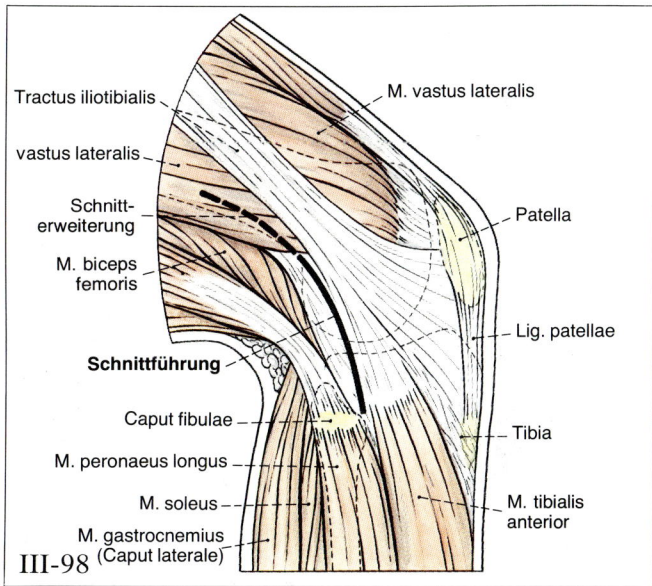

III-98

Anmerkung

1. Die Sehne des M. popliteus ist bei der Kapseleröffnung durch ihre unmittelbare topographische Beziehung gefährdet. Sie sollte nach vorn weggehalten werden.
2. Der N. peronaeus communis verläuft hinter der Bizepssehne, so daß er nur bei ausgedehnter Revision vorher dargestellt werden muß.
3. Eine eventuelle Läsion der A. genus inferior lateralis, die dicht unterhalb des lateralen Meniskusrandes verläuft, ist zu berücksichtigen.
4. Bei Verlängerung des Hautschnitts kann durch einen separaten schrägen vorderen Kapselschnitt gleichzeitig das Vorderhorn des Außenmeniskus dargestellt werden.

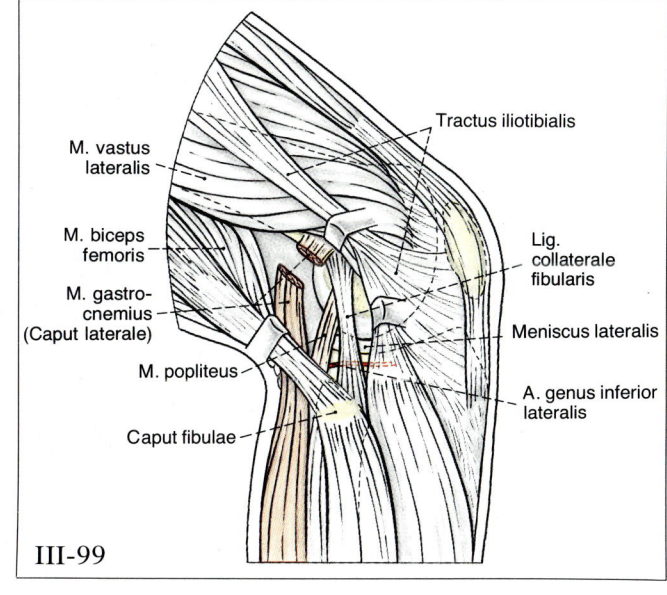

III-99

Kniegelenk — Anteroposteriorer Zugang von lateral / Posteromedialer Zugang

Alternativ
Anteroposteriorer Zugang von lateral

Bei ausgedehnter lateraler Gelenkrevision ist die anteroposteriore Schnittführung zweckmäßig (Abb. III-100).

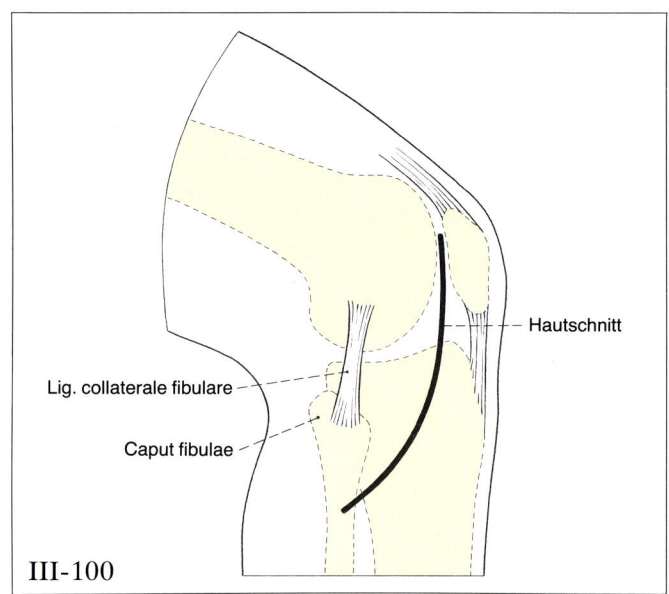

Posteromedialer Zugang (2)
Dorsomedialer Zugang

Indikationen

1. Entfernung freier Gelenkkörper im dorsomedialen Kniegelenkanteil
2. Entfernung eines Tumors im distalen Anteil des medialen Femurcondylus

Operatives Vorgehen

1. Etwa 10 cm langer Längsschnitt über der Medialseite in der Kniekehle (Abb. III-101). Der Mittelpunkt des Hautschnitts liegt etwa in Höhe des Gelenkspaltes.

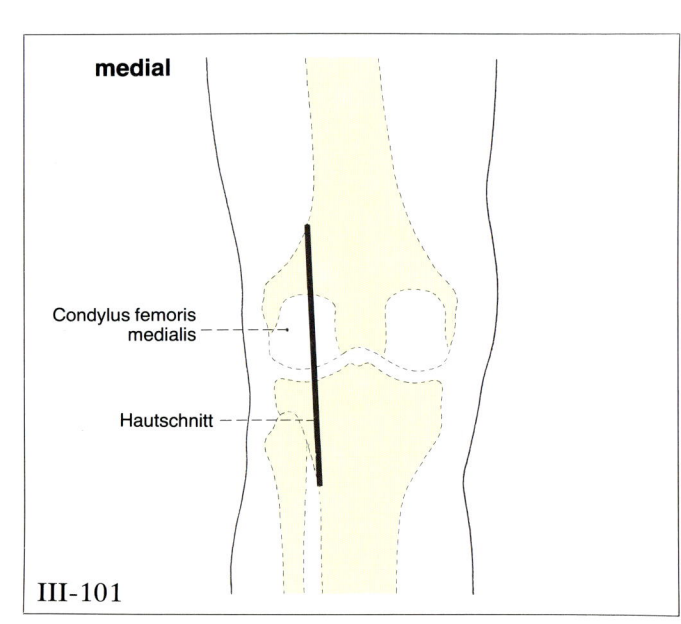

Kniegelenk — Posteromedialer Zugang

2. Alternativ leicht bajonettförmige Schnittführung (Abb. III-102).
3. Durchtrennung der subkutanen Faszie.
4. Weiteres stumpfes Vorgehen zwischen M. semitendinosus und dem Caput mediale des M. gastrocnemius (Abb. III-103).
5. Der M. semitendinosus wird nach lateral und der M. gastrocnemius nach medial weggehalten, wodurch sich die Kapsel über dem Condylus femoris medialis darstellt.
6. Inzision der Kapsel in Längsrichtung bis zum M. popliteus (Abb. III-104).
7. Inzision der Membrana synovialis zur Darstellung des Condylus femoris medialis, des Hinterhornes des medialen Meniskus und des dorsalen Anteils des Tibiakopfes.

Anmerkung

Obwohl dieser Zugang zur Darstellung des dorsalen medialen Kniegelenkanteils nicht häufig gewählt wird, ist er doch gut geeignet, da im Operationsbereich keine wichtigen Nerven oder Arterien verlaufen.

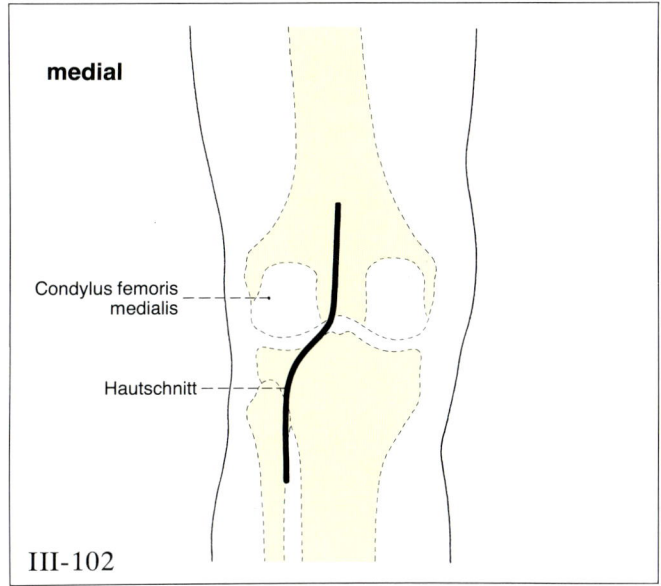

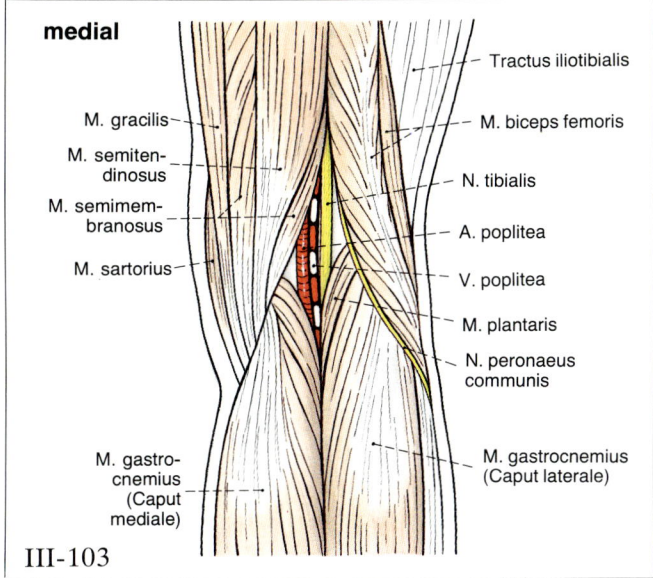

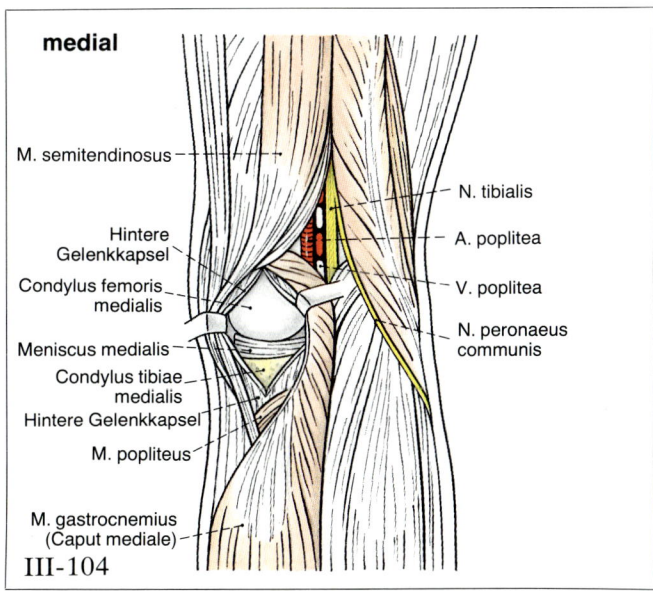

Kniegelenk — Posterozentraler Zugang/Sichere Zone am distalen Femurende

Posterozentraler Zugang

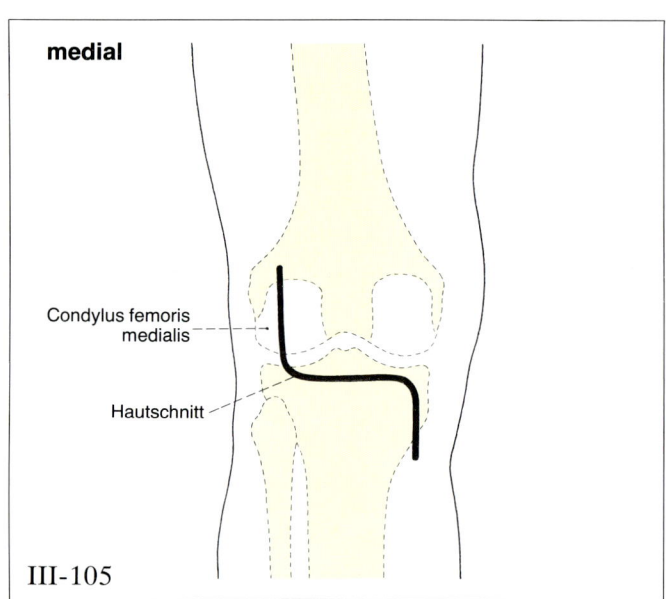

III-105

Indikationen

1. Revision des Gefäßnervenstrangs
2. Exstirpation einer Baker Zyste
3. Revision der Insertion des hinteren Kreuzbandes

1. In der Kniekehlenfalte quer versetzte Längsschnittführung (Abb. III-105).
2. Geeignet zur Revision der Kniekehle mit Darstellung der differenten Strukturen (Abb. III-103). Ein Längsschnitt bringt den Nachteil einer evtl. späteren Narbenkontraktur.

Anmerkung

Bei der Kniekehlenrevision ist der oberflächlich gelegene N. cutaneus surae medialis (weiter distal: N. suralis) zu schonen, der aus dem N. tibialis hervorgeht und der lateral von der V. saphena parva verläuft.

Sichere Zone am distalen Femurende

Um die sichere Zone am distalen Femurende zu bestimmen, zieht man eine Linie vom oberen Patellapol nach dorsal bis zum Schnittpunkt mit einer Linie, die vor dem Fibulaköpfchen gerade nach proximal verläuft. Die Stelle, an der sich diese Linien an der Lateralseite des Kniegelenkes schneiden, stellt die sichere Zone zum Beispiel für das Setzen von Kirschner-Drähten oder Steinmann-Nägeln dar (Abb. III-106).

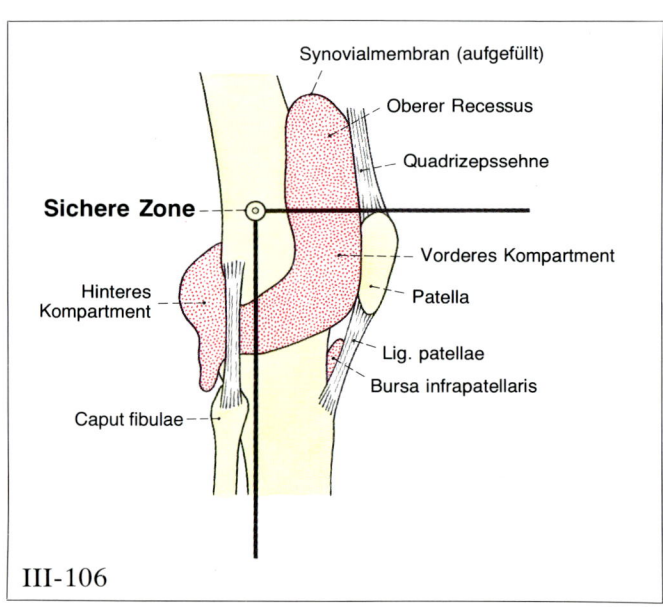

III-106

Tibiakopf mit Kniegelenk

Anteriorer Zugang
Vorderer Zugang

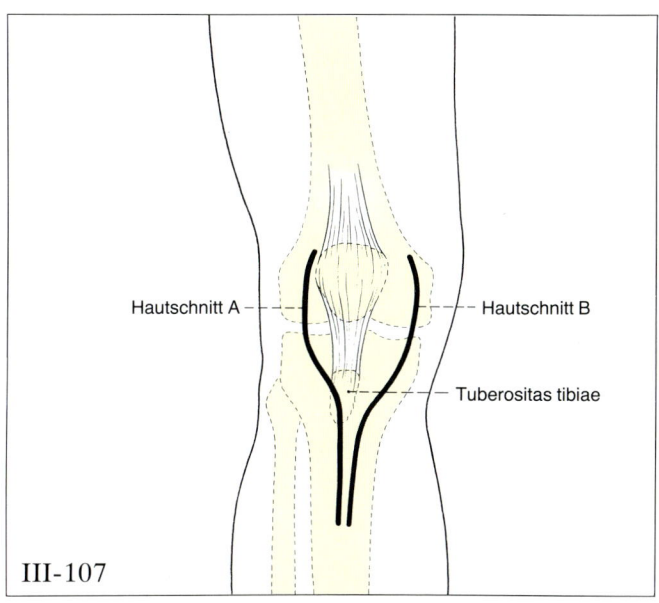

III-107

Indikation

Tibiakopffrakturen

Operatives Vorgehen

1. Zur Darstellung des Tibiakopfes mit Gelenkrevision kann auf der Lateralseite der Hautschnitt A, auf der Medialseite der Hautschnitt B der Abbildung III-107 gewählt werden.
2. Eine großzügige Darstellung von Tibiakopf und Kniegelenk ermöglicht die Schnittführung nach Abbildung III-108.
3. Im Bedarfsfall wird das Ligamentum patellae quer oder Z-förmig durchtrennt und zusammen mit der Patella nach proximal weggehalten.
4. Für die bilaterale Tibiakopf- und Gelenkdarstellung hat sich die mercedessternförmige Schnittführung bewährt (Abb. III-109).

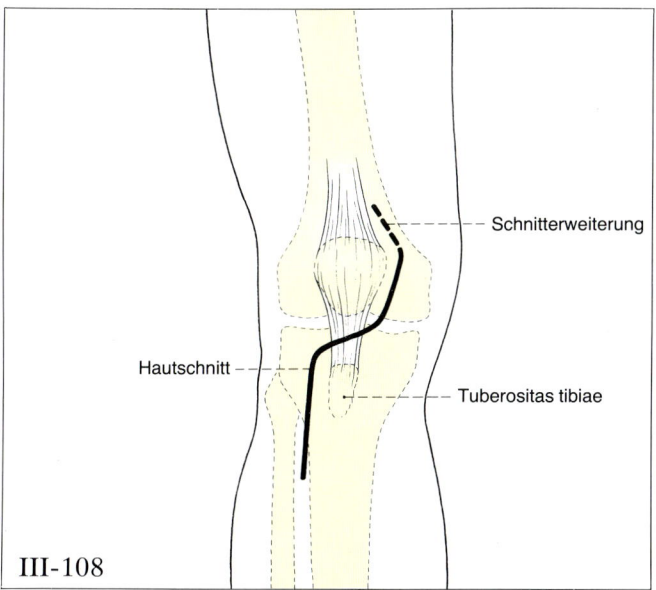

III-108

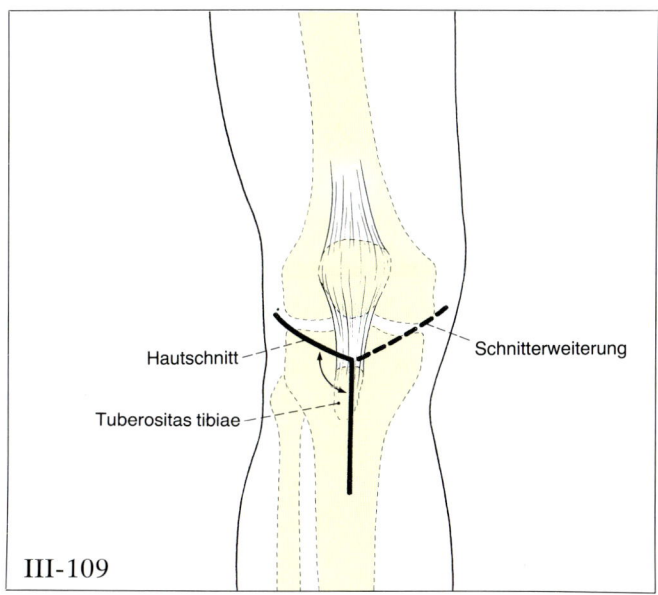

III-109

Tibiakopf

Vorderer Zugang

Indikation

1. Hohe Tibiaosteotomie
2. Tumoren und entzündliche Prozesse

Operatives Vorgehen

1. Mediale und/oder laterale schräge Schnittführung zu beiden Seiten des vorderen Aspektes des Tibiakopfes (Abb. III-110).
2. Darstellung und Unterfahren des Ligamentum patellae, so daß dieses hochgehalten werden kann.
3. Abschieben der Weichteile und des Periosts vom Tibiakopf, auf der Rückseite mit dem gebogenen Raspatorium.
4. Gegebenenfalls kann auch die fibulotibiale Bandverbindung gelöst werden.
5. Unterstützung bzw. Anheben des Unterschenkels durch ein mehrfach gefaltetes Tuch, damit die Weichteile der Kniekehle nach dorsal durchhängen können und sich dadurch vom Operationsfeld entfernen.

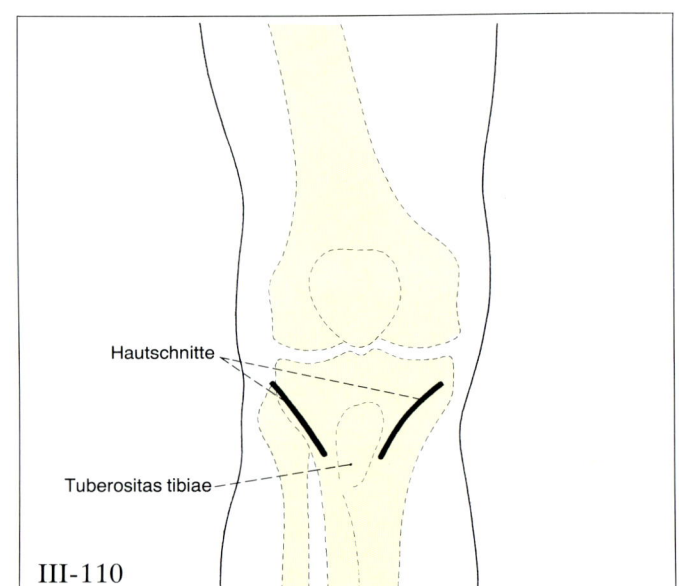

III-110

D. Unterschenkel

Tibia

Anterolateraler Zugang

Vorderer Zugang

Indikationen

1. Reposition und Osteosynthese von Tibiafrakturen
2. Knochentumoren
3. Korrekturosteotomie der Tibia mit Osteosynthese

Operatives Vorgehen

1. Der geschwungene Hautschnitt beginnt unterhalb der Tuberositas tibiae und verläuft leicht bogenförmig nach lateral und distal bis oberhalb des distalen Tibiaendes (Abb. III-111).
2. Der Hautlappen wird nach medial gehalten.

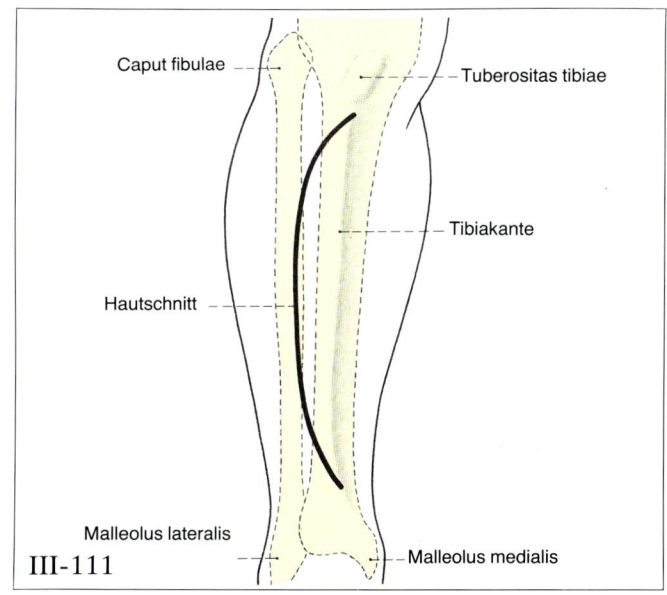

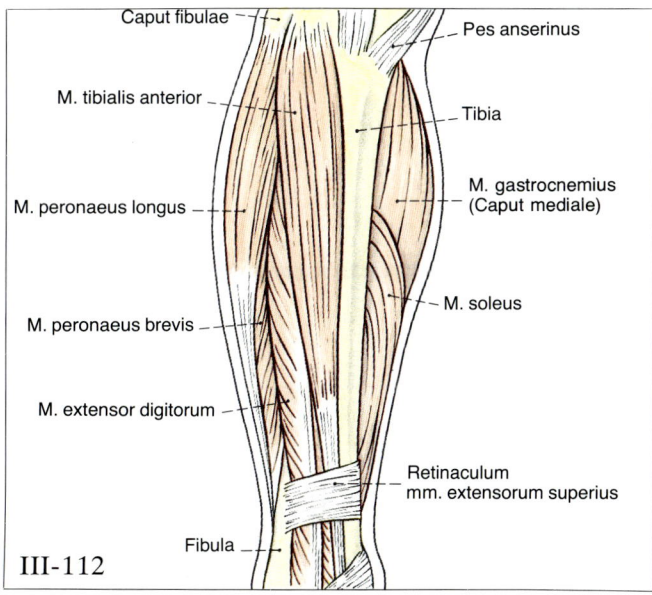

Tibia — Anterolateraler Zugang

3. Nach Weghalten des M. tibialis anterior nach lateral werden der laterale und mediale Anteil des Tibiaschafts dargestellt (Abb. III-113).
4. Alternativ wird eine gerade Schnittführung gewählt, die parallel und direkt lateral zur Tibiakante verläuft (Abb. III-114). Eine Schnitterweiterung in Richtung auf den Malleolus medialis ist bei Bedarf möglich.
5. Schematische Darstellung des anterolateralen Zugangs am Unterschenkelquerschnitt (Abb. III-115).

Anmerkung

1. Es handelt sich um einen Standardzugang.
2. Die Lage des N. peronaeus superficialis ist variabel. Nicht selten liegt er der lateralen Fibula an oder ist im Muskel eingebettet.

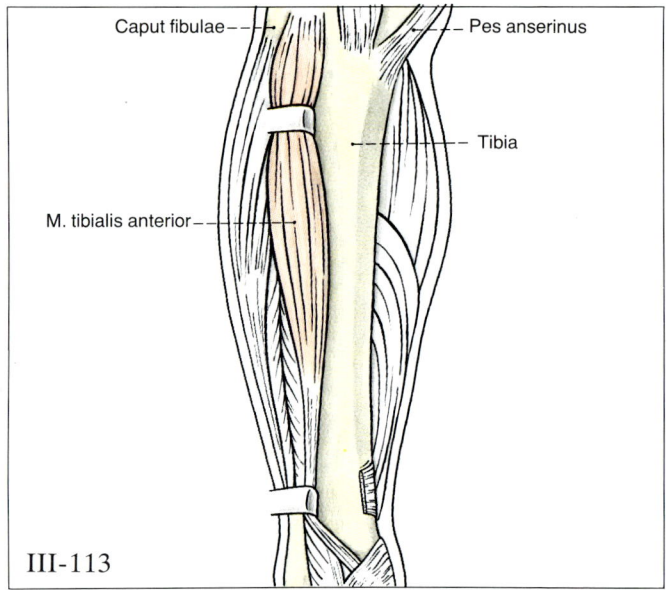

III-113

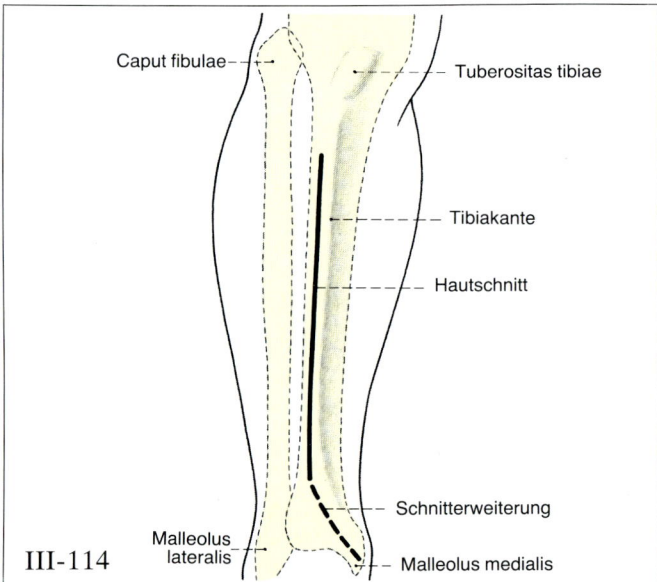

III-114

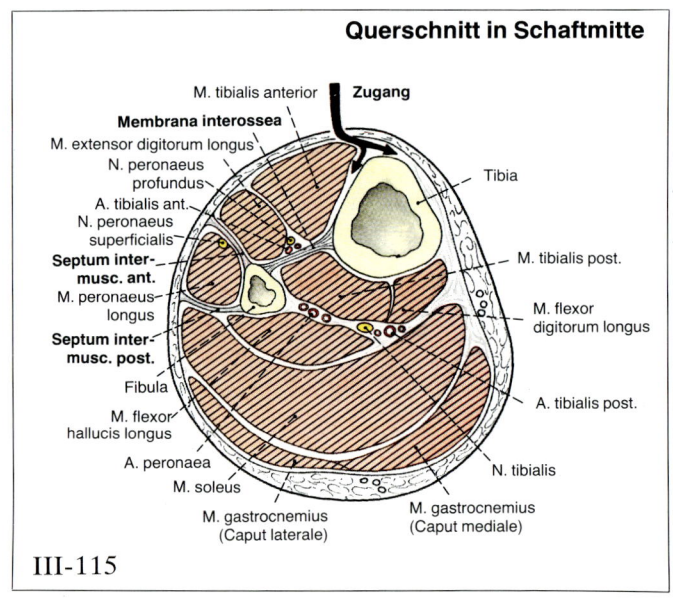

III-115

Medialer Zugang

Indikationen

1. Reposition und Osteosynthese von Tibiaschaftfrakturen
2. Knochentumoren
3. Korrekturosteotomie der Tibia mit Osteosynthese

Operatives Vorgehen

1. Längsschnitt in der Mitte der medialen Tibiafläche, bei Bedarf vom Tibiakopf bis zum Malleolus medialis reichend (Abb. III-116). Im proximalen Teil der Schnittführung ist der Verlauf des Ramus infrapatellaris des N. saphenus zu beachten.

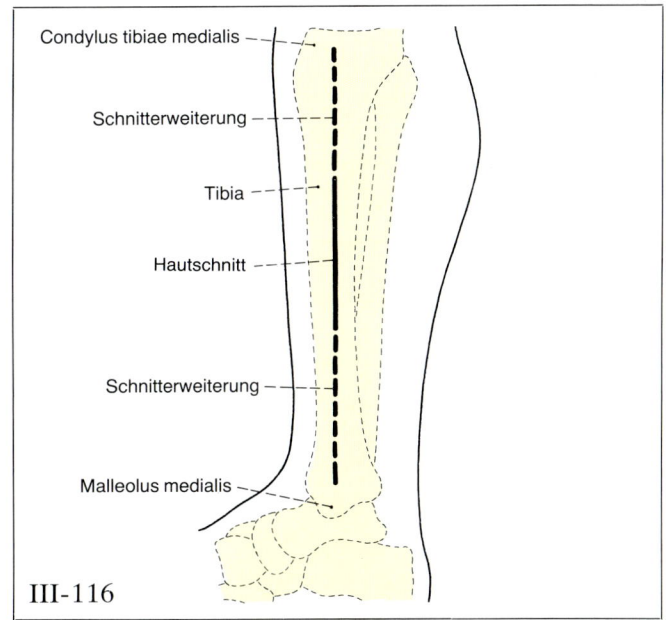

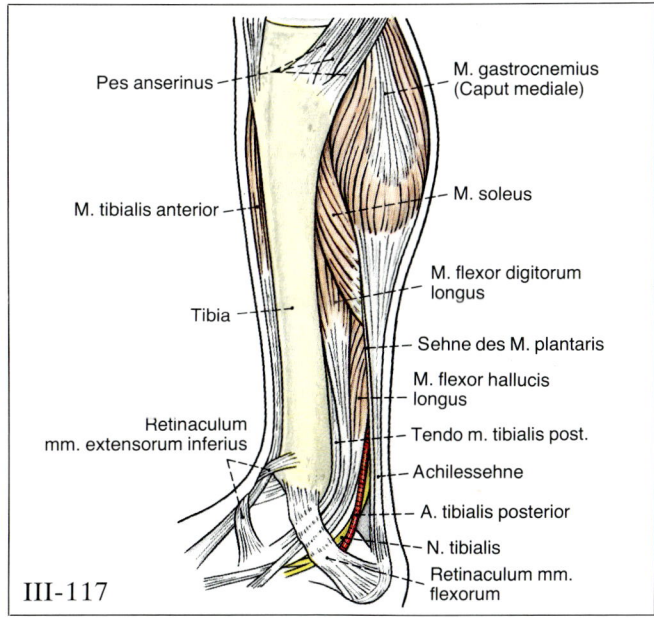

2. Der M. tibialis anterior wird nach vorn und die dorsale Muskulatur nach hinten zurückgehalten, wobei sich die mediale und dorsale Tibiaschaftfläche darstellen (Abb. III-118).
3. Schematische Darstellung des Zuganges am Unterschenkelquerschnitt (Abb. III-119).

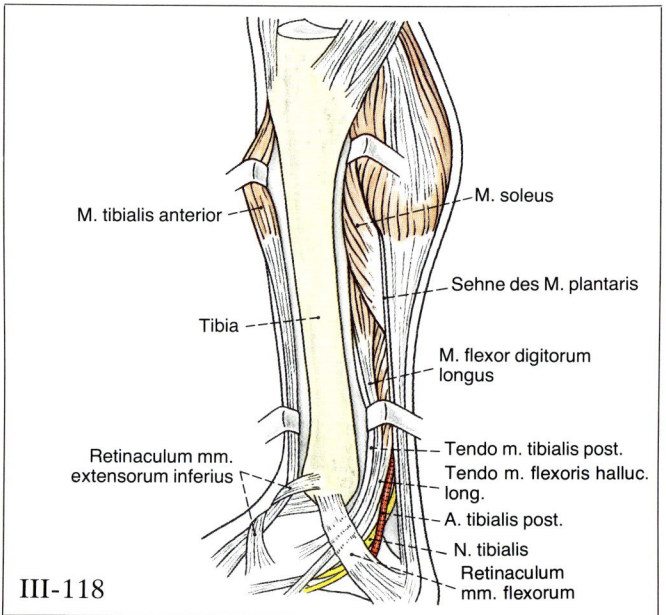

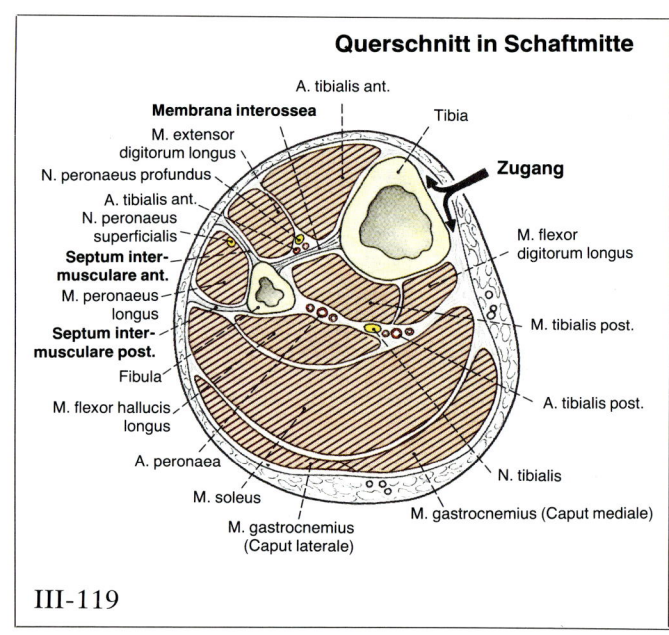

Posteromedialer Zugang
Dorsomedialer Zugang

Indikation

Dorsale Verplattungsosteosynthese bei Tibiaschaftfrakturen

Operatives Vorgehen

1. Leicht dorsalkonvex bogenförmige Schnittführung auf der Unterschenkelinnenseite im mittleren Drittel in der Umfangsmitte des Unterschenkels (nicht der Tibia) verlaufend (Abb. III-120).
2. Posteromedialer Zugang am Unterschenkelquerschnitt (Abb. III-121).
3. Der alternative Zugang auf der Abbildung III-121 betrifft besonders den proximalen und distalen Ausläufer der Schnittführung.

Anmerkung

Der posteromediale Zugang heißt auch Briefkastenzugang, da die Weichteile wie eine Briefklappe hochgeklappt werden.

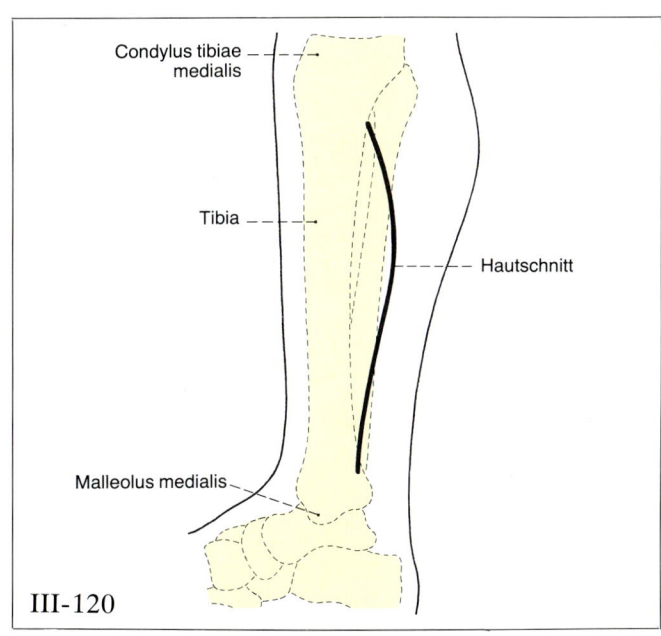

III-120

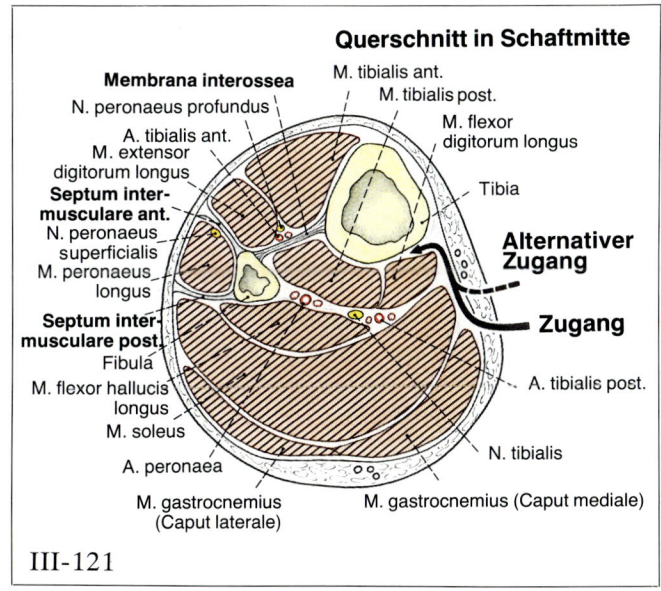

III-121

Fibula

Lateraler Zugang
Seitlicher Zugang

Indikationen

1. Fibulafrakturen
2. Entzündliche Prozesse
3. Knochentumoren
4. Fibulateilresektionen
5. Revision des N. peronaeus

Operatives Vorgehen

1. Längsschnitt am dorsalen Fibularand, dicht unterhalb des Fibulaköpfchens beginnend, nach distal bis zum Malleolus lateralis verlaufend (Abb. III-122). Erweiterungsmöglichkeiten der Schnittführung nach proximal und distal (Abb. III-122).
2. Durchtrennung der oberflächlichen und tiefen Faszie.
3. Darstellung des N. peronaeus communis, der hinter der Sehne des M. biceps femoris im oberen Bereich des Schnittes verläuft, und Zurückhalten desselben nach vorne (Abb. III-124).
4. Abtrennung des Teils des M. peronaeus longus von der lateralen Fläche des Fibulaköpfchens, der das Weghalten des N. peronaeus nach vorn über das Fibulaköpfchen verhindert (Abb. III-124).
5. Ablösung des M. soleus von der Fibula und Zurückhalten desselben nach dorsal.
6. Ablösung des M. peronaeus brevis von der Fibula und Zurückhalten desselben zusammen mit dem M. peronaeus longus nach vorn, so daß der Fibulaschaft freiliegt.

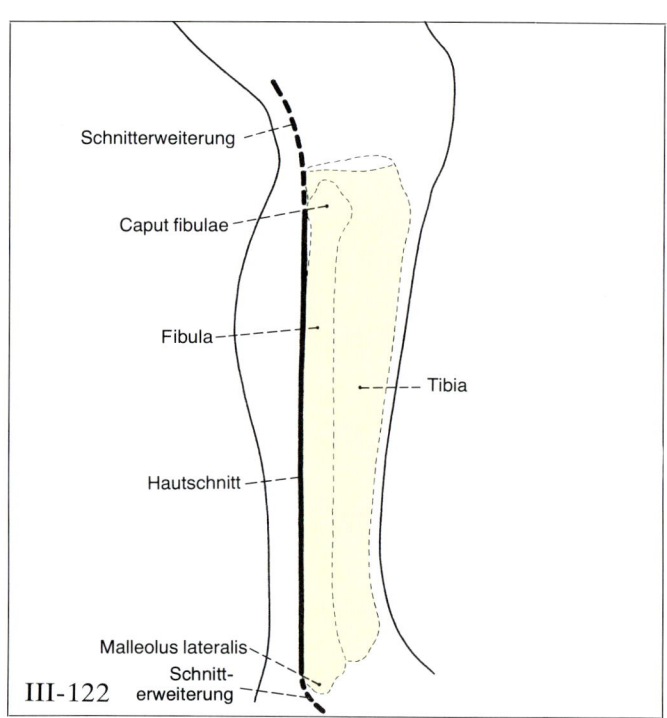

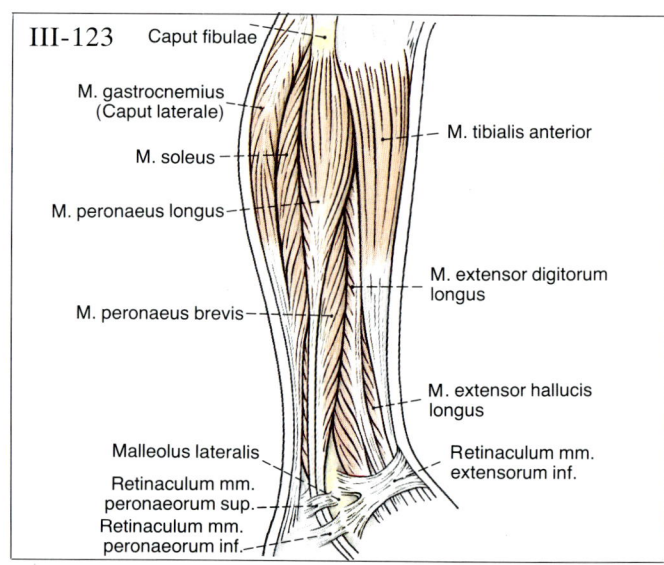

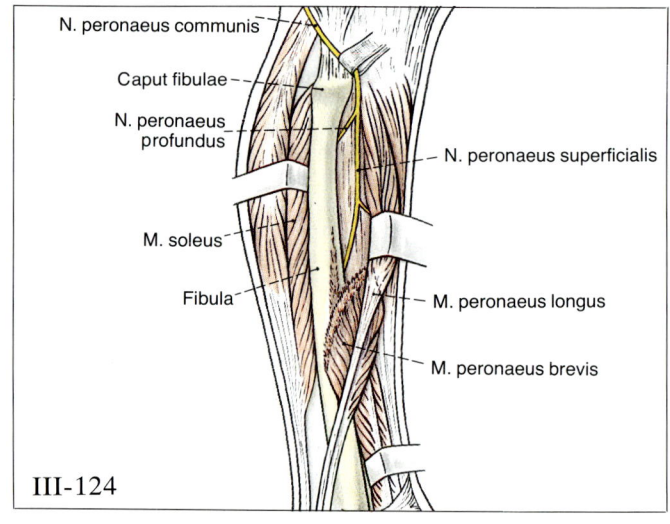

Fibula — Alternative Zugänge

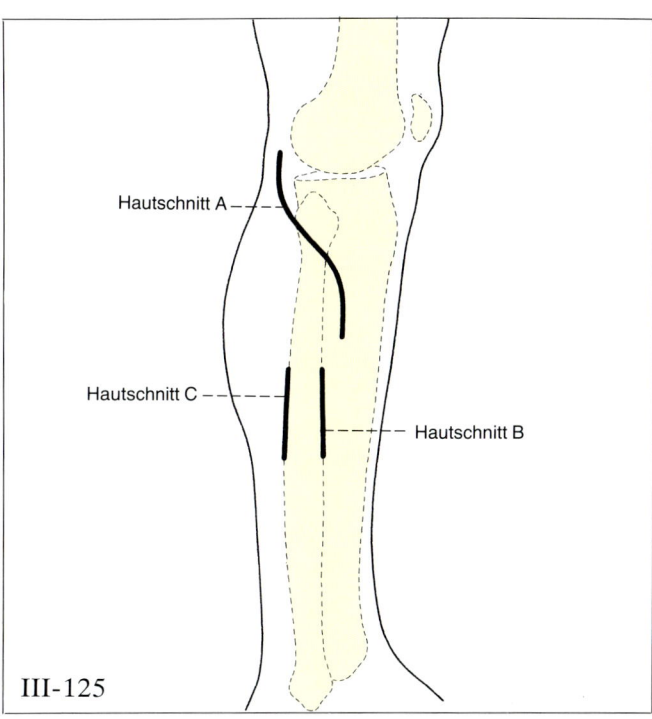

III-125

Alternative Zugänge

1. Vielfach werden nur Teilabschnitte des beschriebenen lateralen Zuganges zur Fibula benötigt, der dann zweckmäßig modizifiert werden kann.
2. Zur Darstellung des Fibulaköpfchens und des proximalen Fibuladrittels empfiehlt sich eine von dorsal nach ventral verlaufende S-förmige Hautschnittführung (Abb. III-125). Vor weiterer Präparation ist unbedingt der N. peronaeus aufzusuchen und darzustellen. Man beginnt damit im oberen kniekehlenwärts gelegenen Abschnitt.
3. Schematische Darstellung des Zuganges und der Risiken am Unterschenkelquerschnitt in Höhe der Tuberositas tibiae (Abb. III-126).
4. Im mittleren Drittel der Fibula kann zwischen dem Hautschnitt B und C gewählt werden (Abb. III-125). Der Hautschnitt C wird für die Fibulaosteotomie bevorzugt.
5. Dabei wird stumpf zwischen der ventralen Extensoren- und Peronealmuskulatur einerseits sowie der dorsalen Wadenmuskulatur andererseits auf die Fibula eingegangen.
6. Schematische Darstellung von Zugang B und Zugang C am Unterschenkelquerschnitt in Schaftmitte der Fibula (Abb. III-127).

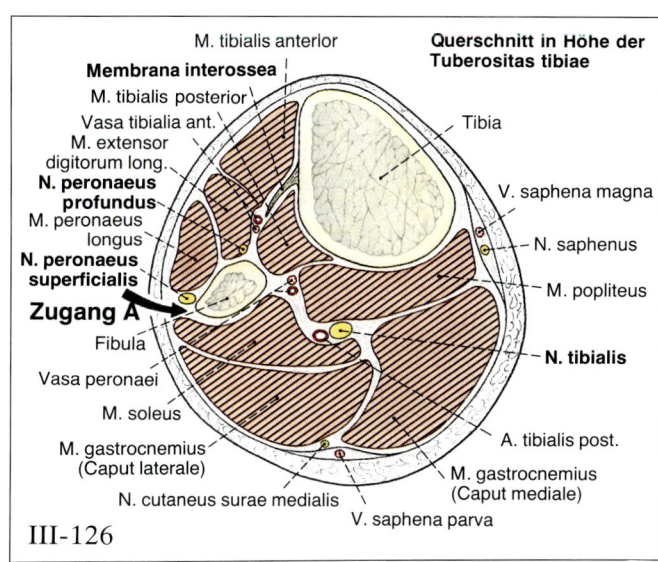

III-126

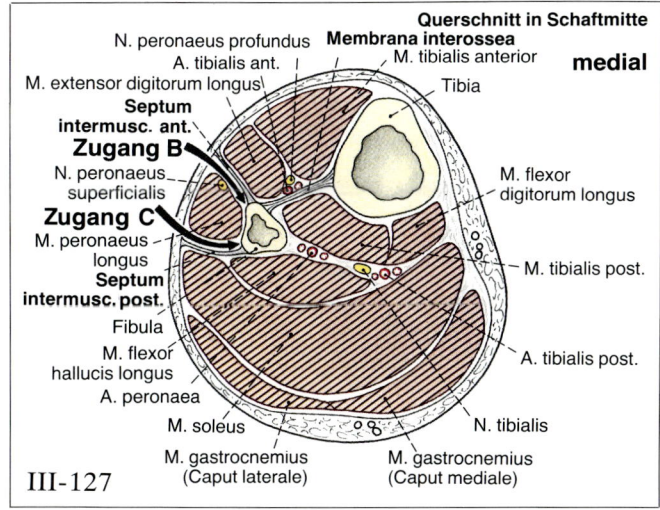

III-127

Fibula und Tibia

Lateraler Zugang

Operatives Vorgehen

1. Der Zugang zu Fibula und Tibia ist auch von einer Schnittführung aus möglich.
2. Lateraler Schnitt über der Fibula entsprechend Abbildung III-128.
3. Den weiteren Zugang entlang dem Septum intermusculare anterius erläutert der schematische Unterschenkelquerschnitt (Abb. III-129).

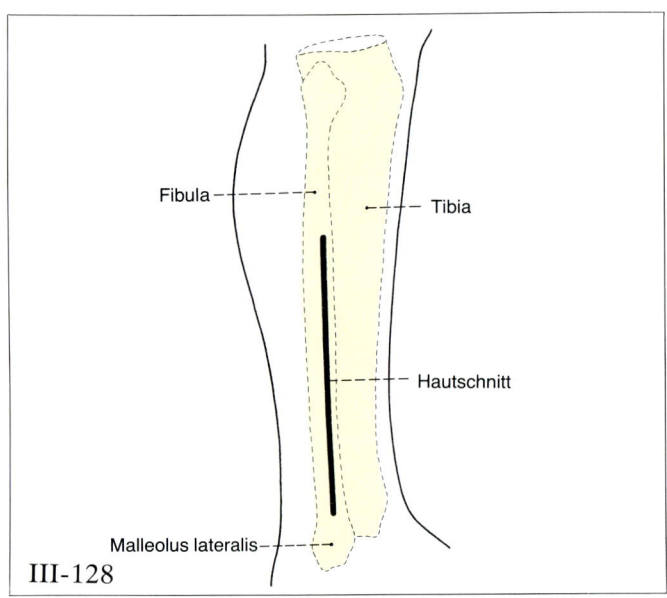

III-128

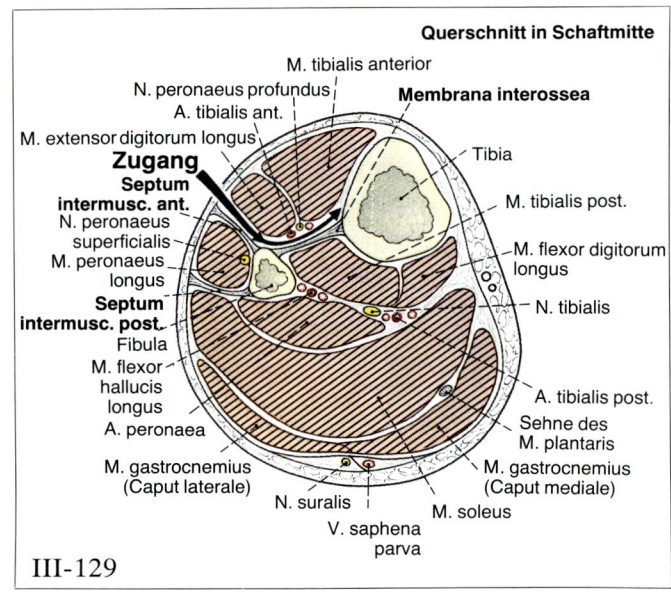

III-129

Unterschenkelkompartimente   Anterolateraler/Posteromedialer Zugang

Unterschenkelkompartimente

Anterolateraler Zugang

und

Posteromedialer Zugang

Indikation

Kompartmentsyndrome

Operatives Vorgehen

1. Praktische Anatomie mit Darstellung der vier Kompartimente des Unterschenkels, die durch bindegewebige Septen, die Membrana interossea und die Unterschenkelfaszien gebildet werden (Abb. III-130, in Anlehnung an *Lanz-Wachsmuth*). Zu unterscheiden sind: A Vorderes Kompartiment, B Seitliches Kompartiment, C Oberflächliches hinteres Kompartiment, D Tiefes hinteres Kompartiment.
2. Die Zugangsmöglichkeit zu allen Kompartimenten ist durch die zwei Schnittführungen, entsprechend der Abbildung III-131, gegeben. Das vordere und das seitliche Kompartiment werden durch Faszienspaltung am anterolateralen, die beiden hinteren Kompartimente vom posteromedialen Zugang eröffnet (Zugang A und Zugang B der Abb. III-131).
3. Alternativ ist für die dorsalen Kompartimente auch der posterolaterale Zugang möglich (siehe Seite 206).

Anmerkung

Häufig wird nur das vordere Kompartiment eröffnet, was oft nicht genügt.

---

* nach J. Lang, W. Wachsmuth: Bein und Statik. 2. Aufl., Springer-Verlag, Berlin–Heidelberg–New York 1972

III-130*

III-131

Plantarissehne

Posteromedialer Zugang

Indikation

Entnahme der Sehne des M. plantaris zur Verwendung als freies Sehnentransplantat.

Operatives Vorgehen

1. Kurze mediale, direkt paraachilläre Schnittführung (Abb. III-132) hinter dem Innenknöchel.
2. Nach Spalten der oberflächlichen Unterschenkelfaszie Aufsuchen der Plantarissehne direkt medial oder etwas ventral der Achillessehne (Abb. III-133).
3. Durch peripheres Anspannen der Plantarissehne kann der Sehnenverlauf durch die Haut palpiert werden. Darüber erfolgen kurze Querinzisionen entsprechend der Abbildung III-132.
4. Alternativ kann die Plantarissehne nach ihrer distalen Ablösung subkutan durch einen Venenstripper weiter nach proximal verfolgt werden. Proximalwärts verläuft sie in der Wadenmuskulatur zwischen dem M. gastrocnemius und dem M. soleus.

Anmerkung

In etwa 7% fehlt die isolierte Plantarissehne.

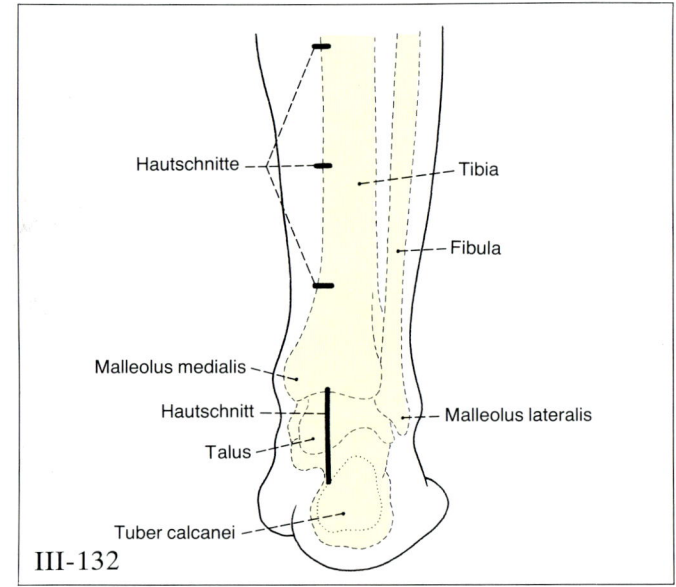

III-132

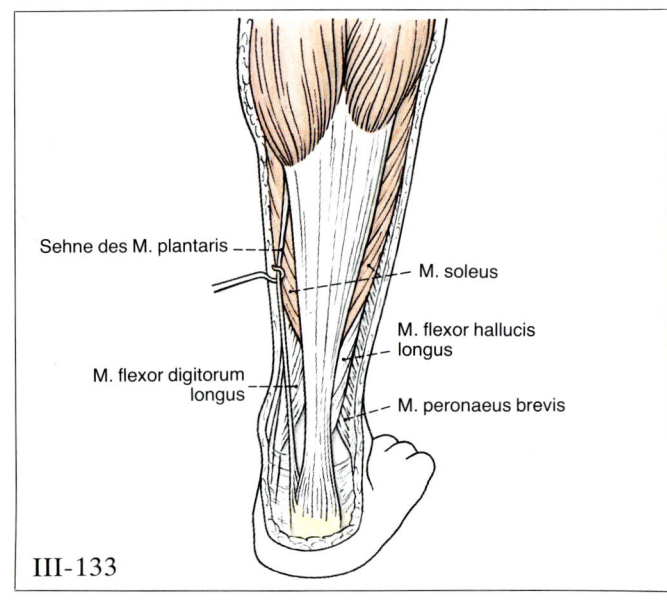

III-133

Nervus suralis/Archillessehne — Posterolateraler Zugang/Posteriore Zugänge

Nervus suralis

Posterolateraler Zugang

Indikation

Entnahme des Suralisnervs als Nerventransplantat

Operatives Vorgehen

1. Durch einen kurzen Querschnitt hinter dem Außenknöchel wird der Nervus suralis vor seiner peripheren Aufzweigung dargestellt (Abb. III-134) und abgelöst.
2. Durch mäßiges Anspannen des Nervs kann der Verlauf proximalwärts durch die Haut palpiert werden. Darüber erfolgen jeweils kurze Querinzisionen (Abb. III-134).

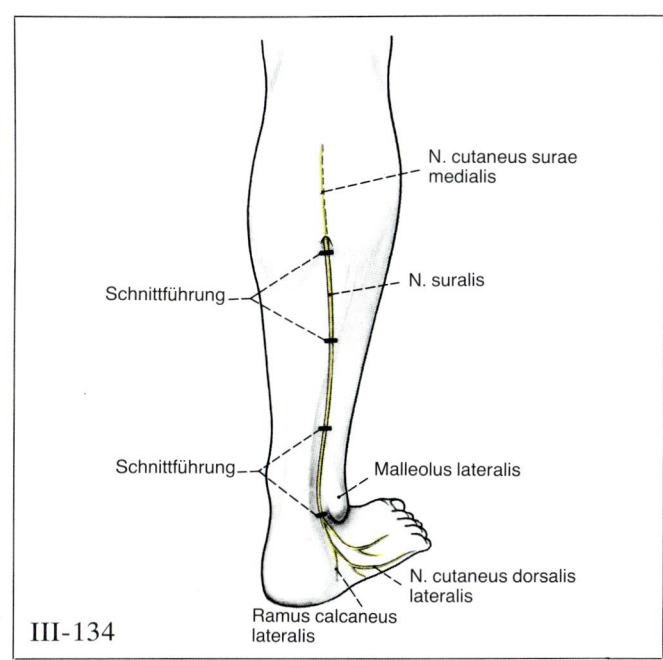

III-134

Achillessehne

Posteromedialer Zugang
oder
Posteriorer Zugang

Indikationen

1. Ausgedehnte Achillessehnenverlängerung
2. Achillessehnenplastik bei Achillessehnenruptur

Operatives Vorgehen

1. Schnittführung medial parallel zur Achillessehne, ggf. über dem Achillessehnenansatz hakenförmig nach lateral umbiegend (Abb. III-135, Hautschnitt A).
2. Eine breite Übersicht ermöglicht die großzügig geschwungene W-förmige Schnittführung, die distal lateral vom Achillessehnenansatz beginnt (Abb. III-135, Hautschnitt B).

Anmerkung

Beim posterioren Zugang ist der Verlauf des N. suralis zu beachten (siehe Abb. III-134).

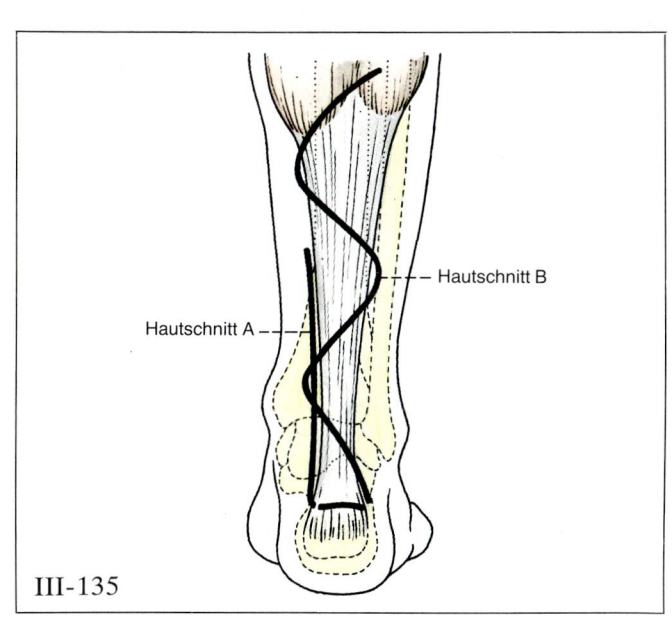

III-135

E. Knöchelregion

Oberes Sprunggelenk (1)

Anteriorer Zugang
Ventraler Zugang
Vorderer Zugang

Indikationen

1. Arthrodese
2. Entfernung von freien Gelenkkörpern
3. Reposition von Frakturen des vorderen distalen Tibiaendes
4. Synovektomie
5. Tenosynovektomie
6. Talusexstirpation

Operatives Vorgehen

1. Der etwa 10 cm lange Längsschnitt verläuft über der Mittellinie des oberen Sprunggelenkes mit dem Mittelpunkt über dem Gelenkspalt (Abb. III-136).
2. Eine Durchtrennung des oberflächlichen Astes des N. peronaeus, der hier das Operationsgebiet diagonal kreuzt, sollte vermieden werden (Abb. III-137).
3. Durchtrennung der oberflächlichen und tiefen Faszie.
4. Spaltung des proximalen und distalen Retinaculum extensorum.

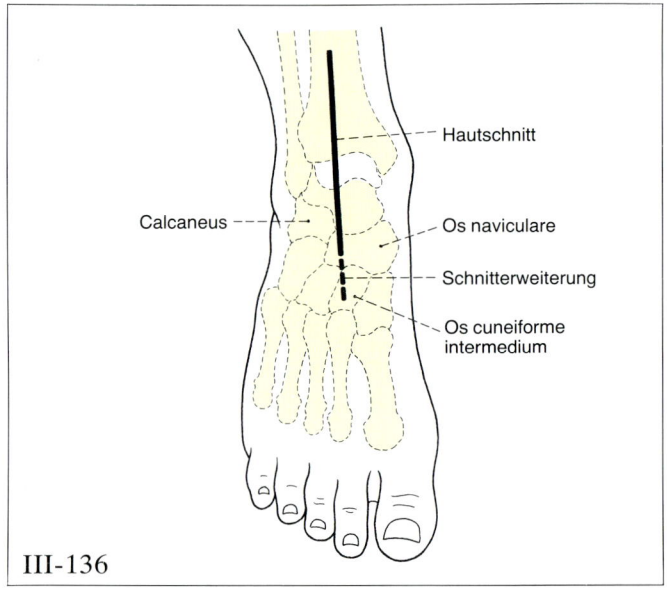

III-136

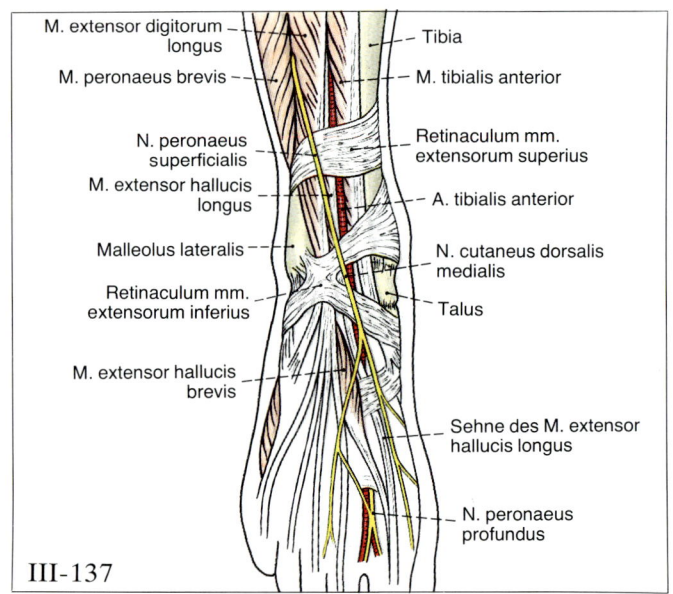

III-137

Oberes Sprunggelenk — Anteriorer Zugang

5. Die Sehne des M. tibialis anterior wird nach medial, der N. peronaeus superficialis, der N. peronaeus profundus, die A. tibialis anterior und die Sehnen der Mm. extensor digitorum longus und extensor hallucis longus werden nach lateral weggehalten (Abb. III-138).
6. Spaltung der Gelenkkapsel in Längsrichtung, wodurch sich der vordere Anteil des oberen Sprunggelenkes sowie ein Teil der Fußwurzelknochen darstellen.
7. Der Zugang zum oberen Sprunggelenk kann auch zwischen dem nach medial weggehaltenen Gefäßnervenbündel, den Sehnen der Mm. tibialis anterior und extensor hallucis longus einerseits und den nach lateral gehaltenen Sehnen des M. extensor digitorum longus andererseits erreicht werden.

Anmerkung

1. Der anteriore Zugang erlaubt eine breite Darstellung des oberen Sprunggelenkes vom Innen- bis zum Außenknöchel.
2. Wichtig ist die Beachtung des Gefäßnervenbündels und des oberflächlich liegenden N. peronaeus superficialis.

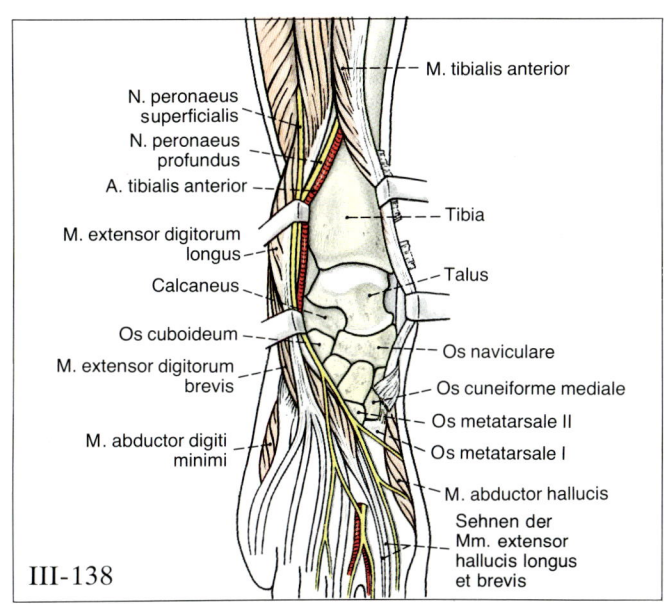

Alternativ

Anstelle des Längsschnittes (Abb. III-136) kann eine geschwungene, von lateral nach medial verlaufende Schnittführung benutzt werden (Abb. III-139). Diese ist besonders für die Synovektomie, verbunden mit der Tenosynovektomie der Strecksehnen, geeignet.

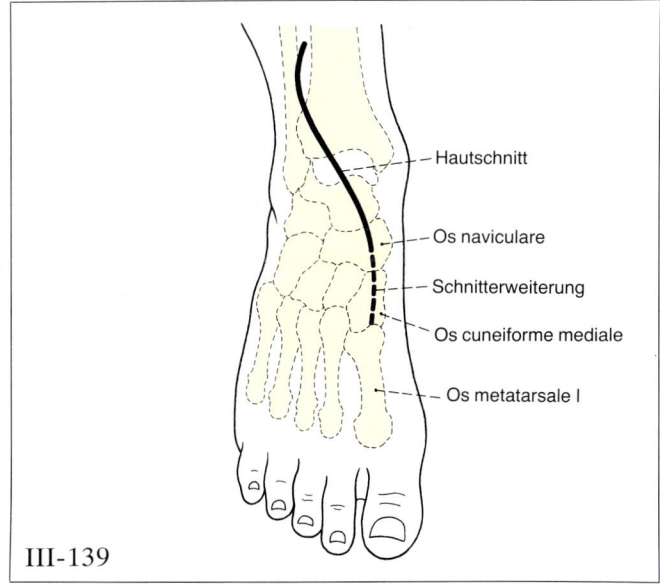

Anterolateraler Zugang

Indikation

Gelenkrevision

Operatives Vorgehen

1. Die Schnittführung beginnt etwa 6 cm oberhalb des oberen Sprunggelenkes, parallel zur Fibula vor dem vorderen Fibularand. In Höhe des oberen Sprunggelenkes verläuft der Schnitt leicht hakenförmig umbiegend auf dem lateralen Fußrücken in Richtung Os cuneiforme laterale (Abb. III-140).
2. Identifikation und Schonung des N. dorsalis intermedius, der ein Ast des N. peronaeus superficialis ist (s. Abb. III-151).
3. Durchtrennung der Retinacula extensorum.
4. Weghalten der Weichteilstrukturen nach medial.
5. Kapseleröffnung des oberen Sprunggelenkes entsprechend dem Hautschnitt. Zusätzlich können die Kapselränder abgelöst werden.
6. Bei Schnitterweiterung nach distal wird der M. extensor digitorum brevis abgelöst oder in Faserrichtung durchtrennt.

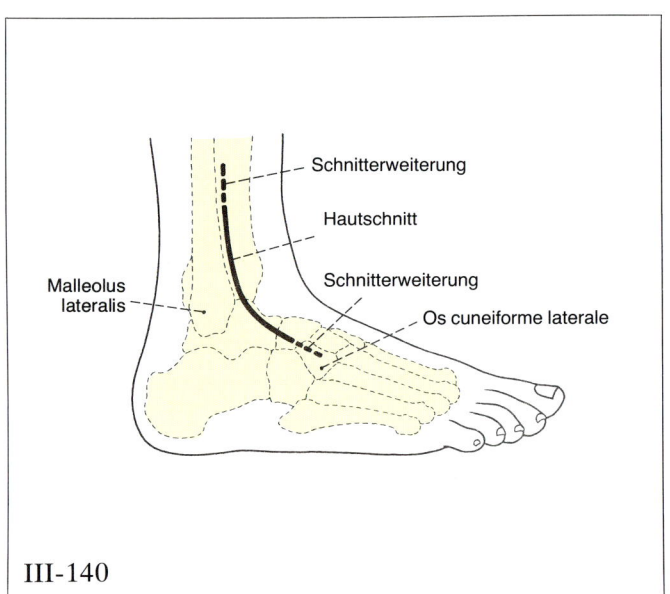

III-140

Anmerkung

1. Die Schnittführung bietet die Möglichkeit und den Vorteil, die Weichteilstrukturen (Nerven, Arteria tibialis anterior und Sehnen) unberührt nach medial weghalten zu können.
2. Häufig läßt sich bei dieser Schnittführung die Durchtrennung der A. tarsea lateralis, die von der A. dorsalis pedis abgeht und den arteriellen Bogen des Fußrückens schließt, nicht vermeiden. Das trifft besonders auf die Schnitterweiterung nach distal zu.

Oberes und unteres Sprunggelenk (1)

Posteromedialer paraachillärer Zugang

oder

Posterolateraler paraachillärer Zugang

Indikationen

1. Reposition eines dorsalen Tibiafragmentes (Volkmannsches Dreieck)
2. Arthrodese
3. Kapsulotomie bei kontraktem Spitzfuß

Operatives Vorgehen

1. Der etwa 10 cm lange Längsschnitt verläuft entlang der medialen oder lateralen Begrenzung der Achillessehne (Hautschnitt A oder B). Der Mittelpunkt des Schnittes liegt etwa in Höhe des oberen Sprunggelenkspaltes (Abb. III-141).
2. Durchtrennung von oberflächlicher und tiefer Faszie.
3. Durchtrennung der Achillessehne proximal und distal mit einem sagittalen oder in der Frontalebene ausgeführten Z-Schnitt (Abb. III-143 und Abb. III-144), soweit nicht die paraachilläre Darstellung genügt.

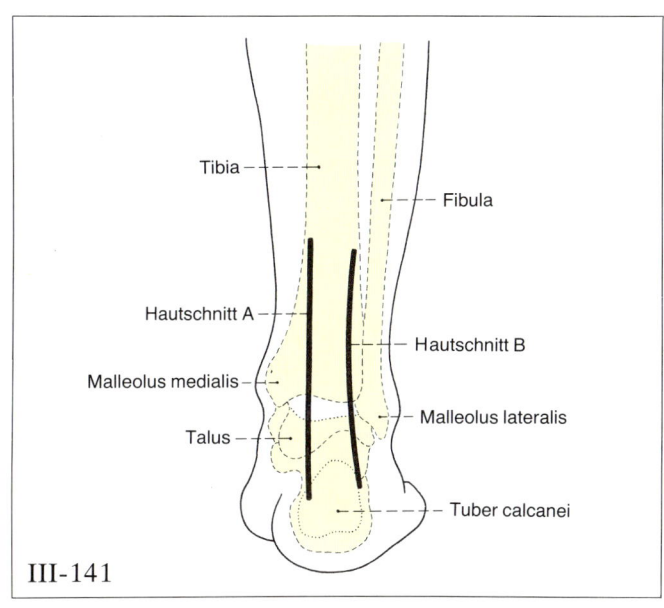

III-141

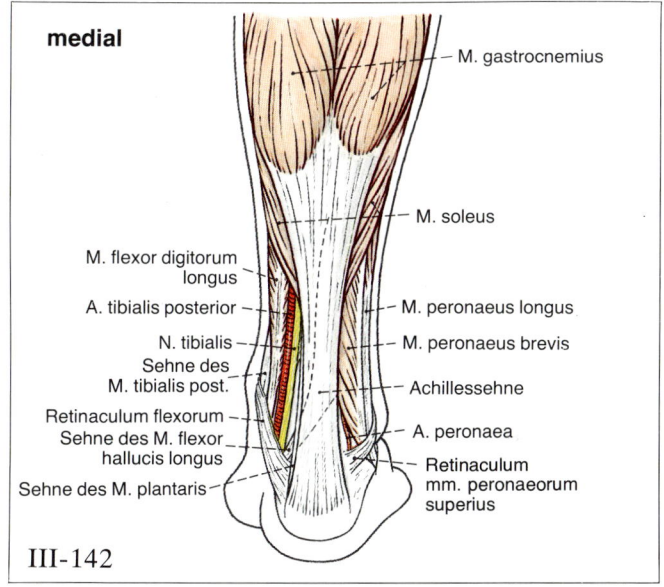

III-142

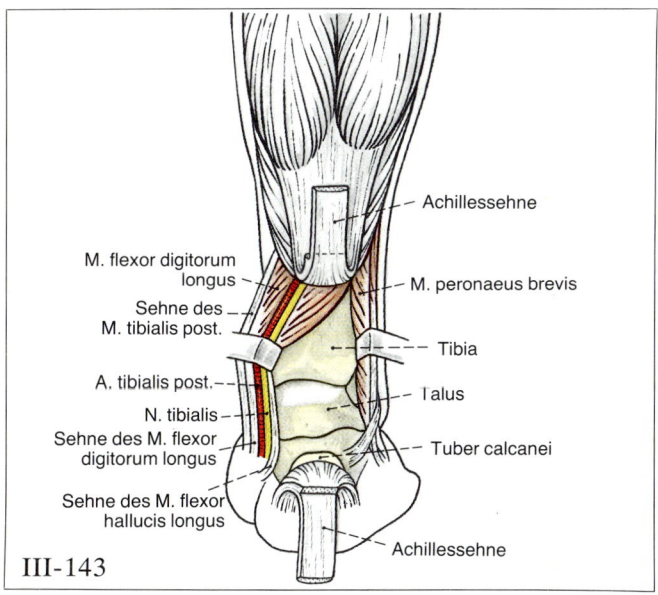

III-143

Oberes und unteres Sprunggelenk

4. Die Sehne des M. peronaeus longus und der M. peronaeus brevis werden nach lateral weggehalten. Die A. tibialis posterior, der M. flexor digitorum longus und der M. flexor hallucis longus werden nach medial weggehalten (Abb. III-143). Dadurch werden der distale dorsale Anteil der Tibia sowie die dorsale Gelenkkapsel vom oberen und unteren Sprunggelenk dargestellt.

Anmerkung

1. Bei der posterolateralen Schnittführung ist der Verlauf des N. suralis zu beachten (Abb. III-146).
2. Bei der posteromedialen Schnittführung ist das mediale Gefäßnervenbündel mit der A. tibialis posterior und dem N. tibialis zu beachten (Abb. III-142).

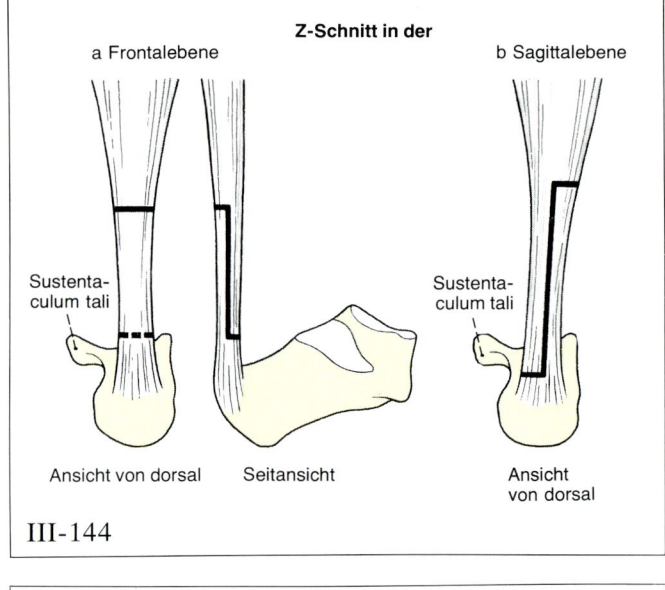

III-144

Posterolateraler Zugang

Indikationen

1. Außenknöchelfrakturen
2. Revision des dorsalen Anteils des oberen Sprunggelenkes

Operatives Vorgehen

1. Der etwa 10 cm lange Längsschnitt an der Rückseite der Fibula beginnt etwa 7–8 cm über der Spitze des Malleolus lateralis und verläuft dann nach distal bis zur lateralen Begrenzung des Tuber calcanei (Abb. III-145).
2. Durchtrennung der tiefen Faszie und Aufsuchen der Lücke zwischen dem Muskelbauch des M. flexor hallucis longus und dem M. peronaeus longus.

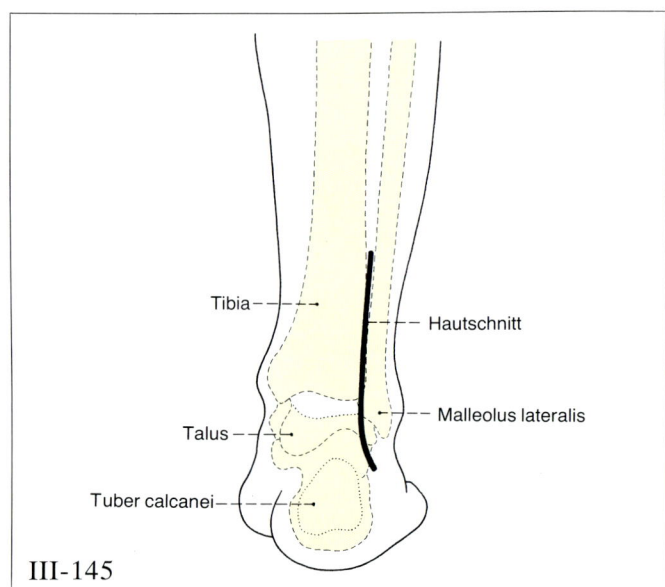

III-145

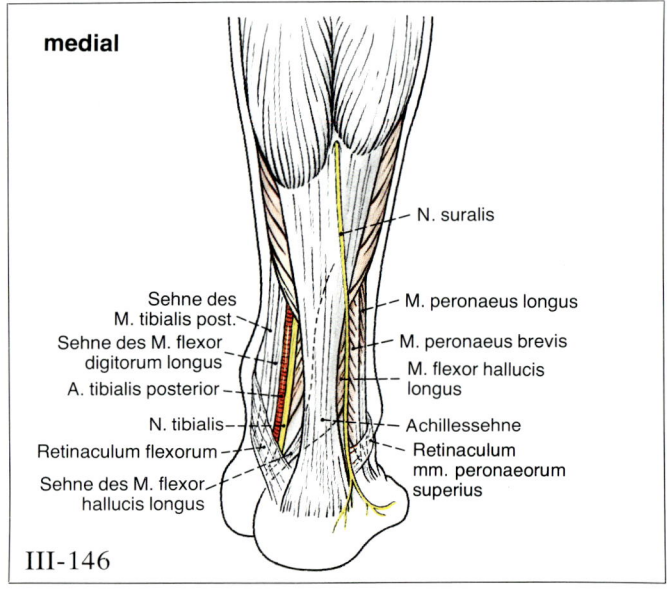

III-146

Oberes und unteres Sprunggelenk

Posterolateraler Zugang/Praktische Anatomie

3. M. flexor hallucis longus und Achillessehne werden nach medial, der M. peronaeus longus nach lateral gehalten, wodurch sich der dorsale Anteil des Knöchelgelenkes mit der Fibula darstellt (Abb. III-147).
4. Ggf. ist das Retinakulum der Peronealsehnen zu lösen.

Anmerkung

1. Der Schnitt eignet sich zur Darstellung der hinteren Syndesmose bei Fibulafraktur mit abgesprengtem Volkmannschen Dreieck.
2. Bei der Schnittführung ist der oberflächlich gelegene N. suralis und die ebenfalls hinter dem Außenknöchel verlaufende V. saphena parva zu schonen.

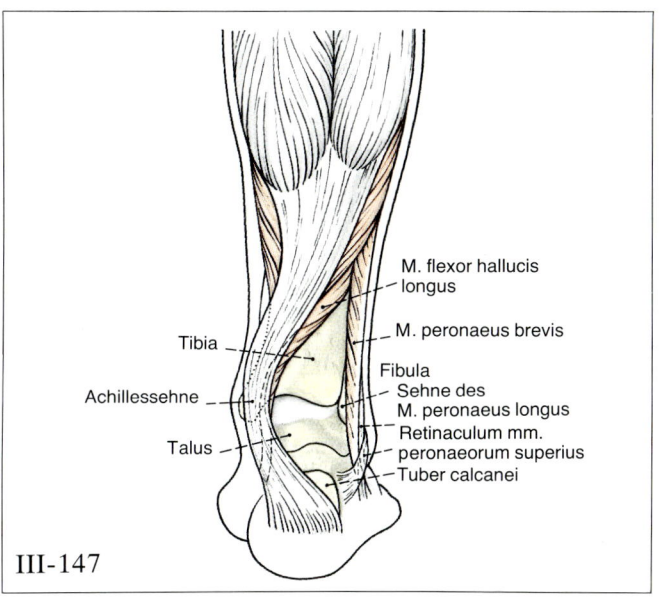

III-147

Praktische Anatomie

1. Darstellung der lateralen Bandverbindungen (Abb. III-148) des oberen und unteren Sprunggelenks. Von praktischer Bedeutung sind insbesondere das Ligamentum fibulotalare anterius und das Ligamentum fibulocalcaneare.
2. Darstellung der posterioren Bandverbindungen (Abb. III-149). Wichtig sind besonders die posterioren Anteile des Ligamentum deltoideum.

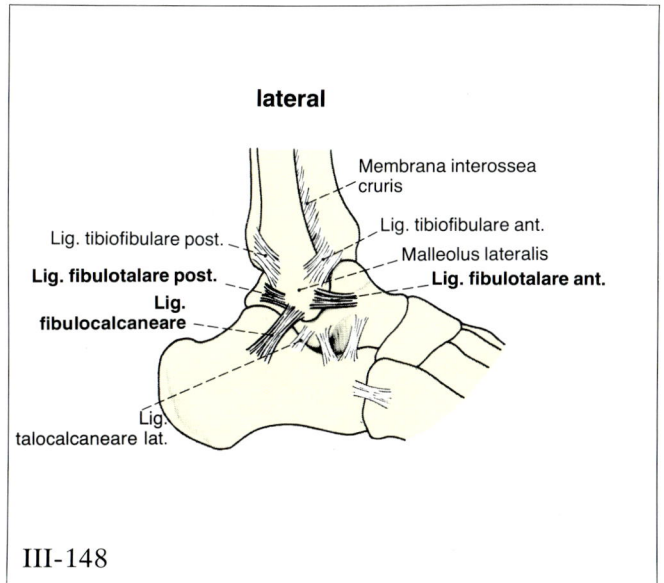

III-148

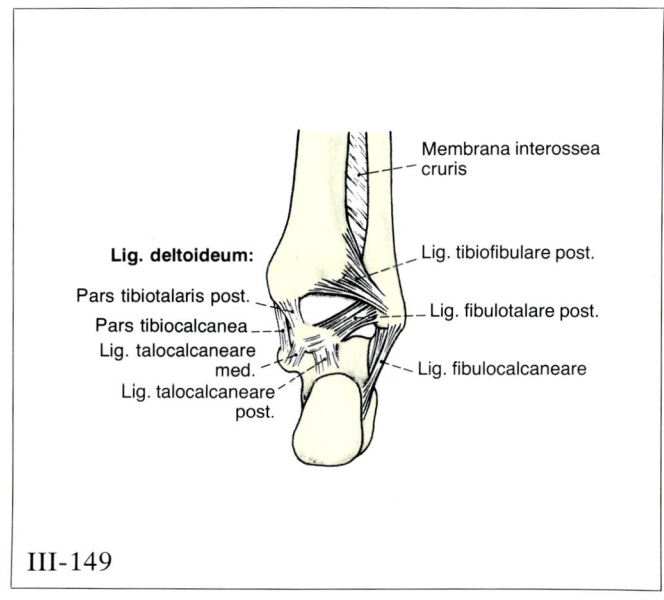

III-149

Sprunggelenke – Außenknöchel

Lateraler Zugang
Kocher-Schnitt

Indikationen

1. Arthrodese
2. Talusfrakturen
3. Sprunggelenkluxationen
4. Laterale Bandrupturen
5. Revision der Peronealsehnen

Operatives Vorgehen

1. Der geschwungene laterale Schnitt beginnt etwa 5–8 cm über der Malleolusspitze zwischen der Achillessehne und dem dorsalen Fibularand (Abb. III-150). Er verläuft dann nach distal bis etwa 2 cm unterhalb der Malleolusspitze weiter bogenförmig nach vorn, am Os cuboideum endigend.
2. Die Sehnen der Mm. peronaeus longus und brevis werden nach dorsal zurückgehalten.
3. Der N. peronaeus superficialis, die Mm. peronaeus tertius und extensor digitorum longus werden nach vorne weggehalten.
4. Geschwungene Kapselinzision, wodurch der laterale Anteil des oberen und unteren Sprunggelenkes dargestellt wird (Abb. III-152).

Anmerkung

1. Für eine erweiterte Darstellung können die Sehnen der Mm. peronaeus longus und brevis temporär Z-förmig durchtrennt werden.
2. Bei diesem Schnitt schone man die Äste des N. peronaeus superficialis und den N. cutaneus dorsalis lateralis (Abb. III-151) sowie den Ausläufer der Vena saphena parva.
3. Vielfach kann der lange Bogenschnitt nach *Kocher* im oberen Anteil verkürzt werden.

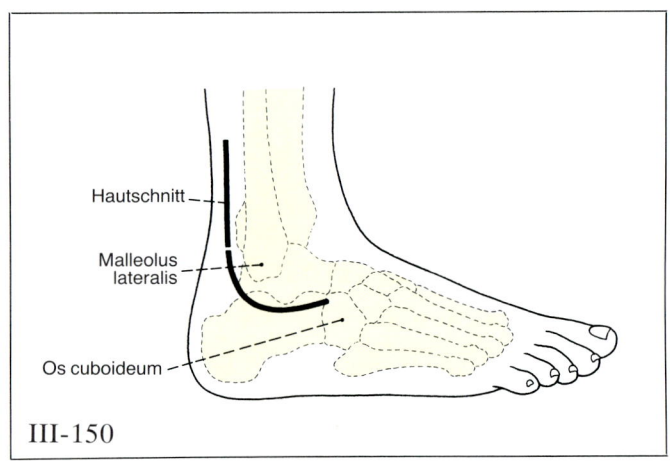

III-150

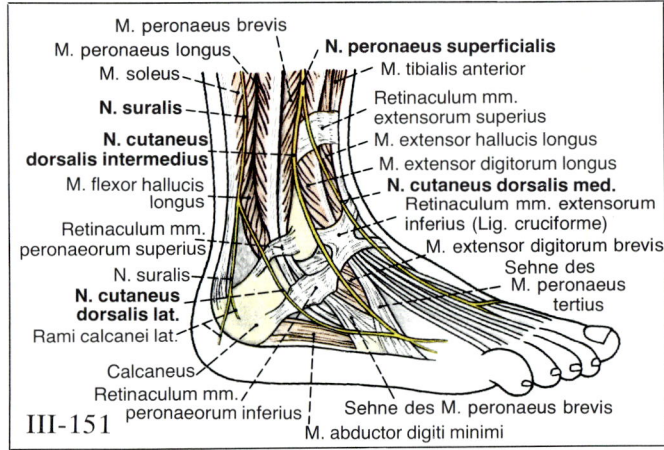

III-151

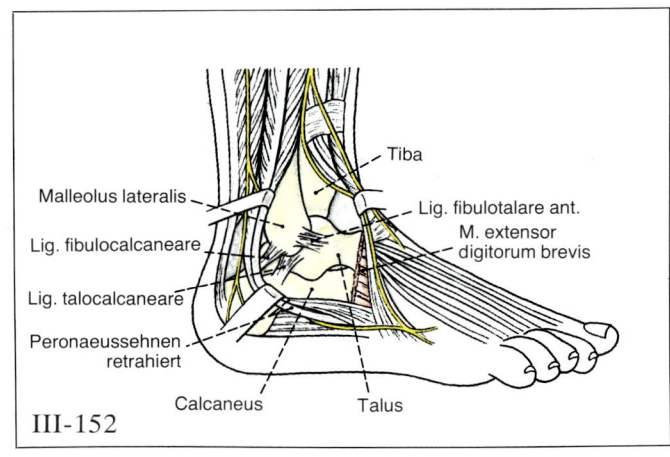

III-152

Alternative laterale Zugangswege

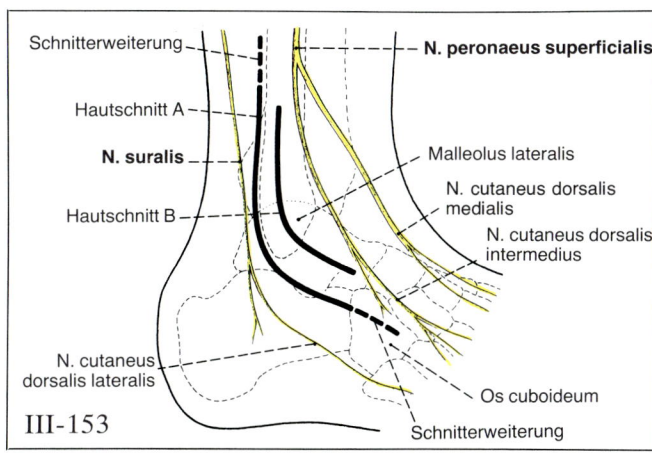

III-153

Indikationen

1. Laterale Bandrupturen
2. Außenknöchelfraktur
3. Syndesmosensprengung
4. Peronealsehnenluxation

Operatives Vorgehen

1. Je nach Detailindikation können alternativ etwas differente (auch sparsamere) Schnittführungen gewählt werden.
2. Gegenüber dem Kocher-Schnitt kann eine proximalere Schnittführung benutzt werden.
3. Der Schnitt beginnt lateral an der Fibulakante und verläuft dann nach vorn bis knapp zum Os cuboideum (Abb. III-153, Hautschnitt A). Alternativ ist auch eine parallele Schnittführung über der Fibulamitte möglich (Abb. III-153, Hautschnitt B).
4. Nach Inzision des Retinaculum mm. extensorum inferius (Lig. cruciforme) direkt ventral der Fibula werden die Zehenstrecker und der variable M. peroneus tertius nach vorne weggehalten.
5. Danach lassen sich die Syndesmose, die Kapsel und der laterale Bandapparat überblicken.
6. Weitere Variationen der Schnittführung siehe Abbildung III-154 (Hautschnitt A und B).
7. Zur Revision des Ligamentum fibulotalare anterius, z.B. bei Ruptur, genügt oft eine kurze bogenförmige Schnittführung vor dem Außenknöchel (Abb. III-155).

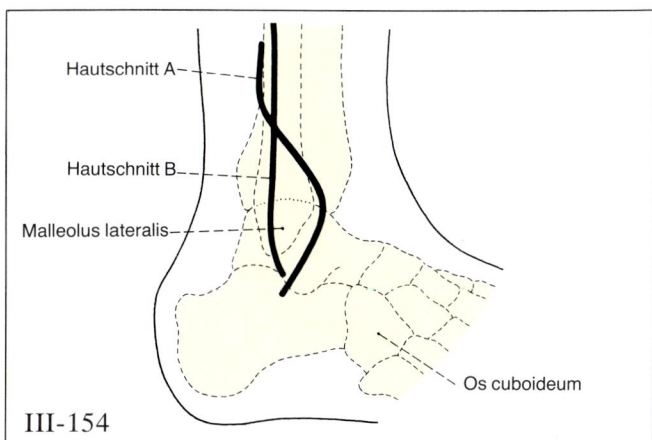

III-154

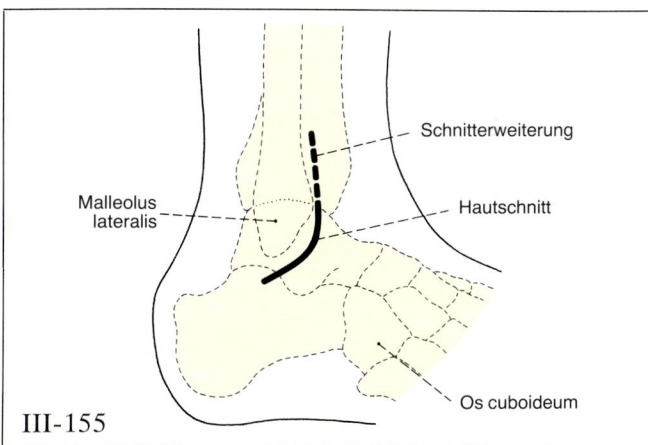

III-155

Anmerkung

1. Bei diesen Schnittführungen ist der N. cutaneus dorsalis intermedius, Ast des N. peronaeus superficialis zu schonen.
2. Zur Darstellung der lateralen Talusrolle (z.B. bei Osteochondrosis dissecans) kann die Fibula in Höhe des Gelenkspaltes des oberen Sprunggelenkes quer durchtrennt werden, sofern sich der Gelenkabschnitt nicht von ventral erreichen läßt, was jedoch überwiegend gelingt.
3. Danach kann das Gelenk von lateral her aufgeklappt werden.
4. Die spätere Fixierung des Außenknöchels erfolgt nach dem Prinzip der Zuggurtung mit 2 Kirschnerdrähten und einer achterförmigen Drahtschlingentour oder mit einer schräggeführten AO-Malleolarschraube. Dabei erfolgt das Vorbohren des Schraubenkanals tunlichst vor der Durchführung der Osteotomie.

Oberes Sprunggelenk (2)

Posterolateraler Zugang nach *Patrick*

Indikation

Arthrodese

Operatives Vorgehen

1. Der am dorsalen Fibularand verlaufende Schnitt beginnt etwa 8–10 cm proximal der Fibulaspitze. Er wird nach distal um den Malleolus fortgeführt (Abb. III-156).
2. Angeschlossen wird eine quere Fibulaosteotomie am proximalen Ende des Hautschnittes (Abb. III-157).
3. Nach Ablösung bzw. Durchtrennung der Membrana interossea, der Syndesmose und der Bandverbindungen kann das distale Fibulafragment heruntergeklappt (Abb. III-158) oder temporär herausgelöst werden.
4. Dadurch wird der direkte Zugang zum oberen und ggf. auch zum unteren Sprunggelenk frei.

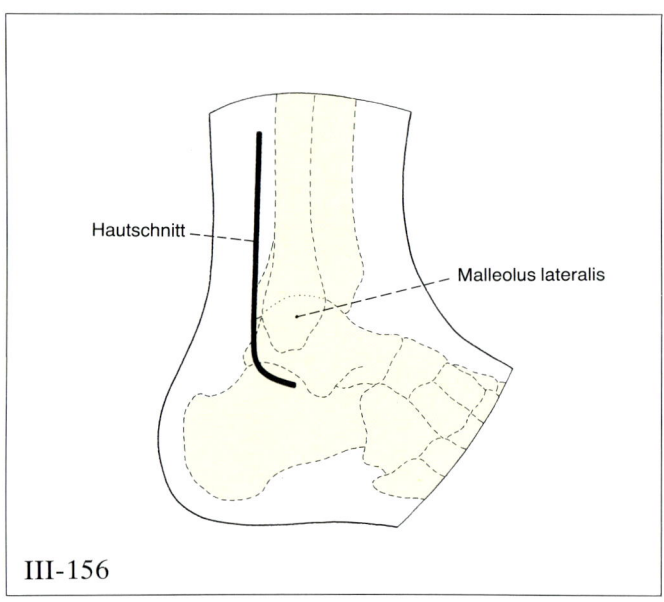

III-156

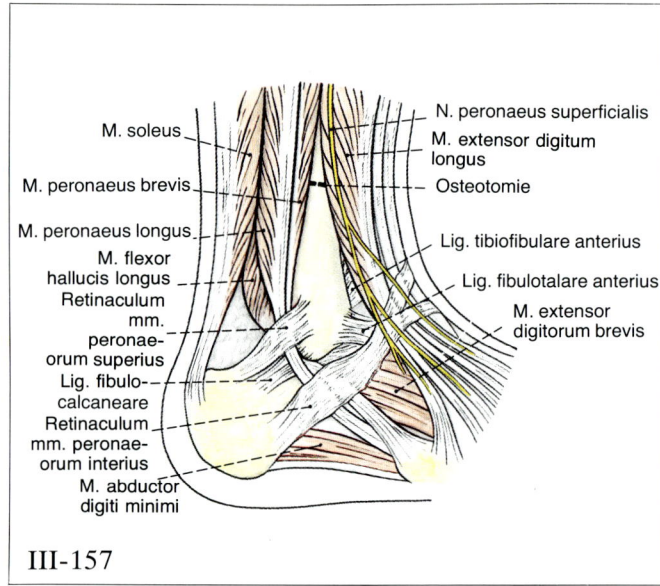

III-157

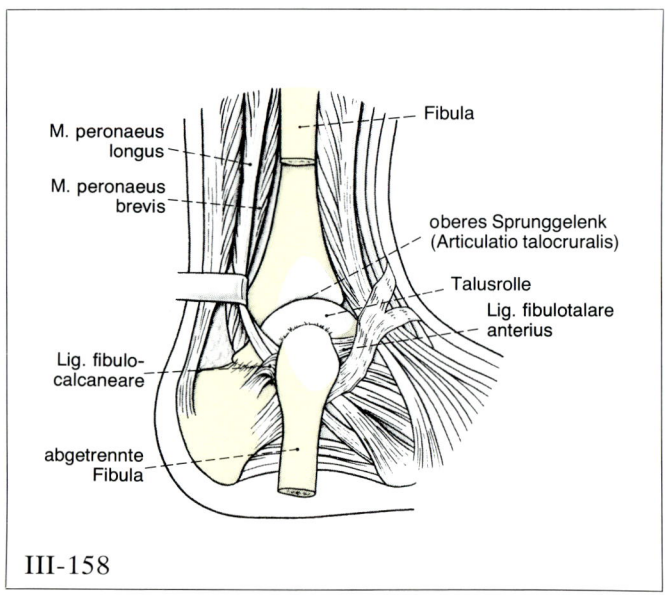

III-158

Unteres Sprunggelenk

Lateraler Zugang

Kurzer Kocher-Schnitt

Indikationen

1. Subtalare Arthrodese
2. Kalkaneusfraktur
3. Revision des Ligamentum fibulocalcaneare

Operatives Vorgehen

1. Bogenförmig geschwungene, kurze laterale Schnittführung, die etwa 1½ cm hinter dem Malleolus lateralis beginnt und ca. 2 cm unterhalb der Fibulaspitze bis zur oberen Begrenzung des Os cuboideum verläuft (Abb. III-159).
2. Ggf. sind die Retinakula der Peronealsehnen zu lösen, damit letztere beiseite gehalten werden können.
3. Über den Verlauf der lateralen Bandverbindungen orientiert die Abb. III-148.

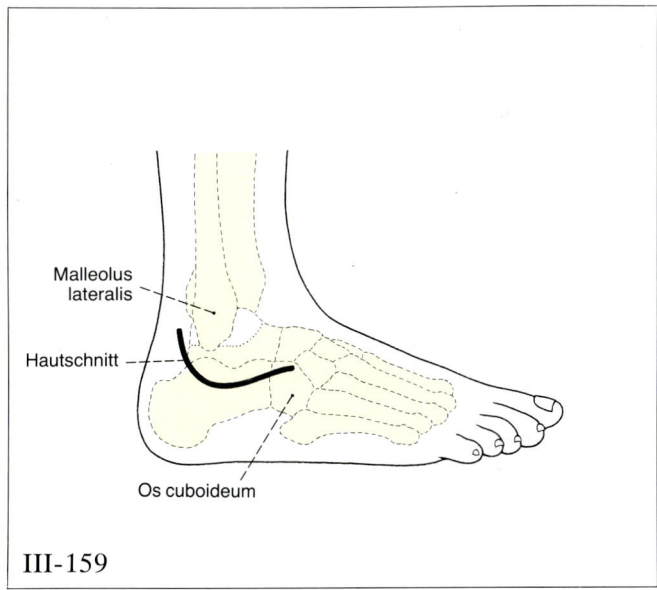

III-159

Oberes und unteres Sprunggelenk (2)

Praktische Anatomie

Darstellung der medialen Bandverbindungen (Abb. III-160).

III-160

Unteres Sprunggelenk

Medialer Zugang

Kurzer Bogenschnitt
oder
Langer Bogenschnitt

Indikationen

1. Subtalare Arthrodese
2. Talusfrakturen
3. Revision des Tarsaltunnels
4. Tenosynovektomie

Operatives Vorgehen

1. Kurzer bogenförmig geschwungener medialer Hautschnitt, der dorsal vom Malleolus medialis beginnt, diesen distalwärts umfährt und bis zur Tuberositas ossis navicularis verläuft (Abb. III-161).

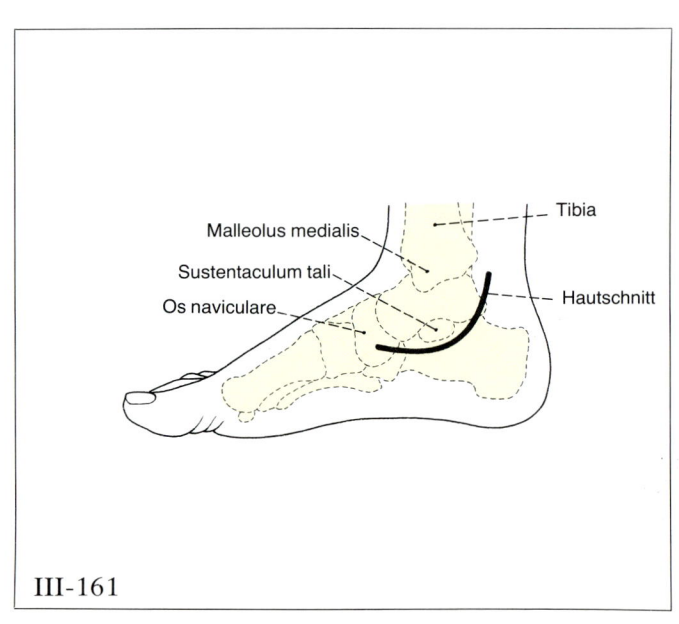

III-161

Oberes und unteres Sprunggelenk — Medialer Zugang

2. Alternativ: Langer geschwungen verlaufender medialer Hautschnitt, der etwa 6 cm oberhalb der Malleolusspitze zwischen dorsaler Tibiafläche und Achillessehne beginnt, dann distal den Innenknöchel umfährt und bis zur Tuberositas ossis navicularis weitergeführt wird (Abb. III-162).
3. Das Retinaculum flexorum wird dicht unterhalb des tibialen Ursprungs quer durchtrennt (Abb. III-163, Schnittführung A).
4. Anschließend werden die Sehnen des M. flexor digitorum longus und M. tibialis posterior revidiert oder aus ihren Fächern gelöst und nach vorne gehalten (Abb. III-164).
5. Der M. flexor hallucis longus, der N. tibialis und die A. tibialis posterior werden nach dorsal gehalten (Abb. III-164).
6. Quere Inzision der Gelenkkapsel, wodurch der mediale Gelenkanteil dargestellt wird.

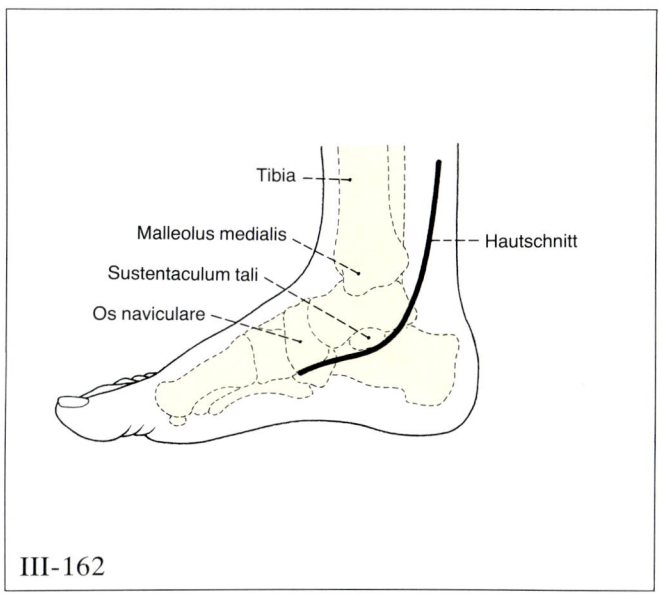

III-162

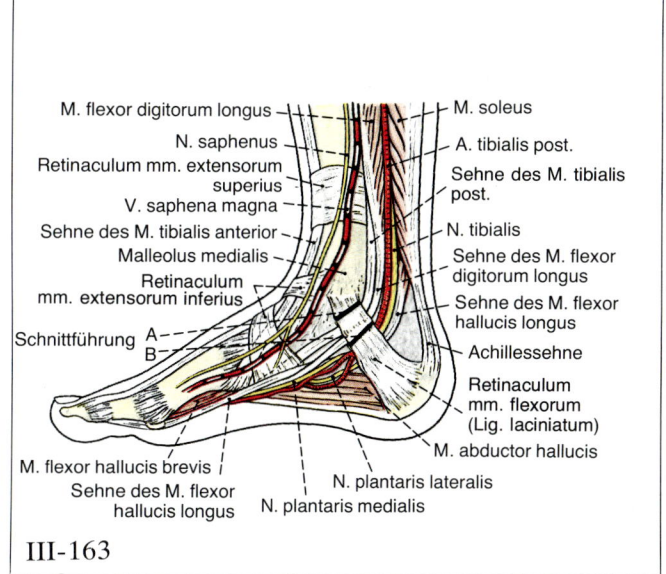

III-163

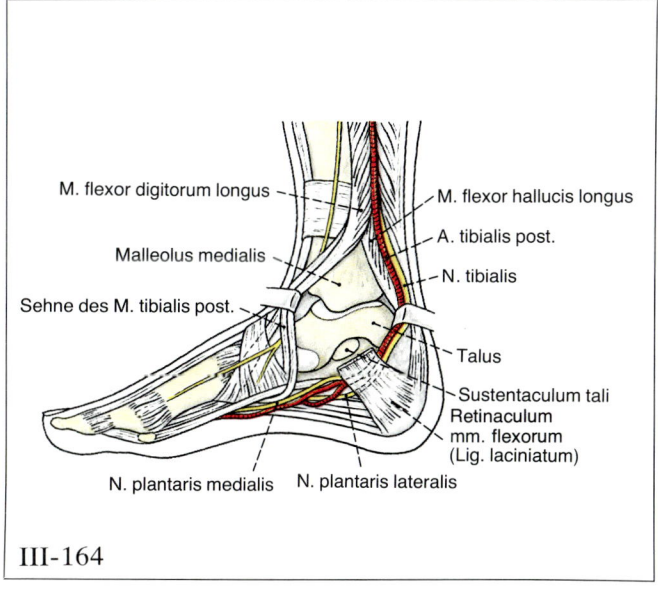

III-164

Oberes Sprunggelenk – Innenknöchel

Mediale Zugangswege

Indikationen

1. Mediale Bandrupturen
2. Fraktur des Innenknöchels
3. Revision der medialen Talusrolle

Operatives Vorgehen

1. Die Schnittführung kann etwas weiter proximal gewählt werden. Der Schnitt verläuft geschwungen über dem Innenknöchel von dorsal nach ventral (Abb. III-165 oder variiert entsprechend Hautschnitt A der Abb. III-166).
2. Auch eine geschwungene Schnittführung von ventral nach dorsal, entlang der Kante des Innenknöchels (Abb. III-166, Hautschnitt B), kann benutzt werden.
3. Danach stellt sich der Innenknöchel dar.
4. Für einen weitergehenden Operationssitus kann das Retinaculum mm. flexorum (Lig. laciniatum) durchtrennt werden (Abb. III-163).
5. Danach lassen sich die Sehne des M. tibialis posterior und die Flexorensehnen aus ihren Fächern herauslösen und wie das Gefäßnervenbündel beiseite halten.

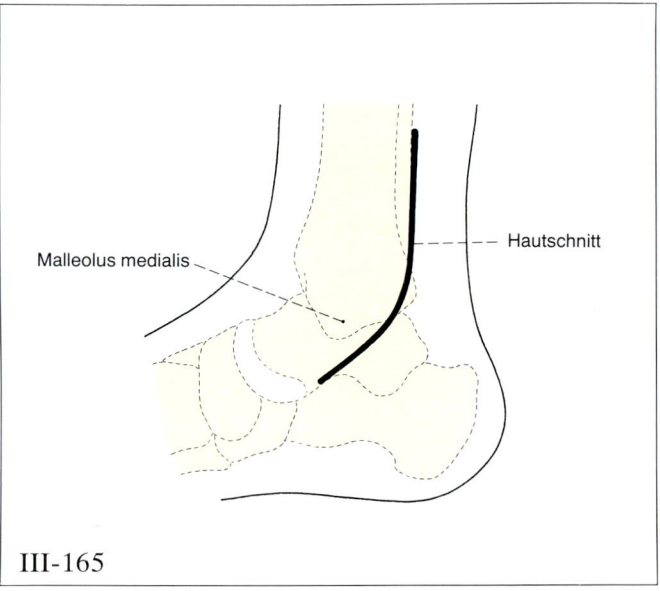

III-165

Anmerkung

1. Zur Darstellung der medialen Talusrolle, z. B. bei Kantenfragmenten des Talus, Zysten oder Osteochondrosis dissecans, kann der Innenknöchel quer osteomiert werden.
2. Danach läßt sich das Gelenk aufklappen.
3. Die spätere Fixation erfolgt mit einer AO-Spongiosa-Schraube oder mit zwei AO-Malleolarschrauben.
4. Der Schraubenkanal wird tunlichst vor der Durchführung der Osteotomie vorgebohrt.
5. Unmittelbar hinter dem Innenknöchel verläuft die Sehne des M. tibialis posterior, die besonders bei eventueller querer Osteotomie des Innenknöchels gefährdet ist (Abb. III-163).
6. Bei Darstellung des Innenknöchels (speziell beim Hautschnitt B) sind der N. saphenus und die V. saphena magna zu schonen, die dicht vor dem Innenknöchel verlaufen (Abb. III-163).

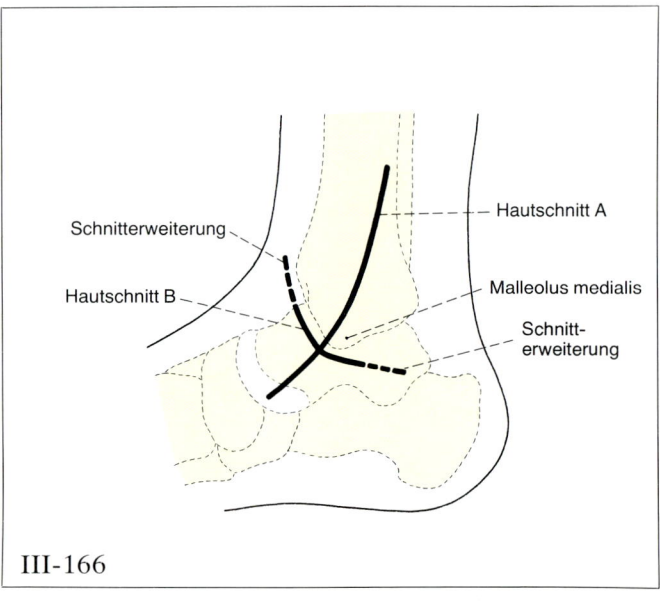

III-166

Tarsaltunnel

Zugang

Indikationen

1. Tarsaltunnel-Syndrom
2. Tenosynovektomie der Flexorensehnen

Operatives Vorgehen

1. Hautschnitt: siehe medialer Zugang zum unteren Sprunggelenk (Abb. III-161).
2. Spaltung des oberflächlichen Blattes des Retinaculum flexorum entsprechend der Schnittführung B der Abbildung III-163.
3. Danach kann die Gefäßnervenstraße zum Fuß mit der Arteria tibialis posterior und dem N. tibialis mit der Aufzweigung in den N. plantaris medialis und dem N. plantaris lateralis dargestellt werden (Abb. III-167).
4. Bei der isolierten Darstellung der Flexorensehnen ist die Schnittführung A der Abbildung III-163 zu wählen. Die Gefäßnervenstraße kann dabei unberührt bleiben.
5. Bei Spaltung des tiefen Blattes des Retinaculum flexorum werden die Flexorensehnen (mit ihren Sehnenscheiden) exponiert, die meist in getrennten Sehnenfächern verlaufen. Zur Identifikation: Die Sehne des M. flexor hallucis longus hat häufig noch muskuläre Anteile.

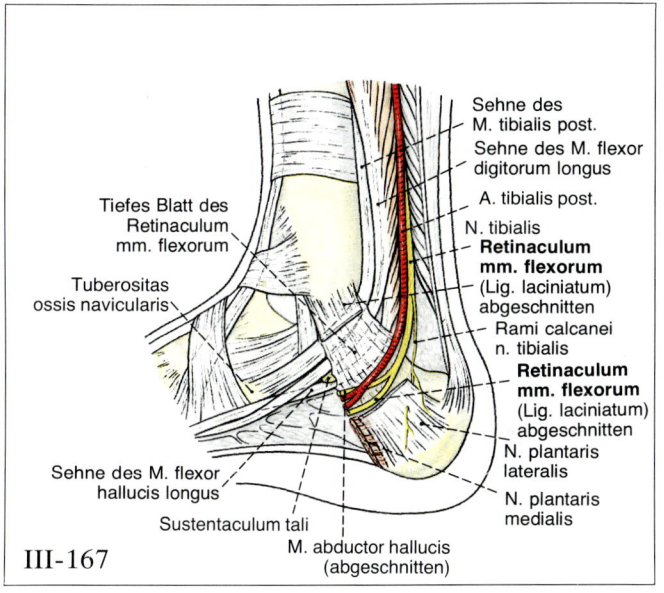

III-167

Anmerkung

Die A. tibialis posterior wird von einem leicht verletzlichen Venengeflecht begleitet.

F. Fuß

Fersenbein

Lateraler Zugang

Indikation

Haglund-Ferse

Operatives Vorgehen

1. Etwa 4–5 cm langer leicht bogenförmiger Längsschnitt lateral neben dem Achillessehnenansatz (Abb. III-168).
2. Weiteres scharfes Vorgehen durch das paratendinöse Gewebe bis auf den Knochen.
3. Zur ausgedehnten Exposition kann auch eine quere Schnittführung über dem Kalkaneus entsprechend Abb. III-172 (Hautschnitt Teil B) in Frage kommen, die 1–2 cm nach proximal versetzt wird.

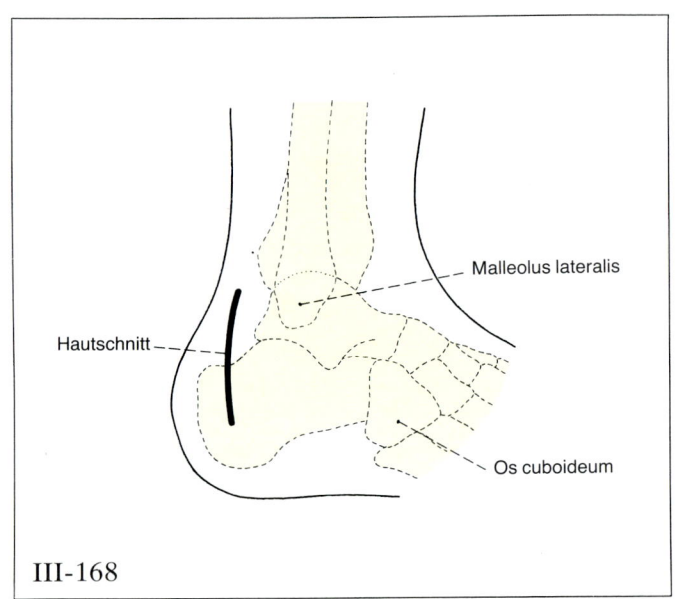

III-168

Alternativer lateraler Zugang

Indikationen

1. Kalkaneusfrakturen
2. Kalkaneusosteotomie

Operatives Vorgehen

1. Schräge, leicht geschwungene Schnittführung über der Außenseite des Fersenbeins (Abb. III-169).
2. Bis auf den N. suralis bzw. den N. cutaneus dorsalis lateralis (Abb. III-151) sind bei dieser Schnittführung differente Strukturen nicht zu berücksichtigen.

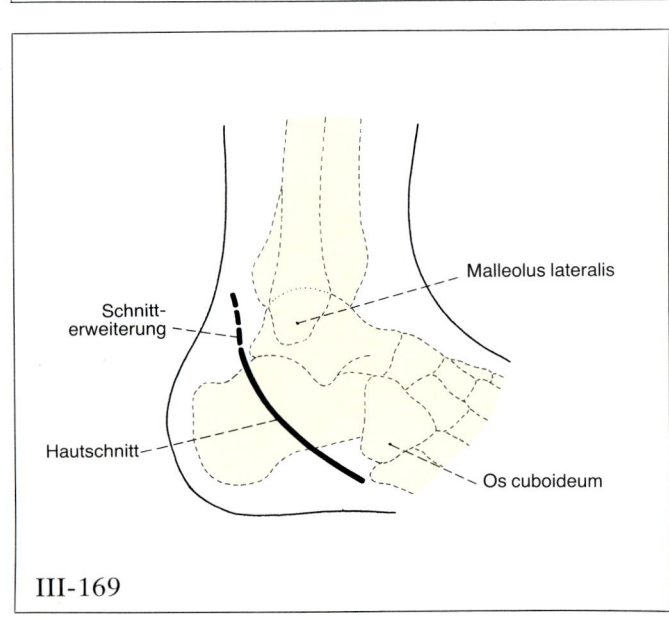

III-169

Fersenbein — Lateroplantarer/Medioplantarer Zugang

Lateroplantarer Zugang

Indikation

Plantarer Fersensporn

Operatives Vorgehen

1. Etwa 4–5 cm langer lateraler Querschnitt über dem distalen Kalkaneusanteil parallel zur Fußsohle (Abb. III-170).
2. Weiteres Vorgehen durch das subkutane Fettgewebe bis auf die Plantaraponeurose.

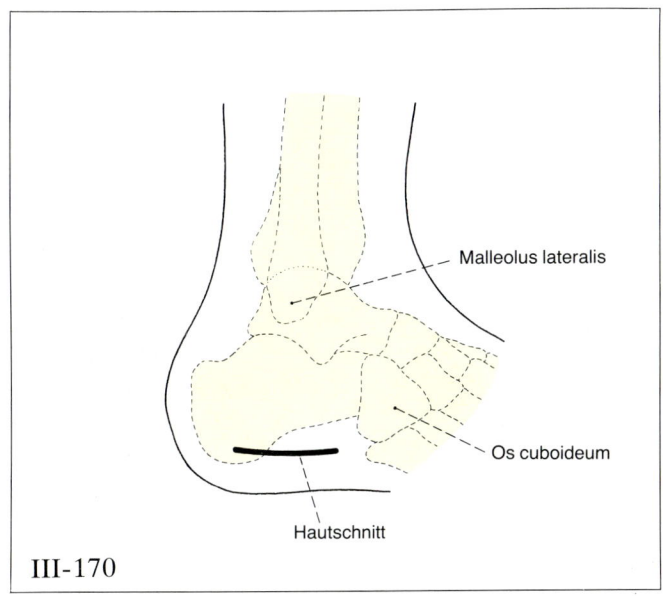

III-170

Alternativ
Medioplantarer Zugang

Operatives Vorgehen

1. Etwa 4–5 cm langer medialer Querschnitt über dem distalen Kalkaneusanteil parallel zur Fußsohle (Abb. III-171).
2. Weiteres Vorgehen durch das subkutane Fettgewebe bis auf die Plantaraponeurose.

Anmerkung

1. Auf den Verlauf des N. plantaris medialis und des N. plantaris lateralis ist zu achten.
2. Beim Zugang von medial werden zwangsläufig mehrere kleine Venen, die senkrecht zur Fußsohle verlaufen, betroffen.

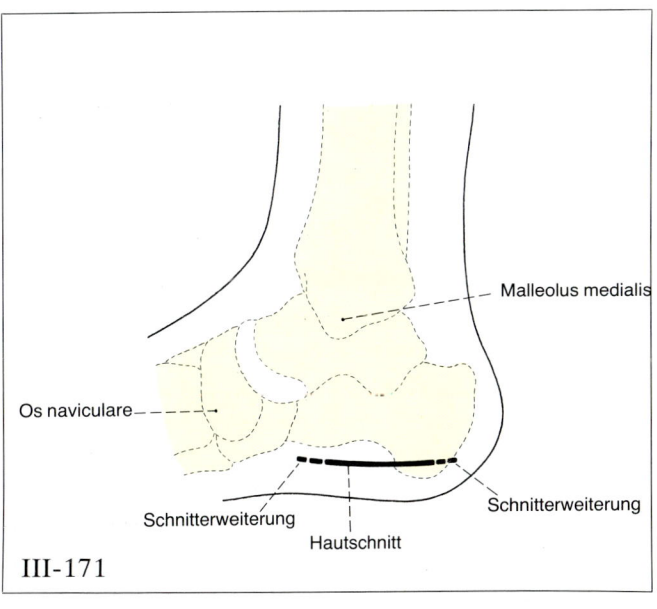

III-171

Fersenbein — Mediolateraler Zugang

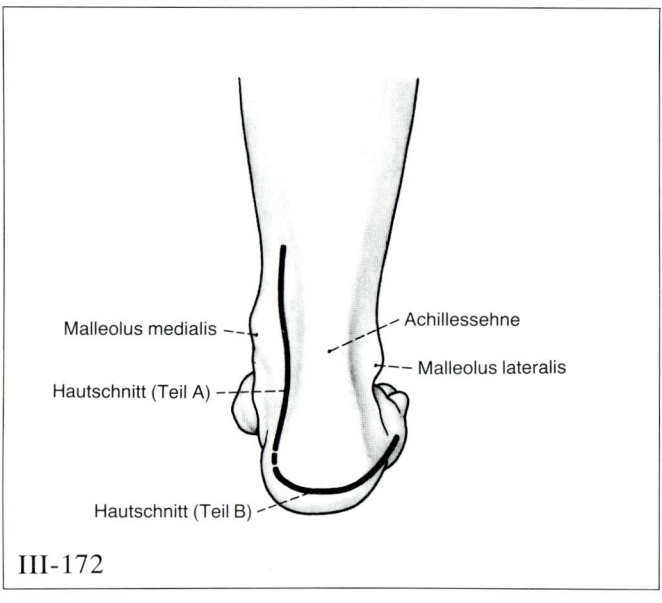

Mediolateraler Zugang

Geschwungener L-Schnitt nach *Kocher*

Indikation

Nur für ausgedehnte Darstellung des Kalkaneus

Operatives Vorgehen

1. Der Hautschnitt beginnt 5 cm proximal des Malleolus medialis zwischen Achillessehne und dorsalem Tibiarand (Abb. III-172). Er wird nach distal bis zur medialen Begrenzung des Tuber calcanei fortgeführt, kreuzt dann die Ferse und verläuft nach vorn entlang der Außenfläche bis zur Tuberositas ossis metatarsalis V (Abb. III-173).
2. Durchtrennung der oberflächlichen und tiefen Faszie.
3. Die straffe Haut der Ferse wird nach distal weggehalten (Abb. III-174).
4. Der proximale Hautlappen wird zusammen mit den Sehnen der Mm. peronaeus longus und brevis nach vorne weggehalten.
5. Damit werden die Dorsal- und die Seitenfläche des Kalkaneus vollständig dargestellt.

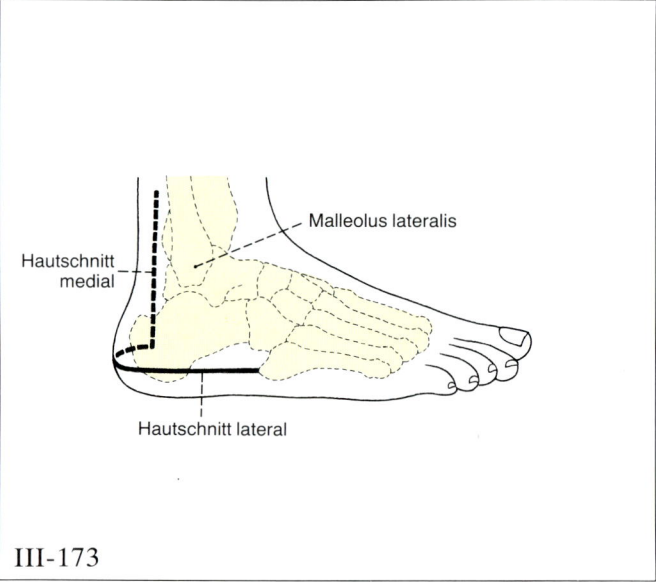

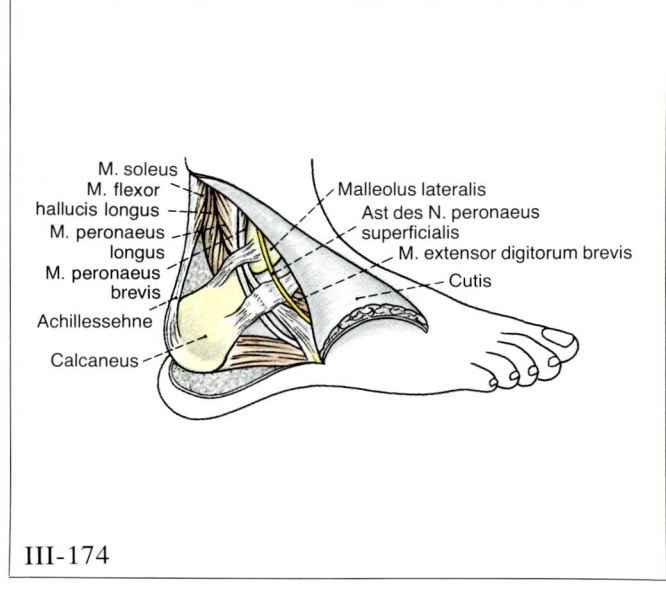

Plantarer Zugang

Indikationen

1. Tumoren
2. Osteomyelitis

Operatives Vorgehen

1. Etwa 5 cm langer, in der Mittellinie gelegener plantarer Längsschnitt über dem Fersenbein (Abb. III-175).
2. Alternativ als Sohlenrandschnitt auf der Medialseite beginnend (Abb. III-176).
3. Weiteres Vorgehen durch das subkutane Fettgewebe bis auf die Plantaraponeurose.

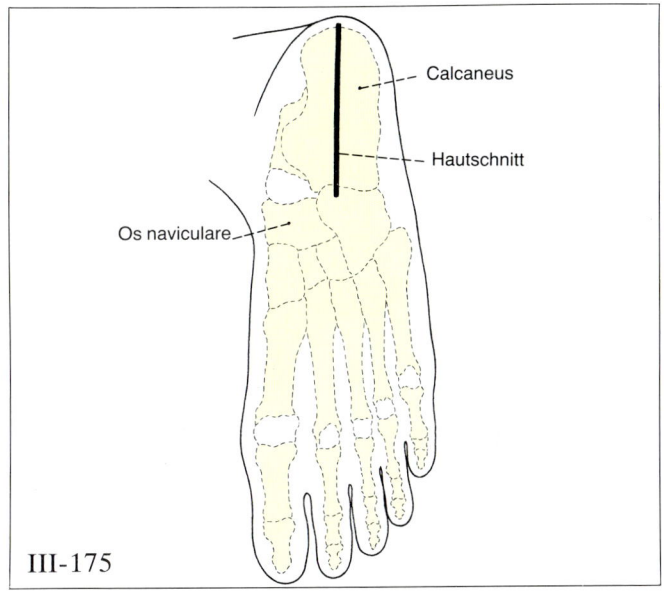

III-175

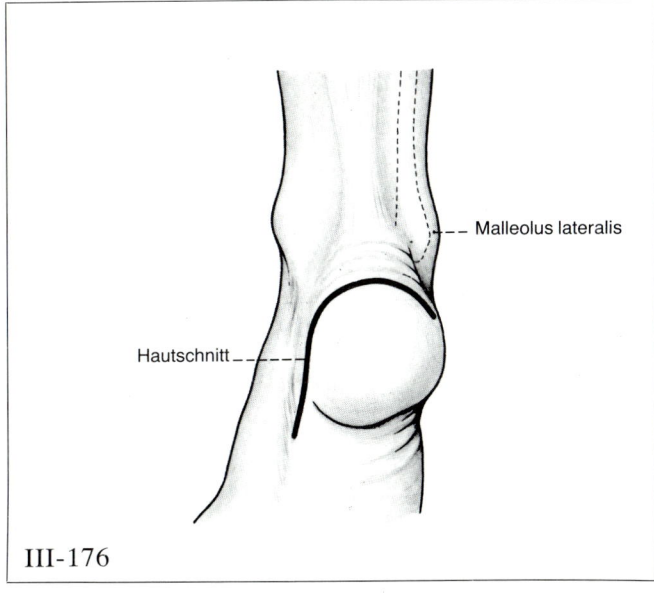

III-176

4. Quere Durchtrennung der Plantaraponeurose an ihrem Ursprung am Fersenbein (Abb. III-177).
5. Eine Verletzung der A. plantaris lateralis und der Nn. plantaris medialis und lateralis, die medial dem Kalkaneus anliegen, muß vermieden werden.
6. Zurückhalten der Plantaraponeurose und der darunterliegenden Muskulatur nach distal, wodurch die Plantarfläche des Fersenbeins dargestellt wird (Abb. III-178).
7. Um eine weitergehende Übersicht zu erreichen, können die Mm. flexor digiti minimi brevis und abductor digiti minimi nach lateral, der M. abductor hallucis nach medial weggehalten werden.

Anmerkung

Viele Operateure scheuen diesen Zugang, weil sie Bedenken haben, daß sich die Narbe retrahiert und später Fersenschmerzen verursacht. Beides ist bei aseptischen Fällen nicht zu erwarten.

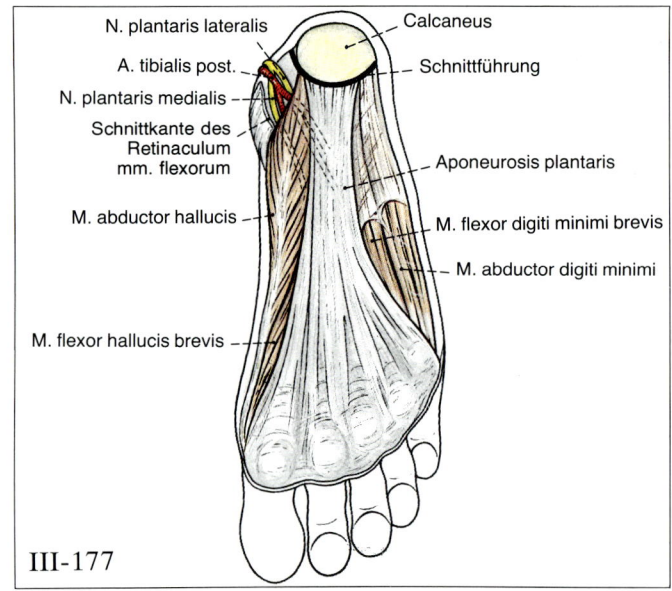

III-177

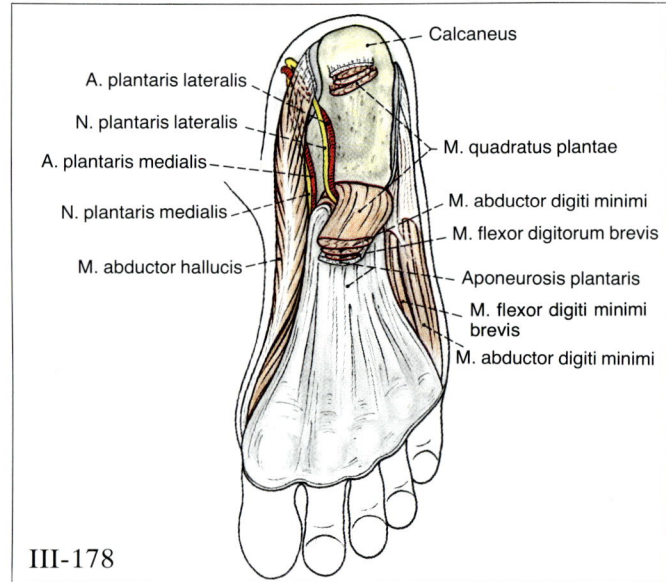

III-178

Fußwurzel

Medialer Zugang

Indikationen

1. Transversale Keilosteotomie (sogenannte Brückenkeilosteotomie)
2. Os naviculare cornutum bzw. Os tibiale externum
3. Talonaviculare Arthrodese
4. Prozesse des Os naviculare

Operatives Vorgehen

1. Schnittführung am medialen Fußrand von der Basis des Metatarsale I über das Talonaviculargelenk hinweg bis knapp zum Sustentaculum tali (Abb. III-179).
2. Für die extensive Darstellung des medialen Fußrandes sind Erweiterungsschnitte möglich (Abb. III-179).
3. Ein korrespondierender Hautschnitt am lateralen Fußrand kann zur erweiterten Exposition besonders bei hochgesprengtem Längsgewölbe erforderlich werden.

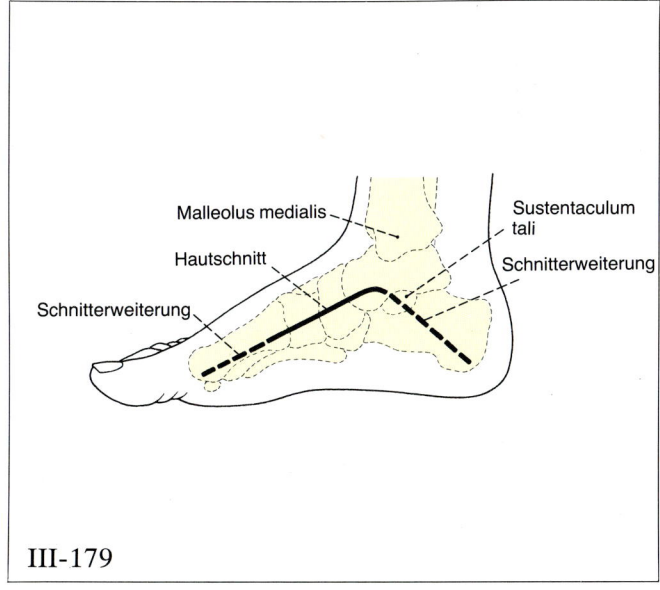

III-179

Anteriorer Zugang
Ventraler Zugang

Indikationen

1. Keilosteotomie
2. Arthrodese

Operatives Vorgehen

1. Quere *oberflächliche* Schnittführung vom medialen zum lateralen Fußrand in Höhe des Os naviculare (Abb. III-180).
2. Eine weitere Orientierung ermöglichen die Abbildungen III-137 und III-138.
3. Die Extensorensehnen werden nach medial weggehalten und der Ursprung des M. extensor digitorum brevis wird gelöst. Damit stellen sich die Fußwurzelknochen dieses Abschnitts dar.

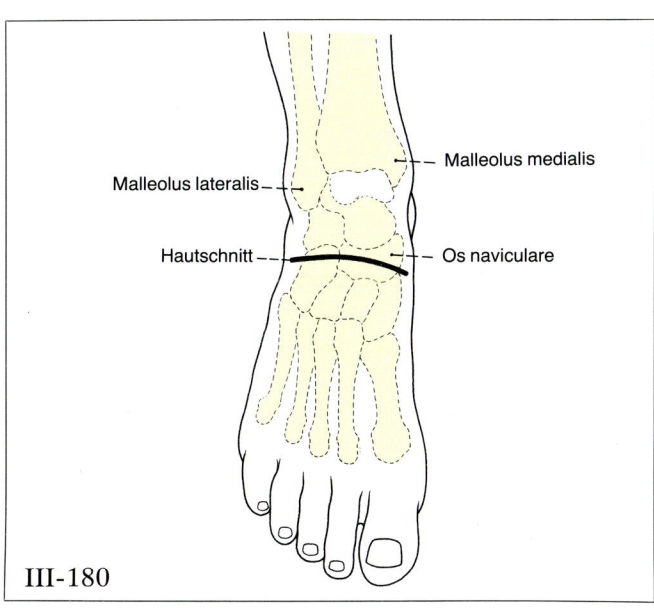

III-180

Fußwurzel – 5. Mittelfußknochen

Lateraler Zugang

Seitlicher Zugang

Operatives Vorgehen

1. Schnittführung am lateralen Fußrand vom ansteigenden gewölbebildenden Bogen des Fersenbeins über die Tuberositas ossis metatarsale V hinweg entlang dem äußeren Rand des Metatarsale V (Abb. III-181, Hautschnitt A).
2. Der Hautschnitt B der Abb. III-181 kann als Ergänzung des medialen Zuganges zur Fußwurzel dienen (Abb. III-179).

Metatarsalia – Mittelfußknochen

Anteriore Zugangswege

Indikationen

1. Mittelfußfrakturen
2. Tumoren oder entzündliche Prozesse
3. Korrekturosteotomien

Operatives Vorgehen

1. Die Schnittführung verläuft bei den Randstrahlen I und V am medialen bzw. lateralen Rand (Abb. III-182).
2. Bei den mittelständigen Strahlen II–IV erfolgt die Schnittführung mittelständig über dem jeweiligen Metatarsale (Abb. III-182).
3. Bei der weiteren Präparation sind die unmittelbar unter der Haut liegenden Hautnervenäste und Strecksehnen zu schonen (vergleiche Abb. III-151).

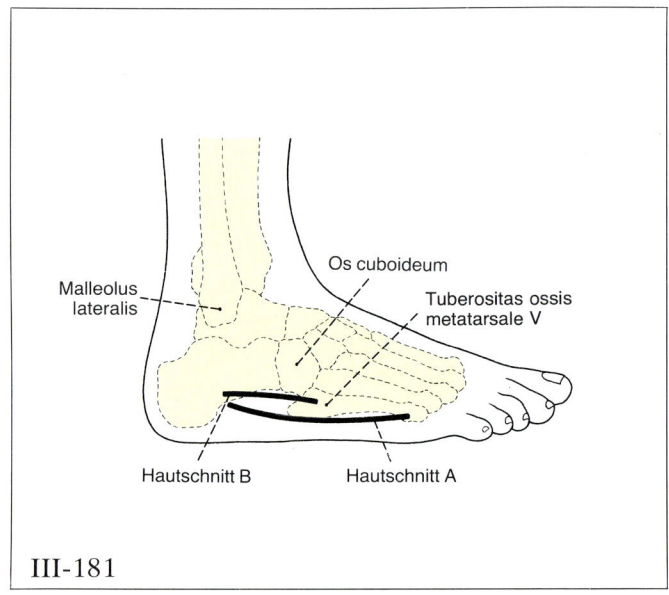

III-181

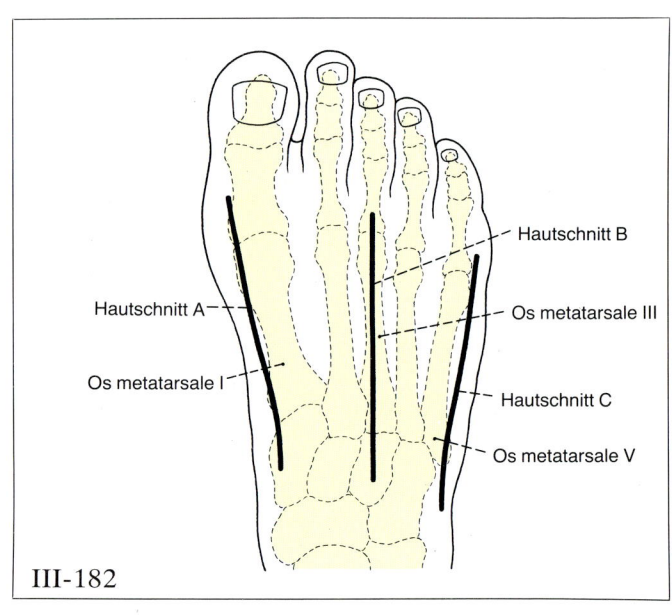

III-182

Fußsohle

Mittelständiger Längsschnitt

Indikation

Dupuytren-Knoten
(Morbus Ledderhose)

Operatives Vorgehen

1. Mittelständiger leicht geschwungener Längsschnitt; Ausdehnung je nach Bedarf (Abb. III-183).
2. Ein mehr medialer Schnitt gefährdet die Durchblutung der Fußsohle.

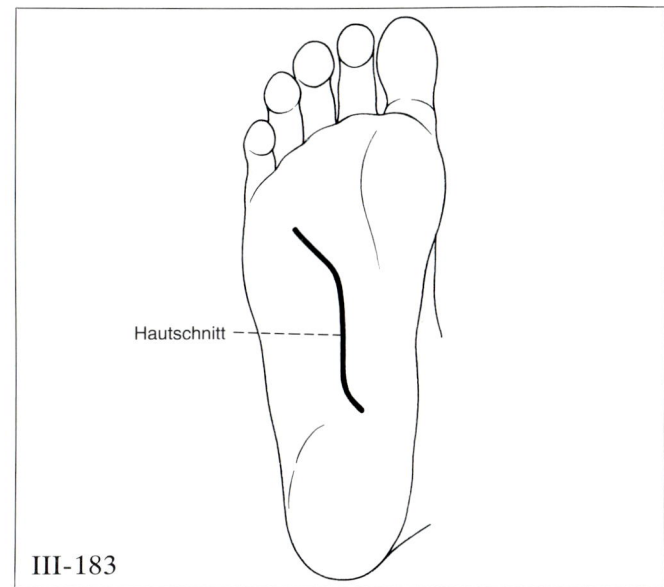

III-183

Praktische Anatomie

Darstellung der Fußsohle mit Ausbreitung der Plantaraponeurose (Abb. III-184).

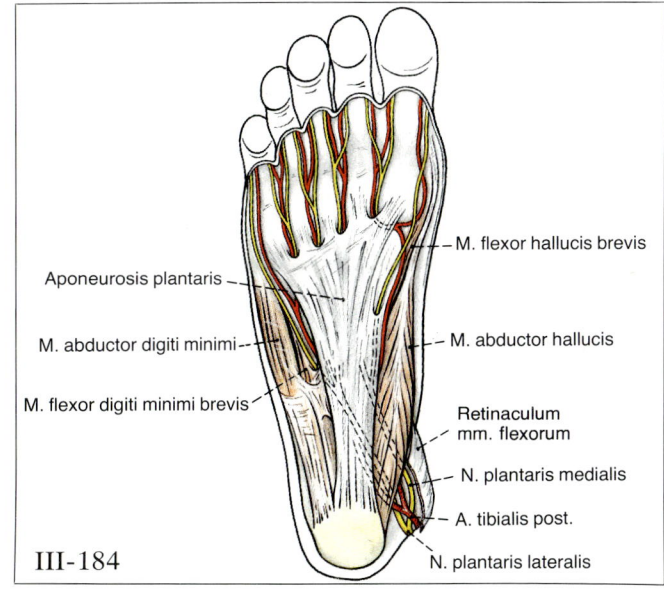

III-184

Vorfuß plantar

Plantarer Zugang

Indikation

Mortonsche Neuralgie

Operatives Vorgehen

1. Längsschnitt über der distalen Fußsohle zwischen den jeweiligen Zehenstrahlen (Abb. III-185).
2. Nach Spaltung der Faszie vorsichtiges Präparieren des interdigitalen Gefäßnervenbündels (Abb. III-186).

Anmerkung

1. Häufig liegt über dem Gefäßnervenbündel ein entzündlich verdickter Schleimbeutel, der zu resezieren ist.
2. Der Zugang ist auch von dorsal mit entsprechender „interdigitaler" Schnittführung möglich. Dabei muß die quere Bandverbindung der Metatarsalköpfchen durchtrennt werden. Die Übersicht ist geringer als beim plantaren Zugang.

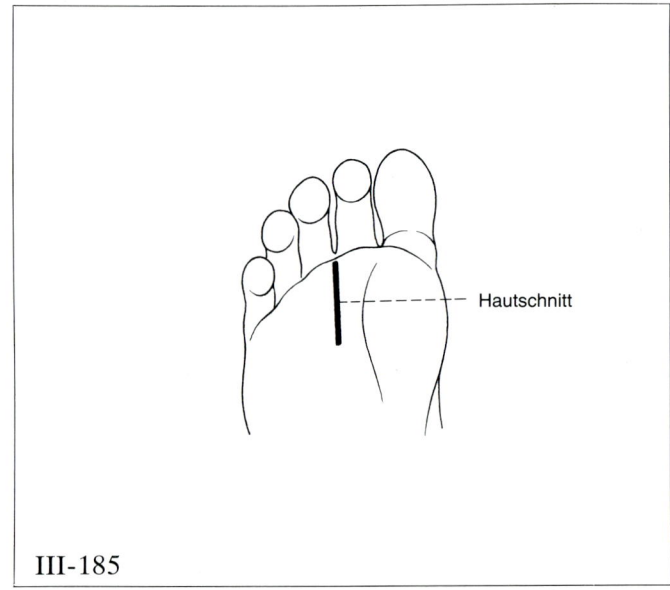

III-185

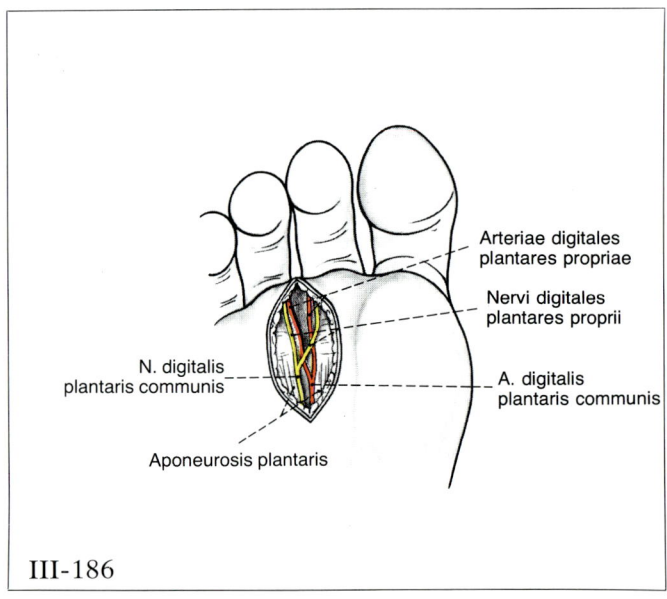

III-186

Großzehengrundgelenk — Medialer Zugang

G. Zehen

Großzehengrundgelenk

Medialer Zugang

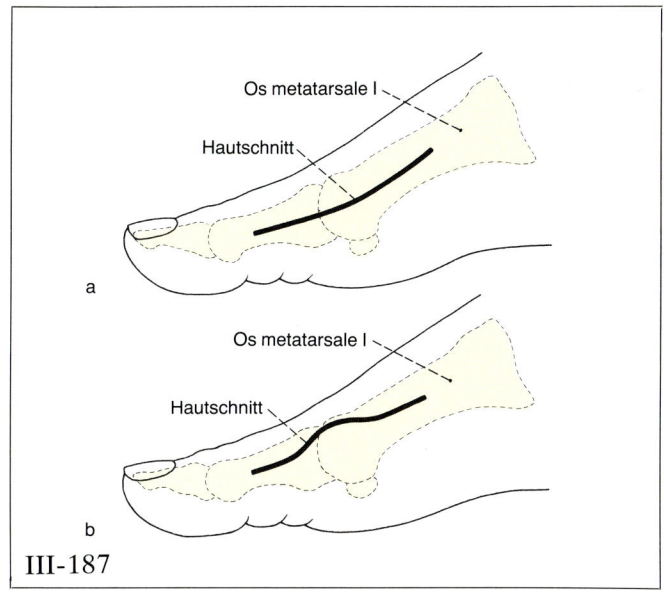
III-187

Indikationen

1. Hallux valgus-Arthroplastik
2. Arthrodese

Operatives Vorgehen

1. Etwa 5–8 cm langer Hautschnitt an der Medialseite des I. Metatarsophalangealgelenks, der dicht hinter dem Köpfchen der Grundphalanx beginnt und nach proximal über das Gelenk bis knapp zur Mitte des Os metatarsale I verläuft (Abb. III-187a).
2. Alternativ leicht nach dorsal geschwungene Schnittführung (Abb. III-187b).
3. Durchtrennung der oberflächlichen und tiefen Faszie.
4. Inzision der Kapsel (Abb. III-188) in Längsrichtung, wodurch das Großzehengrundgelenk dargestellt wird.
5. Um eine breite Darstellung des Gelenkes zu erreichen, wird die Kapsel von der Basis der Grundphalanx und vom Köpfchen des I. Metatarsale mit einem Skalpell abgelöst (Abb. III-189 und Abb. III-190).

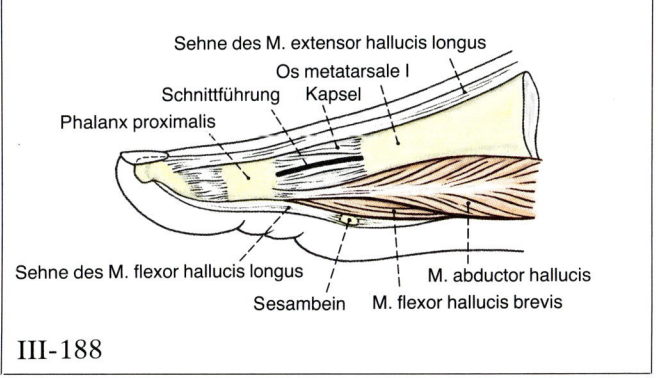
III-188

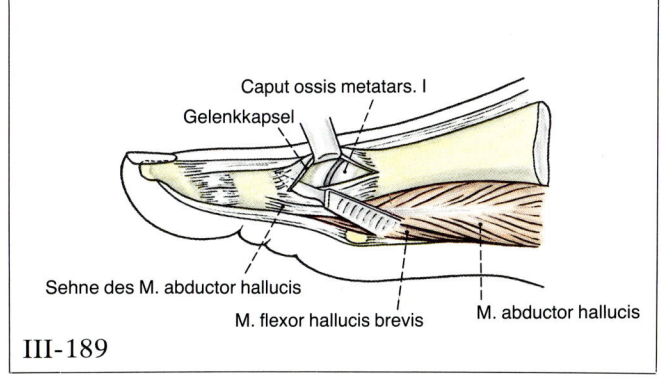
III-189

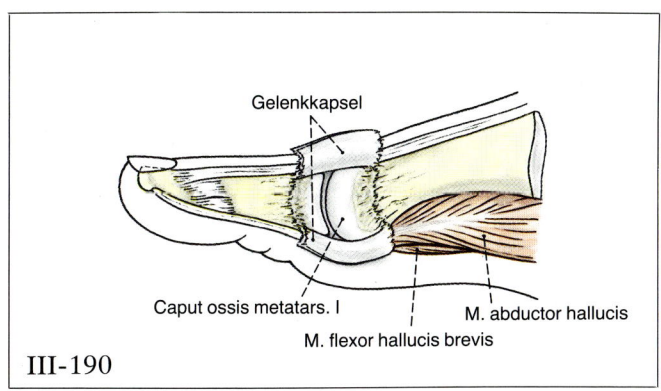
III-190

Anteromedialer Zugang

Dorsomedialer Zugang

Indikationen

1. Arthroplastik bei Hallux valgus
2. Arthrodese
3. Endoprothetik

Operatives Vorgehen

1. Etwa 5–6 cm langer, leicht nach medial gebogener Längsschnitt über der Dorsalseite des I. Metatarsophalangealgelenkes, der dicht hinter dem Köpfchen der Grundphalanx beginnt und nach proximal über das Gelenk bis knapp zur Mitte des Os metatarsale I verläuft, medial vom M. extensor hallucis longus (Abb. III-191a).
2. Als Variante Hautschnitt unter Exzision eines überschüssigen ovalären Hautanteils (Abb. III-191b).
3. Durchtrennung der oberflächlichen und tiefen Faszie.
4. Darstellung der Extensorensehnen, die nach Freipräparierung nach medial oder lateral weggehalten werden.
5. Inzision der Kapsel in Längsrichtung, wodurch das Großzehengrundgelenk dargestellt wird.

Anmerkung

Eine Darstellung der Extensorensehnen kann entfallen, was spätere Verklebungen eher vermeidet.

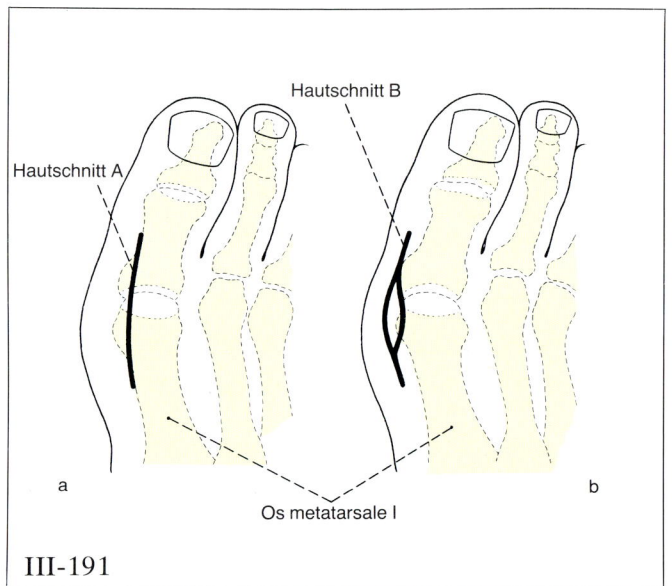

III-191

Zehen

Praktische Anatomie

1. Anteriorer Aspekt der Zehen mit Vorfuß (Abb. III-192).
2. Großzehe im Querschnitt in Höhe der Grundphalanx (Abb. III-193). Die Nervi digitales proprii verlaufen nicht selten geteilt.

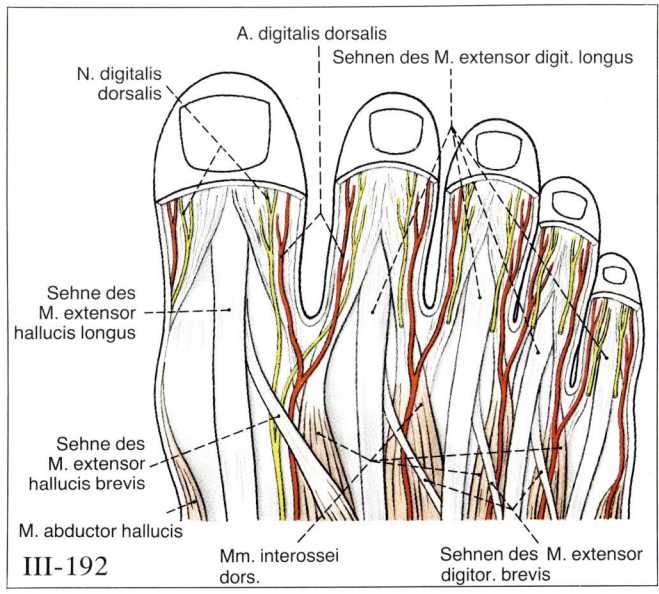

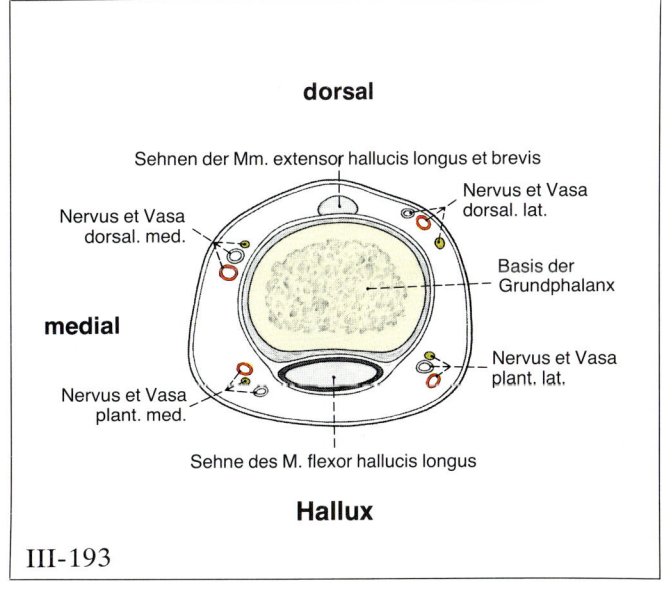

Zehengrundgelenke

Anteriorer Zugang
Vorderer Zugang

Indikation

Rheumatische Vorfußerkrankungen (Mittelfußköpfchenresektion und Debasierung der Grundglieder nach *Clayton*).

Operatives Vorgehen

1. Querer Operationsschnitt für die Zehen II–V (Abb. III-194).
2. Dorsomedianer Längsschnitt für die Großzehe (Abb. III-194).
3. Alternativ: Querer Operationsschnitt für die Zehen I–V.

Alternativ

1. Ist nur die Darstellung eines Grundgelenkes der Zehen II–IV erforderlich, z.B. zur isolierten Synovektomie, so ist ein Längsschnitt mit Z-Hautplastik (Abb. III-195, Hautschnitt A) angezeigt.
2. Es kann auch ein paraartikulärer Längsschnitt in der Schwimmhaut gewählt werden, der durch Hautverziehung benutzt wird (Abb. III-195, Hautschnitt B).
3. Das Grundgelenk der Kleinzehe ist durch einen Längsschnitt über der Außenseite zugänglich.

Anmerkung

Der alleinige Längsschnitt über dem Grundgelenk führt nicht selten zur Narbenkontraktur mit sekundärer Zehenfehlstellung.

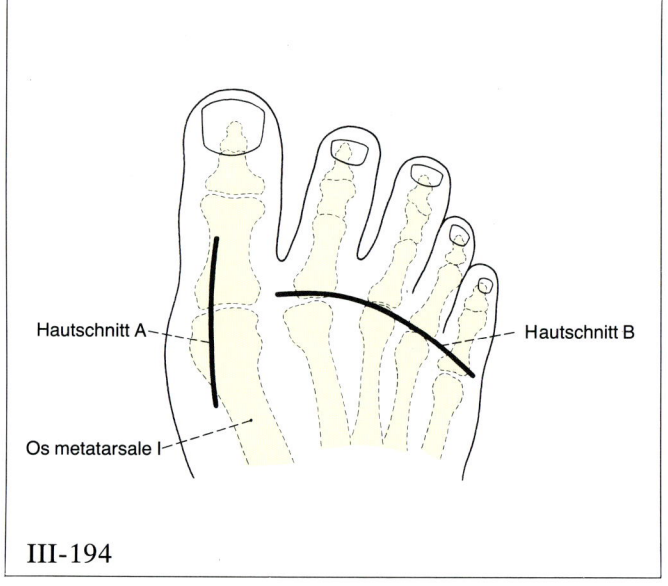

III-194

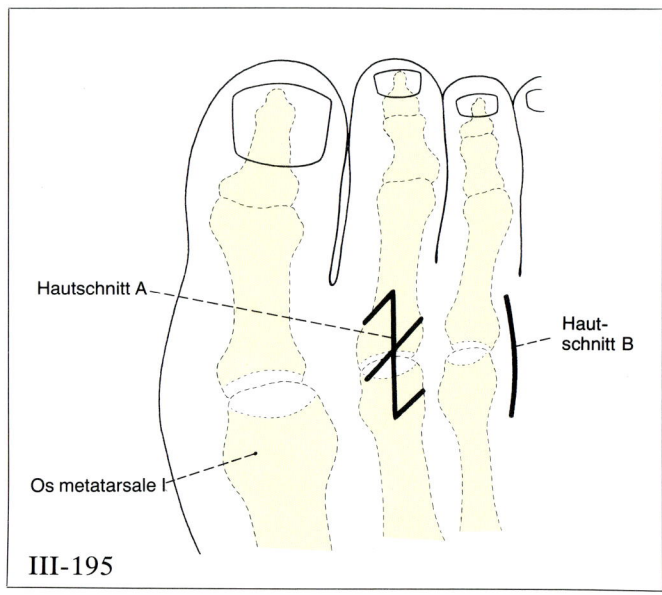

III-195

Zehengrundgelenke II–V

Plantarer Zugang
nach *Gocht*

Indikation

Hammerzehenoperation mit Debasierung der Grundphalangen

Operatives Vorgehen

1. Plantarer, über der Breite der Vorfußsohle liegender, nach distal gewölbter Bogenschnitt über der Basis der Grundphalangen (Abb. III-196).
2. Weiteres Vorgehen durch das subkutane Fettgewebe in Längsrichtung bis auf die Flexorensehnen (Abb. III-197), unter Schonung der seitlichen Gefäß-Nervenbündel.
3. Spalten der Aponeurose und der Anularligamente der Sehnen und Weghalten der letzteren nach medial oder lateral (Abb. III-197).
4. Spaltung der Gelenkkapsel und Darstellung des Grundgelenkes.

Anmerkung

Zur besseren Darstellung des Operationssitus können die Zehen II–V mit einem Gazezügel nach oben gehalten werden.

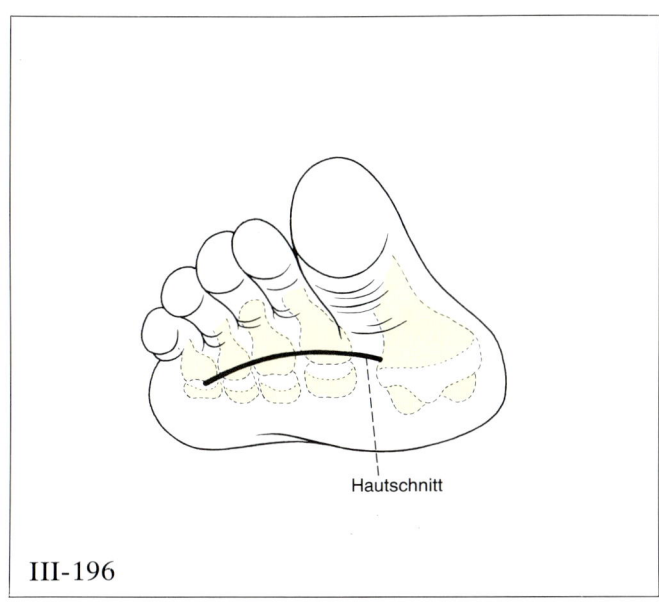

III-196

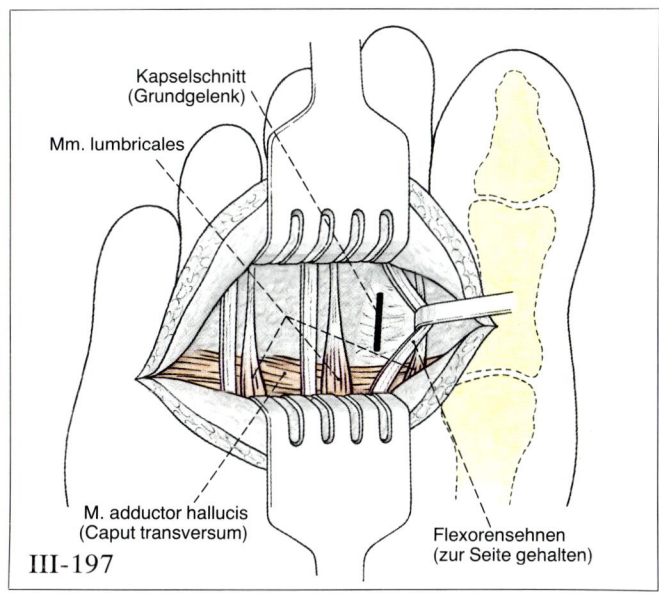

III-197

Zehengrundgelenke II–V   Plantarer Zugang

Alternativ

Der plantare Zugang (Abb. III-198) kann auch mit einem ellipsenförmigen Hautschnitt begonnen werden. Nach Wegnahme des entsprechenden Hautstückes und durch spätere Vernähung der neuen Hautränder wird ein plantarer Zug auf die Zehen ausgeübt.

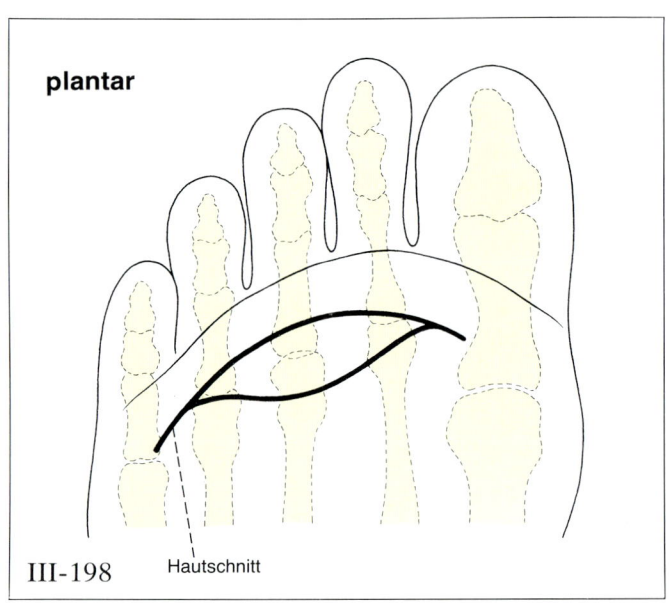

Zehenmittelgelenk

Anteriorer Zugang
Vorderer Zugang

Indikation

Hammerzehenoperation nach Hohmann

Operatives Vorgehen

1. Etwa 2 cm langer Längsschnitt (Abb. III-199, Hautschnitt A) über dem Zehenmittelgelenk, alternativ unter ovalärer Ausschneidung eines Klavus (Abb. III-199, Hautschnitt B).
2. Hautplastischer ist eine bajonettförmige Schnittführung über dem Mittelgelenk (Abb. III-200, Hautschnitt A), die die Möglichkeit zur queren Klavusexzision bietet (Abb. III-200, Hautschnitt B).

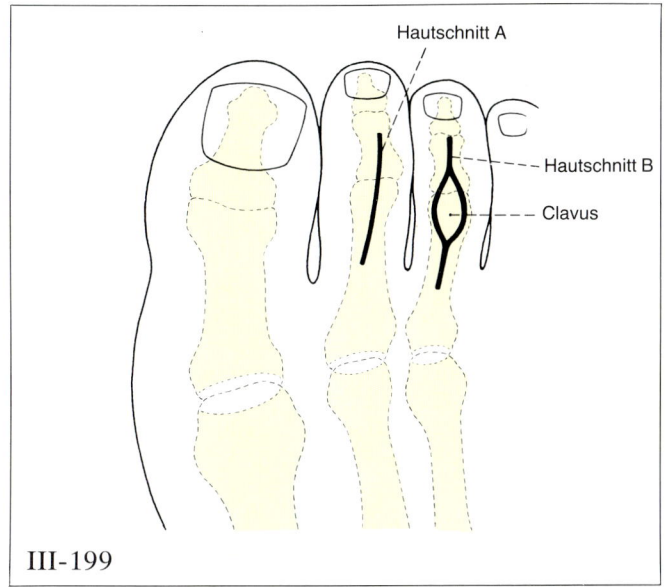

III-199

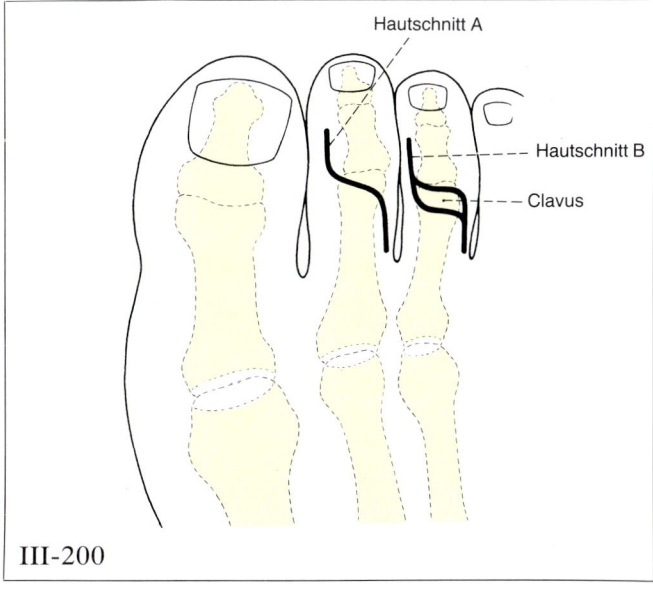

III-200

Zehenmittelgelenk — Anteriorer Zugang

3. Nach Freilegung der Strecksehne Längsspaltung derselben und Weghalten der Sehnenanteile nach lateral und medial (Abb. III-201).
4. Längsspaltung der Gelenkkapsel, wodurch das Mittelgelenk dargestellt wird (Abb. III-202).
5. Zur breiten Darstellung des Gelenkes kann die Kapsel vom Köpfchen der Grundphalanx und von der Basis der Mittelphalanx mit einem Skalpell abgelöst werden.

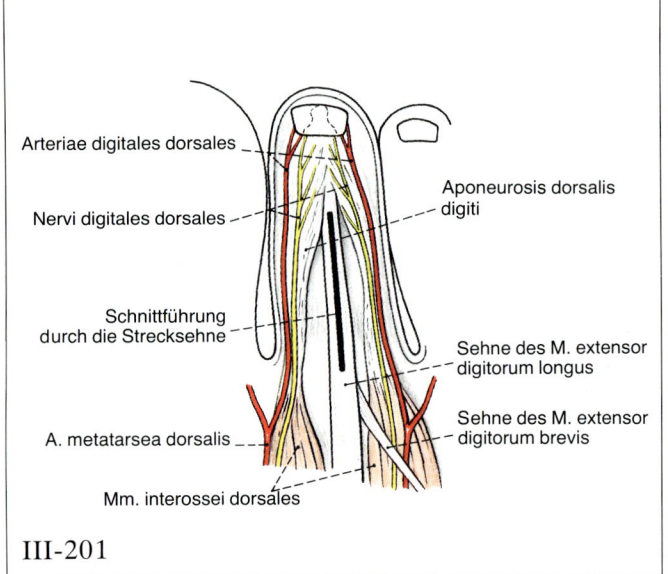

III-201

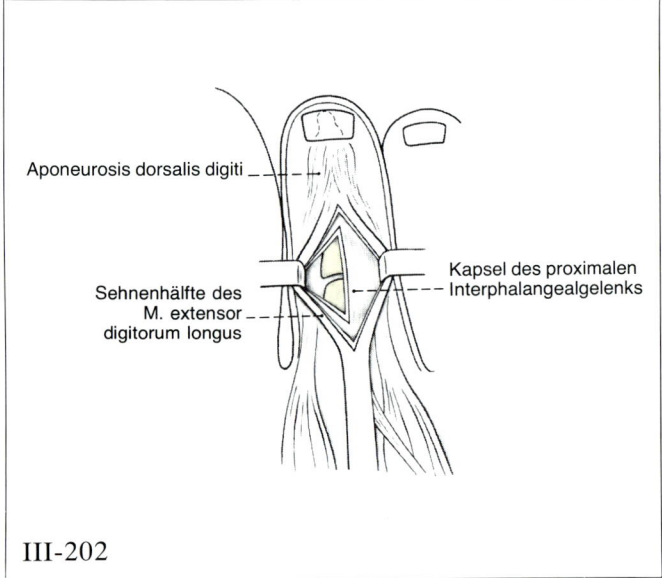

III-202

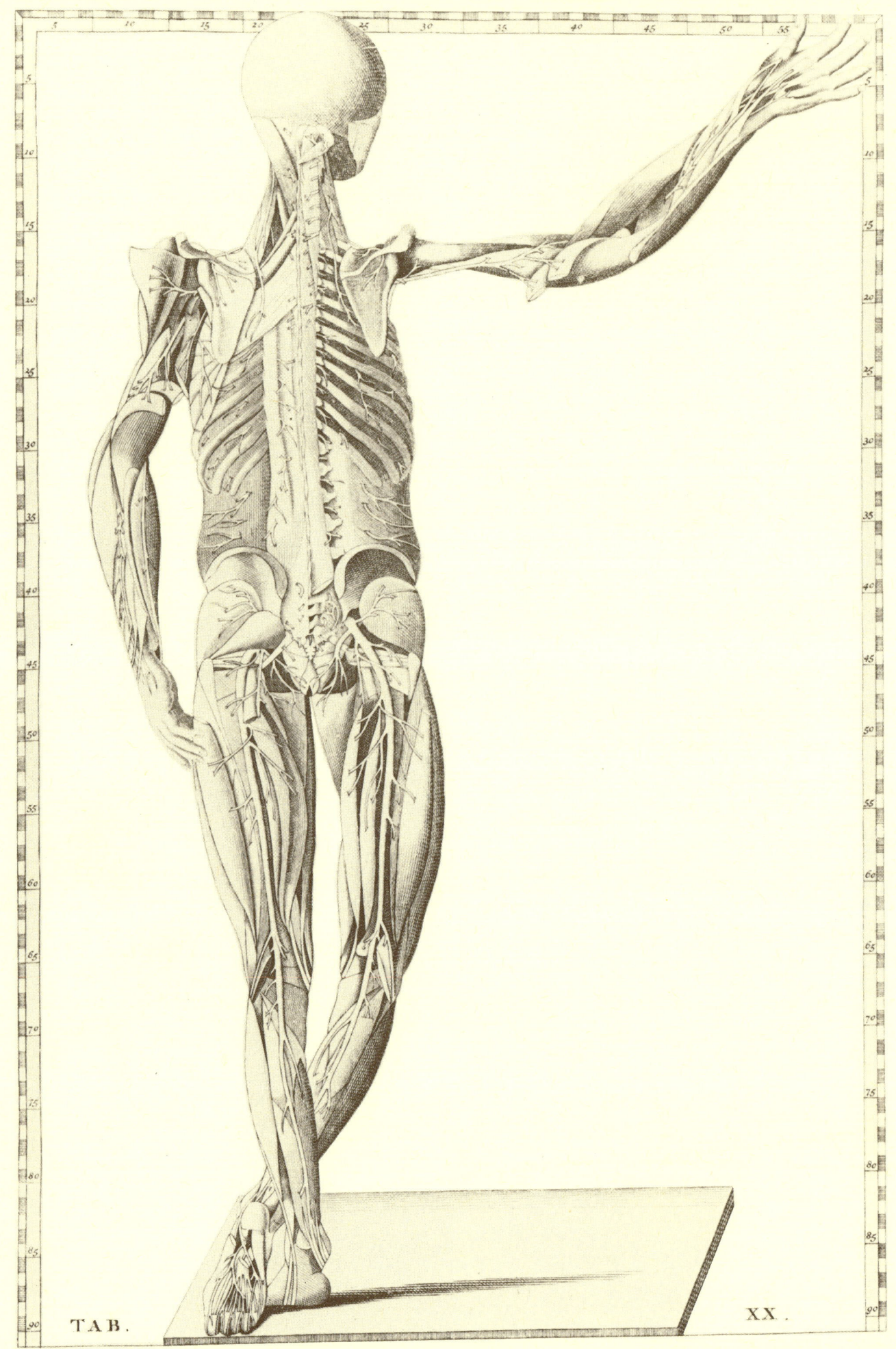

TAB. XX.